urgoiti editores

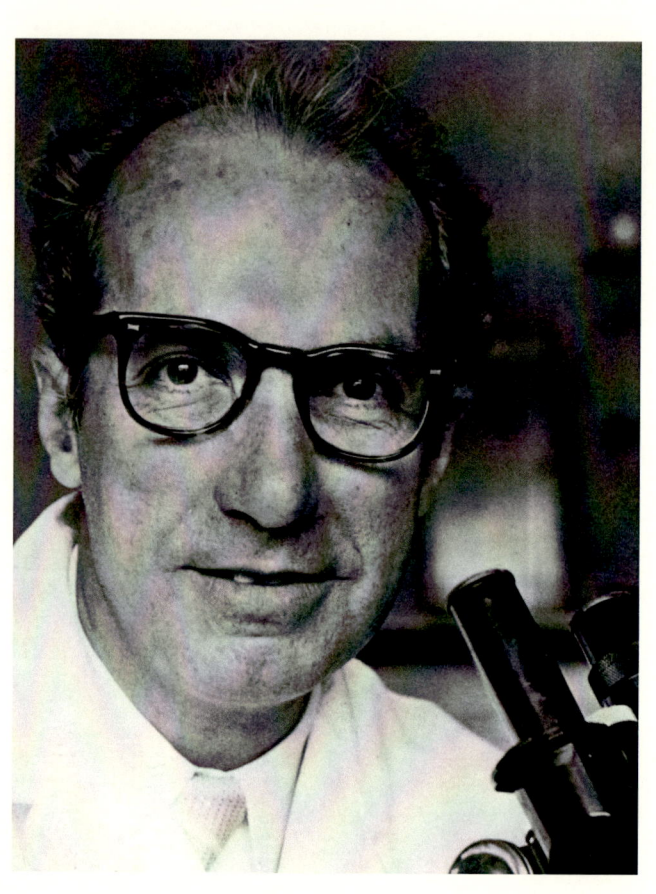

Germán Somolinos

La mirada de un historiador médico

De Cajal a Francisco Hernández

Estudio preliminar de
Leoncio López-Ocón Cabrera

De la edición original:

- *El primer explorador científico de la naturaleza y medicina de México, en Capítulos de Historia Médica Mexicana, V, México, Sociedad Mexicana de Historia y Filosofía de la Medicina, 1982.*

-*"Miguel Servet", Las Españas (México), 2ª época, núms 26-28, 1956, pp. 1 y 35-37*

-*"El Jardín Botánico, el Museo de Madrid y las expediciones de América", en Memorias del Primer Coloquio Mexicano de Historia de la Ciencia, México,1964, t. II, pp. 113-122.*

-*"El Dr. Don Federico Oloriz", Revista Benéfica Hispana (México), año VI, núm. 13, julio 1950, pp. 6-9.*

-*"Cajal a los ochenta años", Cuadernos Americanos (México), año XI, vol. LXIV, núm. 4, julio-agosto 1952, pp. 139-145.*

-*"El códice de la Cruz-Badiano. Estudio histórico", Revista Estomatología (México), vol. III, núm. 2, diciembre 1965, pp. 3-8.*

-*"Sobre la fusión indoeuropea en la medicina mexicana del siglo XVI. Extremos de México", en VV.AA., Homenaje a don Daniel Cosío Villegas, México, El Colegio de México, 1971, pp. 475-480.*

- *"El imperio de los cuatro humores", cap. II de Historia de la Medicina, México, Pormaca, 1964, pp. 19-59.*

- *"Centenario de la publicación de los trabajos de Gregorio Mendel sobre genética. II. El abate Gregorio Mendel y su tiempo", Gaceta Médica de México, t. XCV, núm. 9, septiembre 1965, pp. 781-794.*

© Fotografía: Retrato de Germán Somolinos (1955). Archivo Germán Somolinos del Centro de Ciencias Humanas y Sociales del CSIC.

© Del estudio preliminar: Leoncio López-Ocón Cabrera, 2026

© De la presente edición:

Urgoiti Editores S. L.

c/ Leire, 20, 1°, 31002, Pamplona (España)

www.urgoitieditores.com

ISBN-13: 978-84-126935-9-1

Depósito legal: NA 544/2026

Impresión: Gráficas Navarra, Mutilva Baja - Navarra (España)

El historiador Germán Somolinos: la memoria de un médico republicano exiliado[1]

Leoncio López-Ocón Cabrera

---

[1] Este trabajo forma parte del proyecto de investigación CISDNE, PID2022-141696NB-I00

.

I. MÉDICOS HISTORIADORES EN LA ESPAÑA FRANQUISTA Y EN LA DIÁSPORA REPUBLICANA*

Allá por 1987 la revista *Cuadernos Hispanoamericanos* dedicó un extenso volumen doble a glosar la vida y la obra de Pedro Laín Entralgo (1908-2001), uno de los más influyentes historiadores de la medicina en la sociedad española del siglo XX y destacado protagonista de su vida académica y cultural, debido a las responsabilidades asumidas en determinados momentos como a su prolífica labor ensayística y periodística[1]. Ese homenaje de 1987 estuvo precedido de otros

---

* Siglas utilizadas:

–ATN/AGS Archivo de la Biblioteca Tomás Navarro Tomás del Centro de Ciencias Humanas del CSIC. Archivo Germán Somolinos

–AANMM: Archivo de la Academia Nacional de Medicina de México

–ARB Archivo de la Real Biblioteca

[1] Homenaje a Pedro Laín Entralgo, *Cuadernos Hispanoamericanos*, núm. 446-447, agosto-septiembre 1987. Ese volumen constó de las siguientes secciones: "Páginas de Laín Entralgo"; "Una vida", con colaboraciones de José García Nieto, Marià Manent, Agustín Albarracín Teulón, Franco Meregalli, Elena Hernández Sandoica y José Luis Peset, Antonio Buero Vallejo, Francisco Vega Díaz; "Ser con los hombres", con colaboraciones de Amancio Sabugo Abril, Pilar Concejo, Blas Matamoro, Olegario González de Cardenal, Mariano Yela, Francisco R. Adrados, Antonio Tovar, Donald W. Bleznick; "El médico y el enfermo", con colaboraciones de Domingo García Sabell, Fernanda Monasterio, José Alberto Mainetti, Heinrich Schipperges, Diego Gracia, Rodrigo Fierro Benítez, Carlos R. Landa, José María López Piñero, Luis García Ballester, Emilio Balaguer Perigüel, Agustín Albarracín Teulón, Armando Roa, Luis Montiel y Elvira Arquiola; "España como problema", con aportaciones de José Luis Abellán, Antonio Orozco Acuaviva y E. Vidal Bernabeu.

reconocimientos relevantes como el que le tributaron amigos y colegas universitarios cuando se cumplieron en 1967 las bodas de plata de su docencia universitaria[2].

Perteneciente al bando vencedor de la guerra civil e integrante del influyente grupo falangista agrupado en torno a la revista *Escorial* que dirigiera Dionisio Ridruejo, el ascenso académico de Pedro Laín Entralgo en la década de 1940 fue meteórico. En 1942 ganó por oposición una cátedra en la Universidad de Madrid: la de Historia de la Medicina, la única existente entonces en el sistema universitario español dedicada a ese tipo de saber histórico considerado por Laín de manera elíptica como "un recuerdo de lo que fue al servicio de una esperanza de lo que acaso sea"[3]. Al año siguiente, en 1943 logró fundar un instituto de investigación dedicado a los estudios histórico-médicos en el seno del Consejo Superior de Investigaciones Científicas, donde sus responsables políticos –el presidente del organismo, el ministro José Ibáñez Martín, así como su secretario general el edafólogo José María Albareda y destacado integrante del Opus Dei– se mostrarían cicateros en sus apoyos, según denunciase Laín años después en su

---

[2] Ver *Asclepio. Archivo Iberoamericano de Historia de la Medicina y Antropología Médica*, vol. XVIII-XIX, 1966-1967. La revista justificó dedicar dos volúmenes a su fundador al cumplirse sus bodas de plata con la cátedra de Historia de la Medicina de la Universidad de Madrid por "su triple condición de profesor eminente, español cabal y hombre cordial". Colaboraron en ese homenaje hasta treinta y dos personas: José Luis L. Aranguren, Antonio Tovar, José María López Piñero con dos contribuciones, una titulada "Pedro Laín Entralgo, historiador de la medicina", José María Morales Meseguer con dos contribuciones una de ellas escrita en colaboración con José María López Piñero, Luis S. Granjel con dos contribuciones, Agustín Albarracín Teulón con dos contribuciones, Dionisio Ridruejo, Luis Rosales, Dámaso Alonso, A. Castillo de Lucas, Fernando Chueca Goitia, Luis Díez del Corral, Guillermo Folch Jou, Domingo García-Sabell, Teófilo Hernando, Rafael Lapesa, José Antonio Maravall, Julián Marías, Vicente Peset, Juan Rof Carballo, Francisco Javier Sánchez Cantón, Heinrich Schipperges, Manuel Usandizaga, Xavier Zubiri, Luis García Ballester, María Gloria García del Carrizo San Millán, José Jiménez Girona, Silverio Palafox, Juan A. Paniagua, Juan Riera, María Luz Terrada Ferrandis, Juan R. Zaragoza. Se completaba ese homenaje con la relación de tesis doctorales dirigidas por Pedro Laín entre 1942 y 1967 y con una enumeración de sus principales publicaciones.

[3] Luis GARCÍA BALLESTER, "La historia de la medicina, disciplina médica", *Cuadernos Hispanoamericanos*, núm. 446-447, agosto-septiembre 1987, pp. 343-356, quien en p. 353 cita "Mi oficio" de Laín Entralgo.

autobiografía[4]. En 1946 ingresaría en la Real Academia Nacional de Medicina con un discurso sobre "La antropología en la obra de fray Luis de Granada". Dos años después le encargarían la dirección de la revista *Cuadernos Hispanoamericanos* llevando a cabo en ese año de 1948 su primer viaje a tierras americanas invitado por el Instituto de Cultura Hispánica en el marco de un esfuerzo de la dictadura franquista por romper su aislamiento internacional tras la derrota en la Segunda Guerra Mundial de las potencias nazi-fascistas. Como consecuencia de las conexiones científicas que estableció en su periplo sudamericano con colegas de Argentina, Chile y Perú fundó en 1949 los *Archivos Iberoamericanos de Historia de la Medicina y Antropología Médica,* a los que se antepuso la denominación de *Asclepio* a partir de 1964 para abreviar las citas bibliográficas.

Al consejo de redacción de esa publicación, que continúa editándose en la actualidad gracias a los desvelos del departamento de Historia de la Ciencia del Instituto de Historia del CSIC, se incorporó en un momento dado el protagonista de este libro. Así, al presentar Antonio Orozco Acuaviva el hispanoamericanismo de Laín en la mencionada revista *Cuadernos Hispanoamericanos* señaló que "en 1970 un nuevo historiador mejicano viene a incorporarse a los *Archivos:* Germán Somolinos d'Ardois"[5]. Lo que no resaltó ese autor es que Germán Somolinos (Madrid 1911-Ciudad de México 1973) era también un historiador español, integrante de la diáspora republicana, que encontró acogida en México tras la derrota de las fuerzas republicanas en 1939 cuando concluyó la guerra de España. Ciertamente Germán Somolinos no fue el único historiador de la medicina exiliado que se incorporó al consejo de redacción de *Asclepio.* Antes de él, y con más presencia, habían encontrado acogida en las páginas de esta revista Félix Martí Ibáñez (Cartagena 1911-Nueva York 1972) y Francisco Guerra Pérez-Carral (Torrelavega 1916-2011).

[4] Pedro LAÍN ENTRALGO, *Descargo de conciencia (1930-1960),* Barcelona, Barral editores, 1976, pp. 280-281, 320, 478, entre otras.

[5] Antonio OROZCO ACUAVIVA, "Aproximación al hispanoamericanismo de Laín", *Cuadernos Hispanoamericanos,* núm. 446-447, agosto-septiembre 1987, pp. 457-466, particularmente p. 459.

Cuando Martí Ibáñez falleció fue objeto de una amplia y sentida necrológica por parte de Laín Entralgo[6]. En su obituario el director de *Asclepio* expuso los méritos contraídos en su exilio norteamericano por ese médico cartagenero, omitiendo señalar que antes de exiliarse había asumido importantes responsabilidades en la sanidad catalana durante la guerra civil cuando era un destacado militante cenetista. Tampoco resaltó las estrechas conexiones que entabló en Estados Unidos con Henry Sigerist, quien desde el Instituto de Historia de la Medicina de la Universidad Johns Hopkins en Baltimore, que dirigiera entre 1932 y 1947, impulsó la historia social de la medicina[7]. Según Laín, Martí Ibáñez había triunfado en Estados Unidos por la conjunción de tres talentos: ser un excelente escritor, tener una viva imaginación creadora y disponer de una gran capacidad organizativa, que le permitieron llevar a cabo una relevante obra como historiador de la medicina y sobre todo crear y dirigir hasta su muerte una publicación fundamental en el ámbito de la comunicación médica como fue la revista *MD Newsmagazine*, que llegó a distribuirse a 400.000 médicos de todo el mundo a través de sus dos ediciones en inglés y en castellano.

Al finalizar el siglo XX e iniciarse el siglo XXI resurgió el interés por la vida y obra de Félix Martí Ibáñez. Una serie de iniciativas, como la edición de una antología de sus escritos, una exposición y una nutrida reunión científica, permitieron que se incrementase notablemente el conocimiento sobre tan singular médico que fue a la vez editor, historiador de la medicina, reformador sanitario, sexólogo, propagador de la eugenesia, escritor de cuentos y psiquiatra. En el simposio que se dedicó a analizar tantas facetas de ese poliédrico personaje, celebrado en Valencia el 12 de febrero de 2004, José María López Piñero sí llamó la atención sobre la importancia que tendría para la trayectoria ulterior de Martí Ibáñez las relaciones que entabló a finales de septiembre de 1935 con el investigador Henry Sigerist,

---

[6] Pedro LAÍN ENTRALGO, "Un triunfador muerto", *Asclepio*, vol. XXIV, 1972, pp. 497-500.

[7] Un análisis de su vida y obra en Elizabeth FEE y Theodore BROWN (eds.), *Making Medical History: The Life and Times of Henry E. Sigerist*, Baltimore, Johns Hopkins University, 1997, y E. BERG-SCHORN, *Henry E. Sigerist (1891-1957). Medizinhistoriker in Leipzig und Baltimore*, Köln, Forschungsstelle des Instituts für Geschichte der Medizin der Universität, 1978.

cuando ambos participaron en el X Congreso internacional de historia de la medicina, inaugurado en Toledo y clausurado en Madrid[8]. También ese congreso sería decisivo para Germán Somolinos en el despertar de su interés hacia la historia de la medicina, como se detallará más adelante.

Francisco Guerra Pérez-Carral también ha sido objeto de estudios y reconocimientos recientes[9]. Cinco años más joven que Félix Martí Ibáñez y Germán Somolinos, pues nació en 1916, logró reincorporarse al sistema académico español a partir de 1970, antes de la muerte del dictador. Tras haber sido docente en instituciones mexicanas, norteamericanas y británicas llegó a ser profesor de Historia de la Medicina en las Universidades de Cantabria y Alcalá. A lo largo de su dilatada trayectoria vital, pues falleció casi centenario, además de efectuar relevantes contribuciones al ámbito de la farmacología, cultivó la bibliofilia haciendo acopio de una amplia y selecta biblioteca que donaría a la biblioteca histórica de la Universidad Complutense[10], y se convirtió en un especialista de la medicina colonial hispano-americana e hispano-filipina[11] y en un estudioso de la labor realizada

---

[8] José María LÓPEZ PIÑERO, "Félix Martí Ibáñez, gran historiador cartagenero de la medicina", en José Vicente Martí Boscá y Antonio Rey González (eds.), *Actas del I Simposium Internacional Félix Martí Ibáñez: Medicina, Historia e Ideología*, Valencia, Generalitat Valenciana, 2004, pp. 247-264.

[9] Ver, por ejemplo, el número monográfico que le dedicara la revista *Pecia Complutense*. Año IV, núm. 6, enero-julio 2007; el obituario de Marta TORRES SANTO DOMINGO, "Ha fallecido Don Francisco Guerra Pérez-Carral", *Folio Complutense*, 7 diciembre 2011 (disponible online), y el artículo de Javier S. MANZANA, "Francisco Guerra *in memoriam*", *Llull*, vol. 35, núm. 75, 2012, pp. 229-234.

[10] La génesis y desarrollo de su pasión por la bibliofilia la expuso en Francisco GUERRA, "Introducción", en *Una biblioteca ejemplar: Tesoros de la colección Francisco Guerra en la Biblioteca Complutense*, Madrid, Universidad Complutense / Ollero y Ramos, 2007, pp. 17-24.

[11] Ver por ejemplo Francisco GUERRA, *Bibliografía de la materia médica mexicana: catálogo alfabético según los autores de libros, monografías, folletos, tesis recepcionales*, México, La Prensa Médica Mexicana, 1950; *Historiografía de la medicina colonial hispanoamericana*, México, 1953; *Iconografía médica mexicana: catálogo gráfico descriptivo de los impresos médicos mexicanos de 1552 a 1833, ordenados cronológicamente*, México, El Diario Español, 1955; *Historia de la materia médica hispano-americana y filipina en el período colonial: inventario crítico y bibliográfico de manuscritos*, Madrid, Afrodisio Aguado, 1973; *Bibliografía*

por los centenares de médicos republicanos que tuvieron que exiliarse, según dio a conocer en una obra monumental, publicada al final de su vida[12]. En ella se detecta la rivalidad que mantuvo a lo largo de su trayectoria intelectual con Germán Somolinos. Por ejemplo, en el estudio introductorio de ese libro, titulado *La medicina en el exilio republicano,* se quejó de que Somolinos cuando hizo un balance de las aportaciones efectuadas a lo largo de un cuarto de siglo por medio millar de médicos españoles exiliados en México "solo recordó los que estaban en su entorno y eran sus amigos"[13].

Ese olvido pudo deberse a discrepancias de Germán Somolinos con el modo de trabajar de Francisco Guerra, que explicitó en una de sus investigaciones dedicadas al denominado códice Badiano, como se explicará más adelante, y que en cierta medida provocarían el desarraigo de Francisco Guerra del medio académico mexicano. De todas maneras, ese olvido fue correspondido posteriormente por Francisco Guerra, pues a lo largo de su producción las referencias a las contribuciones científicas de Germán Somolinos como historiador de la medicina fueron mínimas o bien críticas de manera subrepticia.

Así cuando en 1973 murió Germán Somolinos la revista *Asclepio* informó de manera escueta de su fallecimiento y anunció un futuro obituario dedicado a la memoria "de tan ilustre médico, notable historiador y entrañable amigo"[14]. Esa necrológica, tras una serie de gestiones de José Luis Peset como secretario de redacción de esa publicación[15], la firmaría el argentino Julio Lardies González quien

médica americana y filipina: período formativo, Madrid, Ollero y Ramos, 1998; *Epidemiología americana y filipina: 1492-1898*, Madrid, Ministerio de Sanidad y Consumo, 1999.

[12] Francisco GUERRA, *La medicina en el exilio republicano*, Alcalá de Henares, Universidad, 2003.

[13] Ibídem, p. 16. El balance de Germán Somolinos efectuado en la Academia Nacional de Medicina lo publicó en "Veinticinco años de medicina española en México", *Gaceta Médica de México*, tomo XCV, núm. 7, julio 1965, pp. 647-660.

[14] "Germán Somolinos d'Ardois", *Asclepio,* vol. XXV, 1973, p. 409.

[15] El 11 de octubre de 1973 José Luis Peset le escribía a Juan Somolinos Palencia que el profesor Laín Entralgo le había comunicado la triste noticia del fallecimiento de su padre por lo que le enviaba "nuestro más sincero y sentido pésame en nombre de todo el grupo de historiadores de la medicina que trabajamos aquí en Madrid en torno a la figura de Pedro

señaló en su colaboración cómo "con Germán Somolinos d'Ardois pierde la Historia de la Medicina universal y en especial la que se expresa en lengua española una figura preclara y esclarecedora de muchos temas histórico médicos que habían pasado inadvertidos o al menos poco valorados por los eruditos" y concluía su elogio manifestando que los médicos hispanoamericanos sentían su desaparición "porque repercutirá directamente en la producción bibliográfica de este continente". En el mismo número Francisco Guerra optó por hacer el obituario del ex rector de la Universidad San Carlos de Guatemala Carlos Martínez Durán (1906-1974)[16], desconocedor de la amistad que unió a esos dos médicos e historiadores de la medicina[17], cuyas necrológicas aparecieron simultáneamente en las páginas de *Asclepio*. En un número anterior de esa revista Francisco Guerra también había publicado un artículo que parecería dirigido a cuestionar aportaciones de Germán Somolinos y otros colegas mexicanos sobre la circulación de conocimientos médicos entre América y Europa[18].

Tras su fallecimiento la labor de Germán Somolinos cayó en el olvido en España hasta tiempos recientes. Pudo influir en ello la mencionada rivalidad con Francisco Guerra que databa de la década de 1960 y la cicatería de José María López Piñero, el gran experto en

Laín". Y añadía que como secretario de la redacción de la revista *Asclepio* le rogaba que le enviase una nota necrológica de su padre dado que "su participación en el consejo de redacción de esta revista y su excelente actividad histórico-médica merece el más merecido elogio de nuestra revista". Juan Somolinos remitiría poco después a Peset un curriculum y una bibliografía casi completa de su padre prometiéndole la remisión de una nota necrológica para más adelante. Ver Álbum Deceso. Germán Somolinos. ATN/AGS/A05 pp. 243 y 245.

[16] Julio LARDIES GONZÁLEZ, "Notas necrológicas. Germán Somolinos d'Ardois (1911-1973)", *Asclepio*, vol. XXVIII, 1976, pp. 301-302; Francisco GUERRA, "Carlos Martínez Durán (1906-1974)", Ibídem, p. 303.

[17] Así lo revela una carta que escribiera Carlos Martínez Durán desde Guatemala el 26 de septiembre de 1973 a Juan Somolinos Palencia, el único hijo de Germán, expresándole sus condolencias por la muerte de su padre "con quien tuve vínculos de cordial amistad desde hace un cuarto de siglo". Y añadía: "La amistad y la Historia de la Medicina, han perdido un amigo y un excelente investigador. (...) Siempre creí que yo moriría primero. Su padre en 1970 me hacía en México los exámenes de sangre para controlar mi leucemia". Ver Álbum Deceso. Germán Somolinos. ATN/AGS/A05 p. 222

[18] Francisco GUERRA, "Los errores de interpretación histórica en la transculturación de la materia médica americana", *Asclepio*, vol. XXVI-XXVII, 1974-1975, pp. 397-425.

los estudios médicos realizados en la América colonial, en apreciar el gran esfuerzo historiográfico de Somolinos en torno a Francisco Hernández[19]. Esa actitud cicatera no sería compartida por su discípulo José Pardo Tomás, el único historiador español, a mi modo de ver, que sí ha manifestado en diversas ocasiones su admiración por la obra historiográfica de nuestro autor.

Ese olvido es el que explica que hacia 1987 Antonio Orozco Acuaviva le considerase un historiador mexicano, obviando que era un madrileño de pura cepa, pues había nacido en el domicilio familiar del paseo del Rey, próximo a San Antonio de la Florida, a orillas del Manzanares[20]. Tal desconocimiento llegó hasta la actualidad. Cuando el 18 de octubre de 2023 se llevó a cabo en el Centro de Ciencias Humanas y Sociales del CSIC un acto para presentar un sitio web sobre la vida y obra de Germán Somolinos, basado en la rica documentación donada a esa institución por Helena y Juan Rodríguez Somolinos y otros familiares, constaté cómo un colega, gran estudioso de la obra de Francisco Hernández, y por tanto lector de los materiales hernandianos de Germán Somolinos, desconocía la ascendencia española de éste[21]. En México, sin embargo, sí se mantiene viva su memoria pues se sigue apreciando en cierta medida su producción historiográfica en la que sobresalió la ingente labor que llevó a cabo para recuperar la obra poliédrica de Francisco Hernández, el médico que enviara Felipe II al virreinato de la Nueva España allá por 1570 a estudiar los productos naturales y las plantas medicinales de aquellos territorios de la monarquía hispánica de aquel entonces.

---

[19] Abordé esa cuestión en Leoncio LÓPEZ-OCÓN, "Three moments of Spanish contributions to the History of Science in Latin America during the second half of the Twentieh Century" en Mari Paz Ramos-Lara y Luis Carlos Arboleda (eds.), *History of Science in Latin America: the Construction of an Intellectual Field (20th century), Essays in honor of Juan José Saldaña*, Springer Nature, 2024, pp. 19-38.

[20] Ver certificación literal del acta de nacimiento de Germán Somolinos d'Ardois, en Álbum Biográfico I. Germán Somolinos. ATN/AGS/A01 p. 15.

[21] El lector curioso tiene una crónica de esta presentación en el enlace "De España a México: El CCHS-CSIC celebra el legado del médico e historiador Germán Somolinos d'Ardois" consultable en la web del CCHS. Al acto asistieron, entre otros, la presidenta del CSIC Eloísa del Pino, y la presidenta de la Fundación Pablo Iglesias y ex ministra de Sanidad María Luisa Carcedo.

II. LA FORMACIÓN DEL FONDO GERMÁN SOMOLINOS EN EL CSIC: EL RESCATE DE UN OLVIDO

Ahora, gracias a una serie de condicionantes favorables, ha llegado quizás el momento de recuperar también en nuestro medio académico la obra de un notable historiador de la medicina que no tuvo la oportunidad de regresar a su patria originaria durante su largo exilio de más de tres décadas y cuya obra histórica, a diferencia de las de otros exiliados como Félix Martí y Francisco Guerra y de la de los integrantes de la escuela de Laín Entralgo en la España franquista, se construyó extramuros del mundo universitario.

Entre esas circunstancias favorecedoras de la aparición de esa publicación, hay que resaltar el interés mostrado por los responsables de la editorial Urgoiti de dar cabida nuevamente en su prestigiosa colección "Historiadores" a un historiador de la medicina como ya hicieran con Luis Sánchez Granjel, por cierto el colega español que manifestó una más intensa admiración por las aportaciones historiográficas de Germán Somolinos[22]. Pero también conviene destacar otros tres factores.

---

[22] Ver Luis S. Granjel (Francisco Fuster, est. prel.), *El último Baroja*, Pamplona, Urgoiti Editores, 2017. Reseñé esa obra en *Asclepio*, 70 (1), 2018, p. 223 (disponible online). El interés de Granjel por la obra de Somolinos se constata en la carta que envió el 10 de octubre de 1973, a Juan Somolinos Palencia, en la que además de transmitirle su pésame por la muerte de su padre añadía que aunque no tuvo la fortuna de conocerle personalmente pudo

Por una parte, el impacto de la pandemia producida por la expansión mundial del coronavirus ha generado un renovado interés por la labor llevada a cabo por los médicos como cuidadores de la salud pública en el ámbito de la historia global y el conocimiento de todos los aspectos relacionados con el papel desempeñado por las enfermedades contagiosas en las estructuras de las sociedades humanas[23]. Se ha renovado así el interés por las interrelaciones entre medicina e historia, cuyo estudio se viene efectuando desde hace mucho tiempo y con diversos enfoques. Numerosos historiadores, por ejemplo, se han mostrado atentos a los efectos desestructuradores de los elementos patógenos que han causado hecatombes en la población humana, particularmente en la americana como consecuencia de la invasión europea a partir de 1492[24]. Por su parte un amplio contingente de médicos ha sido y es consciente de que el conocimiento histórico es fundamental para su práctica profesional y su formación intelectual. De ahí que en el currículo de las Facultades de Medicina de las universidades españolas esté incorporada la disciplina de la Historia de la Medicina desde 1828, y que notables historiadores de la medicina como Gregorio Marañón, por el que sintió gran aprecio Germán Somolinos, defendiese el cultivo de esa disciplina porque "el ejercicio de la inteligencia histórica enseña una técnica y un orden de conocimientos que ayudan mucho a la observación de la Humanidad"[25].

---

conocer "su valía y la firmeza de su vocación por su correspondencia y sobre todo por la lectura de sus trabajos". Le anunciaba asimismo que "en el próximo número de nuestros *Cuadernos de Historia de la Medicina Española* daré la noticia y se publicará una semblanza suya" y remachaba su misiva con la constatación de que "la historiografía hispanoamericana ha perdido con la muerte de su padre uno de sus más ilustres representantes". Ver Álbum Deceso. Germán Somolinos. ATN/AGS/A05, p. 226

[23] La revista *Investigaciones de Historia Económica* dedicó en 2021 un volumen a la historia de las pandemias en España. En él se publicó el artículo "La pandemia de COVID-19 en 2020 en perspectiva histórica: epidemias y crisis de mortalidad en los tres últimos siglos en Castilla y España" firmado por varios autores como Enrique Llopis Agelán, Vicente Pérez Moreda, José Antonio Sebastián Amarilla, Felipe Sánchez Salazar y Angel Luis Velasco Sánchez.

[24] Ver por ejemplo Sherbune F. Cook y Woodrow Borah, *El pasado de México: aspectos sociodemográficos*, México, FCE, 1989 y los estudios de Alfred W. Crosby como *El intercambio transoceánico: consecuencias biológicas y culturales a partir de 1492*, México, UNAM, 1991 (1ª ed. en inglés de 1972) y *Germs, seed and animals: studies in ecological history,* New York, 1994.

[25] Gregorio Marañón, "Temas. Medicina e Historia", *El Sol*, 19 de septiembre de 1935, pp. 1

Cabe resaltar asimismo el renovado interés por el impacto que tuvo el exilio de numerosos científicos republicanos, entre los que sobresalían los investigadores biomédicos como lo era el joven Germán Somolinos, en las estructuras académicas e investigadoras españolas y en las de los países de acogida. Tal preocupación se inscribe en demandas sociales recogidas por nuestros legisladores que instan en la ley 20/2022, de 19 de octubre, de Memoria Democrática, a fomentar las investigaciones sobre las aportaciones efectuadas a la construcción de nuestro sistema democrático por quienes se exiliaron[26]. Ahora bien, el afán por ejercitar la memoria democrática sobre el exilio tiene una larga data. Ya los mismos exiliados hicieron notables esfuerzos por establecer hilos de continuidad en la memoria democrática. Uno de ellos fue Germán Somolinos mediante sus homenajes a quienes le formaron en el Instituto-Escuela de la JAE, en la escuela de Cajal en la Facultad de Medicina de la Universidad de Madrid o en sus recuerdos de su labor en ese gran proyecto cultural republicano que fueron las Misiones Pedagógicas. Y los historiadores han venido realizando un persistente esfuerzo desde los inicios de la transición por incrementar nuestro conocimiento sobre el exilio republicano en general y científico en particular[27], en el que como ya detectase Javier Malagón hubo un significativo grupo de historiadores preocupados por el pasado científico y técnico hispano-americano, entre los que él enumeró al ingeniero Manuel Díaz Marta, al químico Modesto Bargalló, al matemático Francisco Vera, y los

---

y 5. Adujo en ese artículo que la Historia era "una verdadera ciencia auxiliar de la Medicina" por las siguientes razones: "Su estudio no distrae al Médico de su Medicina; antes bien, afina sus cualidades de penetración en el alma de los hombres, y en la finura de estos caudales se cifra en gran parte el mérito del clínico. Todo ser humano tiene una parte de su alma hecha de historia pasada, y acaso la parte de su alma más accesible a la mirada del observador es esta. No distrae, pues, de la Medicina el estudiar Historia; antes bien, repitámoslo, enfoca la mirada del médico sobre la entraña psíquica de su paciente".

[26] Hasta veinte referencias hay sobre el exilio en el contenido de la Ley de Memoria Democrática, en la que se establece el 8 de mayo como día de homenaje a las víctimas del exilio. Ver Ley 20/2022, de 19 de octubre, de Memoria Democrática. B.O.E. núm. 252, 20 octubre 2022. B.O.E. A-2022-17099.

[27] He efectuado recientemente un balance de esas aportaciones en Leoncio López-Ocón, "El exilio de los científicos republicanos: una rebelión contra el olvido, un recuerdo de que se vive como se puede", *Asclepio*, vol. 77 (2), 2025, 1394 (de consulta online).

médicos Pedro Domingo San Juan y los ya mencionados Félix Martí Ibáñez, Francisco Guerra y Germán Somolinos, amigo suyo desde que compartieran militancia en sus años universitarios en la FUE o Federación Universitaria Escolar[28].

Pero el elemento decisivo que ha permitido efectuar esta obra ha sido la formación del fondo Somolinos en la Biblioteca Tomás Navarro Tomás del Centro de Ciencias Humanas y Sociales del CSIC, originado por la donación de un acervo documental conservado por sus familiares madrileños. Inicialmente ese fondo estaba formado por los papeles personales que Germán Somolinos dejó en su casa familiar cuando emprendió el camino del exilio relacionados con su etapa formativa como bachiller y licenciado en Medicina y Cirugía y con sus actividades en las republicanas Misiones Pedagógicas. Años después ese conjunto documental, textual e iconográfico, se enriquecería con cinco álbumes en los que Juan Somolinos Palencia reunió los documentos y fotografías que condensaban la vida y la obra de su padre, al que admiraba y del que fue su heredero científico en tierras mexicanas[29]. Parte de esos materiales se exhiben en el sitio web "Germán Somolinos d'Ardois: memoria de un médico republicano exiliado" que alberga el servidor de la biblioteca Tomás Navarro Tomás del Centro de Ciencias Humanas y Sociales del CSIC, accesible online. Quienes elaboraron ese sitio web han aprovechado su conocimiento del fondo Somolinos para llevar a cabo otras diversas iniciativas que están permitiendo profundizar en la vida y obra de ese historiador de la medicina, que desarrolló su obra historiográfica en su exilio mexicano. Así se elaboró una guía pedagógica sobre el exilio científico tomando como ejemplo a nuestro autor[30]. Teresa López

---

[28] Javier MALAGÓN BARCELÓ, "Los historiadores y la historia en el exilio", en José Luis Abellán (ed.), *El exilio español de 1939*, vol. 5., Madrid, Taurus, 1978, pp. 245-353, particularmente pp. 283-289. Malagón dio testimonio de su amistad con nuestro autor en su artículo "Germán Somolinos d'Ardois (1911-1973)", *Revista de Historia de América*, núm. 79, enero-junio 1975, pp. 155-174.

[29] Ese fondo documental ha sido analizado y descrito por Teresa LÓPEZ LÓPEZ e Irati HERRERA ROS, "Un lugar para la memoria. Los papeles del médico exiliado Germán Somolinos d'Ardois", *Revista de Hispanismo Filosófico*, año 2025, núm. 30, pp. 161-172.

[30] Leoncio LÓPEZ-OCÓN, Teresa LÓPEZ LÓPEZ e Irati HERRERA ROS, *Exilio científico. Germán*

López, por su parte, defendió en la Universidad Carlos III de Madrid en junio de 2023 una tesis de fin de grado sobre las investigaciones que efectuase Somolinos sobre Francisco Hernández[31]. Y gracias a una ayuda concedida por la Secretaría de Estado de Memoria Democrática en su convocatoria de 2023 para llevar a cabo actividades relacionadas con la recuperación de la memoria democrática se ha inventariado y digitalizado el mencionado fondo Somolinos[32]. La movilización de estos recursos documentales se ha enriquecido recientemente con el amable y generoso envío por parte de Gamaliel Andrés Pineda Cervantes, responsable de la Biblioteca y Archivo histórico de la Academia Nacional de Medicina de México, de los expedientes conservados en esa institución sobre la labor allí desempeñada por nuestro autor y su hijo Juan Somolinos Palencia, y del listado de más de mil libros que ambos donaron a aquella institución.

Todo este conjunto de materiales históricos e iniciativas académicas forman el sustrato en el que se apoya la interpretación que se ofrece a continuación de los principales hitos que configuraron las distintas fases de la trayectoria investigadora de Germán Somolinos como historiador de la medicina. Tal y como expondré a continuación esas etapas fueron tres, abarcando cada una de ellas un período de unos trece años aproximadamente. La primera, marcada por el zigzag del exilio, iría desde sus estudios de doctorado de medicina en la Universidad de Madrid hacia 1934 en los que publicó su primera aportación como historiador de la medicina a su primera publicación sobre Francisco Hernández en una revista mexicana en 1947. La segunda, a la que podríamos denominar fase hernandiana, cubriría el período de tiempo en el que se dedicó a preparar su principal contribución como historiador de la medicina: la edición en 1960 de su Vida y obra de Francisco Hernández, en el marco de la publicación

_____

Somolinos d'Ardois, Ministerio de Política Territorial y Memoria Democrática, Colección Hacer Memoria, 2024, accesible online desde el portal del Ministerio.

[31] Teresa C. López López, *Tras la huella de Germán Somolinos: hacia el retrato de Francisco Hernández,* Tesis Fin de Grado, Universidad Carlos III. Tutores Gonzalo Velasco y Leoncio López-Ocón.

[32] Archivo Germán Somolinos d'Ardois formado por unos dos mil documentos accesibles en Centro de Ciencias Humanas y Sociales. Archivo Fondos CCHS (ATN/AGS).

de las obras completas de ese médico castellano del siglo XVI que impulsó la Universidad Nacional Autónoma de México entre 1959 y 1984. La tercera correspondería a su fase de madurez y abarcaría desde su ingreso en la Academia Nacional de Medicina de México en 1960 a su repentino fallecimiento en 1973, cuando tenía sesenta y dos años.

III. CÓMO Y POR QUÉ UN JOVEN CARDIÓLOGO REPUBLICANO SE TRANSFORMÓ EN HISTORIADOR AL EXPATRIARSE

Dicen que Max Aub dijo que uno es de donde hace el bachillerato. Ciertamente los estudios efectuados por nuestro autor en el Instituto-Escuela de Segunda Enseñanza a lo largo de la década de 1920 marcaron de manera indeleble su personalidad. Ese innovador centro educativo había sido creado en 1918 por el ministro liberal Santiago Alba, con el asesoramiento de dos líderes de la Institución Libre de Enseñanza como eran Manuel Bartolomé Cossío, director del Museo Pedagógico Nacional, y José Castillejo, el eficaz y poderoso secretario de la Junta para Ampliación de Estudios e Investigaciones Científicas, institución más conocida por su acrónimo de la JAE[33]. Pretendían crear un centro educativo bajo la tutela de la JAE, que presidía Santiago Ramón y Cajal, para experimentar nuevos métodos docentes y disponer de un lugar de formación de un nuevo tipo de profesores de la enseñanza secundaria que necesitaba de una profunda renovación al predominar en ella una transmisión de conocimientos de tipo memorístico.

---

[33] Sobre el momento fundacional del Instituto-Escuela ver Leoncio López-Ocón, "Los inicios de una acción educadora de la JAE en 1918", en Encarnación Martínez Alfaro, Leoncio López-Ocón y Gabriela Ossenbach (eds.), *Ciencia e innovación en las aulas. Centenario del Instituto-Escuela (1918-1939)*, Madrid, CSIC-UNED, 2018, pp. 71-96.

El nuevo centro educativo aspiraba a ofrecer una formación integral y equilibrada entre las ciencias y las humanidades, facilitar el conocimiento de lenguas extranjeras, estimular el conocimiento de la naturaleza y del mundo circundante mediante el excursionismo y la visita a centros fabriles, impulsar la práctica deportiva para alentar el espíritu de superación en los deportes individuales y el espíritu de cooperación en los deportes de equipo, y despertar la sensibilidad estética mediante la formación musical y las visitas a museos. Además, la formación religiosa que se impartía, a petición de las familias, no era obligatoria. De ahí que el sector liberal y acomodado de la ciudadanía madrileña –pues, aunque era un centro oficial, se requería el pago de una significativa cuota mensual– lo escogiese como centro formativo para su prole[34].

El 16 de septiembre de 1922 Germán Somolinos Serrano, que por entonces era inspector general del Banco de Cartagena, solicitó inscribir en él a su hijo mayor en ese centro educativo para cursar primero de bachillerato, que había iniciado en los escolapios de Madrid pero que no pudo finalizar por haber enfermado. Al hacer la solicitud de inscripción, él y su esposa Rosario d'Ardois Caraballo decidieron que su hijo quedase excluido de la enseñanza de la religión, quizás porque considerasen que al haber cursado la primera enseñanza en los escolapios de Bilbao ya disponía de formación religiosa o por ser partidarios de una educación laica. La incorporación a ese laboratorio pedagógico de la JAE del niño Germán resultaría satisfactoria para sus padres, quienes vivían por entonces en la madrileña calle Ferraz, núm. 72. En los años siguientes tanto su otro hermano, Alejandro, que tiempo después le acompañaría en vida de exiliado, como sus cuatro hermanas, quedarían inscritas en ese centro educativo, del que la mayor parte de su alumnado guardaría recuerdos indelebles a lo largo de sus vidas[35].

---

[34] Una visión general de ese centro docente, si bien de la sección –la de Retiro– en la que no estudió Germán Somolinos, pero sí sus hermanas, en Encarnación MARTÍNEZ LÓPEZ, *Un laboratorio pedagógico de la Junta para Ampliación de Estudios. El Instituto-Escuela. Sección Retiro de Madrid*, Madrid, Biblioteca Nueva, 2009.

[35] Así una de sus ilustres alumnas manifestaría: "Sol, cielo abierto, aires del Guadarrama aspirados a pleno pulmón, árboles iluminados de risas inocentes, inquietudes puras, ejercicios

Uno de ellos sería Germán Somolinos, quien en su exilio mexicano –como habrá ocasión de comprobar más adelante– sería uno de los guardianes de la memoria de ese singular y experimental centro educativo en el que "se enseñaba sobre todo a mantener una conducta limpia; se acostumbraba a los alumnos a respetar la opinión de la mayoría y a no atropellar la de la minoría; se les insistía en que no juzgaran por las apariencias, y se rechazaba especialmente todo lo que pudiera tender a limitar la autonomía de cualquier persona en cualquier esfera de actividad religiosa, moral, social, política o económica"[36].

Según su expediente académico no fue un estudiante sobresaliente, entre otras razones porque el grado de exigencia de los profesores era alto y no abundaban las calificaciones elevadas. En su penúltimo trimestre de bachiller, en el curso 1927-1928, el profesor delegado constató que su rendimiento en Física y Química había sido malo –le dieron 4 puntos sobre 15–, por lo que esa deficiencia había de ser corregida. Contrastaba esa baja nota con el bien obtenido en Matemáticas, Geografía e Historia, y Dibujo y modelado, asignaturas en las que había obtenido un 12 en la primera y un 11 en las otras dos. En otras tres –Castellano y Literatura, Historia Natural e Inglés– su calificación de 9 fue considerada como un "regular"[37].

En junio de 1928 finalizó sus estudios en el Instituto-Escuela de Segunda Enseñanza. Al abandonar sus aulas decidió quedarse con

---

practicados como juegos, deportes en que descubríamos morales y responsabilidades, excursiones, camaraderías, valores, latines bien contados y álgebra, física experimentada, vida y cultura fundidas, a tal punto que aún hoy, no sé dónde empezaba el aprender y donde terminaba el vivir. Eso es lo que representa para mí mi estancia en el Instituto-Escuela.". Ver María CASARES, "El Instituto-Escuela", en *Corporación de antiguos alumnos de la "Institución Libre de Enseñanza", del "Instituto-Escuela" y de la "Residencia de Estudiantes" de Madrid, A.C.* (1918-1968), México, octubre de 1968 (Número conmemorativo del cincuentenario del Instituto-Escuela), p. 7.

[36] Enrique DÍEZ-CANEDO, "La enseñanza aconfesional y apolítica", Ibídem, p. 5.

[37] Agradezco a Encarnación Martínez Alfaro su ayuda en la localización del expediente académico de Germán Somolinos, que se encuentra en el archivo del actual Instituto de Enseñanza Secundaria "Isabel la Católica" de Madrid. Y a Carmen Masip la localización de materiales relacionados con sus prácticas de histología.

un cuaderno en el que recopiló dedicatorias de las personas con las que había convivido durante los años en los que se modeló su personalidad[38]. Las dedicatorias de sus colegas estudiantes expresan que durante sus años de bachillerato se había revelado como un buen compañero, con una excelente voz –pues le compararon con el tenor Miguel Fleta–, solidario en los deportes colectivos como el fútbol, en cuya práctica había destacado como un buen portero. Una de sus profesoras, Victoria Kent, firmó la siguiente dedicatoria: "Buen chico; tendremos tu recuerdo siempre, no olvides tú esta casa". Su profesor de Castellano y Literatura, el relevante lexicógrafo Samuel Gili Gaya, cuyo lápiz rojo se hizo famoso entre sus estudiantes, demostró sus dotes sicológicas al despedirse de su alumno con esta premonitoria dedicatoria: "Al científico literato G. Somolinos, recuerdo de su profesor". Probablemente gracias a ese lápiz rojo, Samuel Gili, un ferviente creyente en las bondades del experimento pedagógico del Instituto-Escuela, fue el responsable de la fluida, expresiva y elegante escritura de Germán Somolinos como tendrá ocasión de comprobar quienes lean la antología que acompaña a este estudio introductorio[39].

Tras efectuar en el inicio del otoño de 1928 sus exámenes de reválida de bachillerato en ciencias –en los que un sobresaliente en geología alternó con sendos admitidos o aprobados en biología e inglés– ingresó en la Facultad de Medicina de la Universidad Central, iniciándose otra fase decisiva en la configuración de la personalidad del científico literato Germán Somolinos. Al parecer su padre, que por aquel entonces era inspector itinerante de la compañía de seguros "La Victoria" y tenía conocidos en ese centro docente, influyó en la opción académica de su hijo[40]. Este aprovechó las posibilidades

---

[38] Ver Cuaderno de dedicatorias de profesores y amigos a Germán Somolinos d'Ardois tras acabar el bachillerato en el Instituto Escuela en junio de 1928. ATN/AGS/03/02

[39] Una valoración de su colaboración en ese experimento educativo en Samuel GILI GAYA, (Madrid, octubre de 1968)), "Con ocasión del cincuentenario del Instituto-Escuela de Madrid", en *Corporación de antiguos alumnos de la "Institución Libre de Enseñanza"*…, op. cit., p. 4. Ver además Carmen CASTRO DE ZUBIRI, "El lápiz rojo de Samuel Gili y Gaya", en *Ya* (Madrid), 20 de mayo de 1976.

[40] En el fondo Somolinos existe una nutrida correspondencia en la que se aprecia la preocupación de Germán Somolinos padre hacia 1928 y 1929, cuando trabajaba en Alicante

formativas que brindaba una facultad que aglutinaba en su seno a un plantel de alta calidad científica, que se había ido congregando en torno al magnetismo que ejercía Cajal, quien, si bien se había jubilado en 1922, aún seguía ejerciendo influencia en las prácticas docentes e investigadoras en la facultad donde nuestro autor se formó como médico[41]. Según hizo constar en currículos que presentó años después a la Academia Nacional de Medicina de México obtuvo catorce matrículas de honor en las treinta y tres materias que cursó en su licenciatura de médico cirujano, cuyo título, expedido por el presidente de la República Niceto Alcalá-Zamora, obtuvo el 7 de diciembre de 1934, siendo revalidado el 10 de octubre de 1939 por la Secretaría de Educación Pública de México.

Desde el inicio de sus estudios universitarios el 9 de octubre de 1928 se incorporó al Laboratorio de Histología Normal y Patología que dirigía el catedrático Francisco José Tello, el principal discípulo de Cajal, "tan identificado con el Maestro que su voz y modo de expresarse eran iguales", según recordaría Somolinos tiempo después[42]. En uno de sus textos, que forma parte de la antología inserta en este libro, evocó el ambiente de ese laboratorio en el que permaneció desde octubre de 1928 hasta junio de 1932 y donde todo allí era de Don Santiago pues "además de haber sido el fundador, el animador y el maestro, era el ambiente". Y explicó cómo, a pesar de su admiración por lo

---

y Murcia, entre otras ciudades, por los estudios de su hijo Germán en la Facultad de Medicina de la Universidad de Madrid. Ver ATN/AGS/10/002 y siguientes. Por ejemplo, el 16 de marzo de 1929 desde Murcia preguntó a su hijo por sus trabajos en el laboratorio de Histología Normal y Patología que dirigía Francisco José Tello, el principal discípulo de Cajal. Ver ATN/AGS/10/058.

[41] Sobre el prestigio científico y la influencia social que tenía esa facultad en la sociedad madrileña y española cuando nuestro autor terminó sus estudios en ella ver Leoncio LÓPEZ-OCÓN, "Una aproximación a la Facultad de Medicina de la Universidad Central en el curso 1935-1936", en Álvaro Ribagorda y Leoncio López-Ocón (eds.), *La Universidad Central durante la Segunda República: las facultades de ciencias y su contexto internacional*, Madrid, Universidad Carlos III-Editorial Dykinson, 2022, pp. 175-206.

[42] Esta información y otra que se expone a continuación procede de un escrito autobiográfico sobre sus actividades hasta 1940 que se presentó en "Germán Somolinos", *Boletín de la Sociedad Mexicana de Historia y Filosofía de la Medicina,* año II, vol. I, núm. 5, pp. 135-138.

que representaba Cajal como símbolo y como ejemplo, pues "supo poner la ciencia española a la misma altura que la del resto del mundo, conquistando para su país todos los honores, la atención mundial y un premio Nobel", él se encontraba a disgusto en aquel laboratorio pues se veía a sí mismo como "la oveja negra" de la escuela de Cajal. Preocupado por su situación personal pidió entrevistarse con el maestro. Para su sorpresa, el premio Nobel se mostró comprensivo con el interés que tenía Somolinos de profundizar no tanto en el conocimiento de las fibras nerviosas, como hacían los integrantes de su escuela, sino en los de las fibras cardíacas. Y le alentó a adentrarse en el mundo de la cardiología de la mano de Luis Calandre, a quien admiraba Cajal, y por el que sentía un gran afecto Germán Somolinos.

Esa conversación tuvo un doble efecto en nuestro joven médico. Por una parte, reforzó la gratitud y admiración por la figura de Santiago Ramón y Cajal. Entre sus papeles se conservan ejemplares de los principales diarios de Madrid como *El Sol, Ahora, El Liberal* y *La Voz* del 18 de octubre de 1934 haciéndose eco de su fallecimiento producido en la víspera de esa fecha. Ese luctuoso acontecimiento dejó una profunda huella en Germán Somolinos. Recién regresado de tierras de Zamora adonde se había trasladado como integrante de las Misiones Pedagógicas –experiencia a la que aludiré líneas adelante– él sería una de las personas que trasladarían su féretro por las calles de Madrid acompañándolo hasta su tumba en una tarde plomiza como explicaría años después a un auditorio mexicano[43]. Por otro lado, consolidó el magisterio que ejerció en él el cardiólogo Luis Calandre, con el que colaboró en sus laboratorios de Histología del Hospital de San José y Santa Adela y quizás de la Residencia de Estudiantes[44],

[43] Germán SOMOLINOS, "Cajal a los ochenta años. (Recordación a Cajal)", *Cuadernos Americanos*, año XI, vol. LIX, núm. 4, México, julio-agosto 1952, pp. 139-145. Ese año en el que se conmemoraba el centenario del nacimiento de Cajal también publicó "Algunos aspectos humanos de don Santiago Ramón y Cajal", *Revista Mexicana de Laboratorio Clínico*, año IV, vol. 4, núm. 15, 1952 e "Iconografía y recuerdos de don Santiago Ramón y Cajal", *Revista Sinopsis*, año III, núm. 6, noviembre-diciembre 1952, pp. 17-27. Ver también su trabajo póstumo "La sepultura de Santiago Ramón y Cajal", *Gaceta Médica de México*, vol. 106, núm. 2, agosto 1973, p. 146-149.

[44] Así se deduce de lo que deja entrever en Germán SOMOLINOS, "La Residencia de Estudiantes.

en su consulta privada, y en el servicio de cardiología del hospital de San José y Santa Adela de Madrid donde Germán Somolinos ejerció de médico adjunto de Luis Calandre desde julio de 1934 a 1936. Allí se encargó del servicio de laboratorio y de la sección de Electrocardiografía. Se generó así entre ellos una intensa colaboración intelectual manifestada en varias publicaciones científicas[45], una profunda amistad y una especie de relación paternofilial, según se deduce de algún documento personal y de la sentida necrológica que le dedicase Somolinos en tierras mexicanas cuando falleció en Madrid su amigo y maestro el 29 de septiembre de 1961[46].

Mientras realizaba sus estudios universitarios Germán Somolinos participó activamente en la vida científica de la Facultad de Medicina en la que se formó. Las experiencias que acumuló en ella le acompañarían el resto de su vida inspirándole evocaciones de investigadores distinguidos que dejaron huella en sus aulas como sucediese con el íntimo amigo de Cajal e insigne anatómico Federico Olóriz (1855-1912), al que dedicó una semblanza en 1950[47], que

Fragmentos de un trabajo inédito en preparación", *Boletín de la Corporación de antiguos alumnos de la "Institución Libre de Enseñanza", del "Instituto-Escuela" y de la "Residencia de Estudiantes" de Madrid*, México, núm. 51, 30 agosto 1962, pp. 3-4.

[45] En el primer semestre de 1936 cuando estaba finalizando su tesis doctoral que presentaría en junio de 1936 y titulada "Las alteraciones patológicas del sistema específico de His-Tawara", SOMOLINOS publicó dos artículos en la revista científica que dirigía Luis Calandre: "Aneurisma del tronco braquiocefálico", *Archivos de Cardiología y Hematología*, vol. XVII, núm. 1, enero 1936, pp. 1-9, resultado de una colaboración con el propio Luis Calandre, y "Teratoma de pericardio", *Archivos de Cardiología y Hematología*, vol. XVII, núm. 5, mayo 1936, pp. 1-10. Sobre la importancia en el ámbito de la cardiología de esa publicación científica ver José Manuel SEBASTIÁN RAZ, *Ciencia y compromiso. Luis Calandre Ibáñez. Vida y obra*, Murcia, Editum, 2012. Otra aportación sobre la trayectoria científica de ese médico, estrechamente vinculado a la labor científica y educativa de la Institución Libre de Enseñanza en Cristina CALANDRE, *El Dr. Luis Calandre Ibáñez, de la Junta para Ampliación de Estudios al exilio interior*, Madrid, Editorial Silente, 2018.

[46] Germán SOMOLINOS, "Recuerdo para D. Luis", *Boletín de la Corporación de antiguos alumnos de la "Institución Libre de Enseñanza", del "Instituto-Escuela" y de la "Residencia de Estudiantes" de Madrid*, México, núm. 41, octubre 1961, pp. 1-2. Puede verse un testimonio de su amistad en la tarjeta postal que remitió Luis Calandre desde Granada el 31 de diciembre de 1935 para desear a nuestro autor un feliz año 1936 (ATN/AGS/04/09/09).

[47] Germán SOMOLINOS, "El Dr. Don Federico Olóriz", *Revista Benéfica Hispana*, año VI, núm.

reproducimos en la antología. O de maestros que conoció y a los que trató como el doctor Agustín del Cañizo del que guardaría un grato recuerdo, como se aprecia en la necrológica que le dedicase en 1956[48]. De su cátedra de Patología Médica dependía el Laboratorio de la Clínica Médica de la Facultad donde Somolinos fue alumno ayudante entre 1931 y 1933.

Su capacidad de trabajo en los años republicanos llama la atención por la cantidad y heterogeneidad de actividades realizadas en ese período de tiempo. Fue secretario de actas del congreso internacional de lucha científica y social contra el cáncer, celebrado en Madrid en octubre de 1933. Previamente, en 1932, quedó encargado de la plaza de Médico ayudante del Laboratorio de Anatomía Patológica, que dirigía el profesor Tello, en situación interina hasta que le fue concedida en propiedad en 1934. Por su parte, el catedrático de Obstetricia de la Facultad de Medicina y diputado en las Cortes constituyentes, Manuel Varela Radio, también le nombró encargado del servicio de autopsias y anatomía patológica general de la Maternidad de Santa Cristina de Madrid, tarea que desempeñó a partir de 1933 hasta el comienzo de la guerra civil.

Obtenido su título de licenciado en diciembre de 1934 con la calificación de Sobresaliente fue nombrado Ayudante temporal encargado de la Sección de Anatomía Patológica del Departamento Anatómico de la Facultad de Medicina. Ese mismo año obtuvo el diploma de inspector municipal de sanidad tras realizar los correspondientes cursos de prácticas sanitarias y de ampliación de conocimientos higiénicos. Al año siguiente efectuó un curso de ampliación de Medicina Legal y otro curso de Fisiología de la Educación Física impartido por el profesor Blas Cabrera Sánchez, bajo la dirección del doctor Negrín. En el primer semestre de 1936, cuando estaba finalizando su tesis

13, México, julio 1950, pp. 6-9.

[48] Germán Somolinos, "D. Agustín del Cañizo (1876-1956)", *Ciencia*, México, vol. 16, núm. 7-8, 1956, pp. 173-174. Reproducido en "Agustín del Cañizo: cómo evocaron Carlos Castilla del Pino y Germán Somolinos a un renovador de la medicina española", en mi blog *Jaeinnova. Cuaderno de investigación de Leoncio López-Ocón sobre las reformas educativas y científicas de la era de Cajal.*

doctoral, cuyo tema era "Lesiones Histopatológicas del Fascículo de His-Tawara" y cuya defensa no pudo llevarse a cabo por el estallido de la guerra civil española[49], impartió junto con dos colegas un curso en la Facultad de Medicina de la Universidad de Madrid sobre "Alteraciones del ritmo cardíaco", encargándose él de las lecciones anatomopatológicas.

Simultaneó esa intensa labor formativa y profesional médica con una labor docente como profesor de Educación Física y Deportes, entre 1928 y 1934, del Instituto-Escuela de la JAE; con actividades deportivas como integrante de equipos madrileños de baloncesto; con una militancia política como integrante de la FUE y de las Juventudes Socialistas[50] y con su activa participación en el Teatro y el Coro del Pueblo de las Misiones Pedagógicas, en el que ejerció de secretario de esa agrupación de jóvenes universitarios y universitarias que recorrerían entre 1932 y 1936 durante los fines de semana decenas de pueblos y aldeas para llevar a la España profunda piezas del teatro clásico popular y canciones del variado folklore hispano. En esas experiencias como misionero, de las que dejaría valiosos testimonios en su exilio mexicano[51], convivió estrechamente con el director del Teatro del Pueblo Alejandro Casona, quien se inspiraría en nuestro autor para el personaje llamado precisamente Somolinos, uno de los protagonistas de su célebre obra teatral *Nuestra Natacha*, que elaboró precisamente como fruto de "una larga y dichosa convivencia con el grupo madrileño de las Misiones Pedagógicas organizador del Teatro del Pueblo"[52].

---

[49] En un escrito suyo de 1940 señalaba que el material y las notas de su tesis doctoral se encontraban en el Laboratorio de Anatomía Patológica de la Facultad de Medicina de Madrid y en la casa del doctor Calandre.

[50] Ver su entrada en el *Diccionario Biográfico del Socialismo Español* de la Fundación Pablo Iglesias (disponible online).

[51] Germán SOMOLINOS, "El reloj de don Luis [Santullano]", *Las Españas*, año VIII, núms. 23-25, México, abril 1953, "Las Misiones Pedagógicas de España (1931-1936)", *Cuadernos Americanos*, Año XII, núm. 5, septiembre-octubre 1953, pp. 206-224.

[52] Declaraciones de Alejandro Casona a Juan G. Olmedilla, *Heraldo de Madrid*, 7 de febrero 1936, p. 14, recogidas en Leoncio LÓPEZ-OCÓN, *El cénit de la ciencia republicana. Los científicos en el espacio público (curso 1935-1936)*, Madrid, Sílex, 2023, p. 396.

Pero sería Luis Calandre, al que Somolinos auxiliaba en atender a su clientela particular por las tardes desde marzo de 1935, quien intervino en un acontecimiento que a mi modo de ver influiría decisivamente en la trayectoria intelectual posterior de Germán Somolinos. A finales de septiembre de 1935 se celebró en Toledo y Madrid el X Congreso internacional de Historia de la Medicina, que congregó a unos doscientos participantes procedentes de todo el mundo, como ya he señalado en otro lugar[53]. El comité organizador, cuya presidencia ostentaba Gregorio Marañón, muy influyente científica y políticamente por aquel entonces, decidió organizar cuatro exposiciones en el entorno del congreso. Una de ellas, dedicada a "libros raros y curiosos acerca de las artes médicas, impresos entre los siglos XV al XVIII", se exhibió en instalaciones del Palacio nacional, el actual palacio real. Para organizarla el director de su biblioteca Jesús Domínguez Bordona, afiliado a Izquierda Republicana, requirió ayuda a los responsables del Patrimonio de la República. Entonces Luis Calandre, que era vocal del consejo de administración de bienes de esta institución, convenció a Somolinos para que colaborase en el montaje de esa exposición que se nutrió con fondos de la propia biblioteca del Palacio nacional y de academias científicas como la de Farmacia[54].

Por entonces Germán Somolinos acababa de cursar la asignatura "Historia de la Medicina" en sus estudios de doctorado. Su profesor, el catedrático Eduardo García del Real, había decidido a partir de 1932 publicar las memorias realizadas por sus alumnos a los que alentaba a hacer algo de investigación personal, con el fin de que apreciasen cuán agradable era realizarla "y para que un día, con más

---

[53] Leoncio LÓPEZ-OCÓN, "Toledo y Madrid: sedes del X Congreso internacional de Historia de la Medicina", en Ibidem, pp. 121-150.

[54] Para el montaje ver Archivo de la Real Biblioteca (ARB), caja 60, carpeta 11, docs. 323 y 328. La documentación existente en la biblioteca de Palacio permite conocer parte de los contenidos de esa exposición. Ver una relación de los materiales expuestos en "Exposición de libros españoles de medicina de los siglos XV al XVIII". Documento de seis páginas C/868 (21) y CAJ/FOLLFOL/240 (7) y (9). Y Hoja con firmas manuscritas de cada uno de los miembros participantes en la exposición de libros españoles de medicina de la Biblioteca de Palacio. Madrid 27 de septiembre de 1935. ARB/60 CARP/11 doc. 326.

tiempo y con más medios, alguno de ellos entre decididamente en este campo, tan fértil como poco explorado hasta el día en España"[55]. Fruto del magisterio de García del Real y de su voluntad de estimular la investigación personal de sus alumnos, Somolinos realizó a lo largo del curso 1934-1935 un trabajo sobre "Los tratamientos eléctricos en el siglo XVIII" que, según reveló en un currículo presentado a la Academia Nacional de Medicina de México el 6 de marzo de 1953, fue calificado con sobresaliente matrícula de honor, "publicándose en 1935 en el tomo de Trabajos seleccionados de dicha cátedra"[56].

De modo que cuando colaboró con Domínguez Bordona en el montaje de la mencionada exposición Germán Somolinos estaba preparado para apreciar los tesoros que pasaron por sus manos en aquel verano de 1935. Gracias a un catálogo impreso, del que recibió cincuenta ejemplares, según consta en documentos que se conservan en la biblioteca del actual Palacio Real, sabemos que en esa exhibición se expusieron más de un centenar de manuscritos y libros que fueron admirados por los congresistas y por visitantes curiosos como el director del Museo de Arte Moderno Ricardo Gutiérrez Abascal (Bilbao 1883-México 1963), quien en su labor crítica usaba el seudónimo de Juan de la Encina. En una de sus colaboraciones periodísticas señaló que había contemplado con deleite esa exposición del Palacio nacional, al apreciar en varios de los objetos expuestos una singular simbiosis entre ciencia y arte, manifiesta en la iconografía de tratados médicos, particularmente en los anatómicos[57].

Muchas de las preocupaciones que desarrollaría posteriormente Germán Somolinos como historiador y su dominio de las técnicas bibliográficas surgieron probablemente de su contacto con el singular conjunto de diecinueve manuscritos y casi un centenar de libros impresos que tuvo en sus manos en el verano de 1935. Así

---

[55] Eduardo GARCÍA DEL REAL, "Introducción", en *Trabajos de la Cátedra de Historia Crítica de la Medicina,* tomo I, (curso de 1932-1933), Madrid, 1933, p. 7.

[56] Lamentablemente ese trabajo no ha podido ser localizado.

[57] Juan DE LA ENCINA, "Arte y medicina", *El Sol,* 27 de septiembre 1935, p. 1. La reproduje en la entrada de mi blog *Jaeinnova,* "De cuando la medicina y el arte bailan juntos: en 1935 y en 2024".

sucedió, por ejemplo, con su interés por la dimensión visual de la medicina[58] o por el estudio de los intercambios de conocimientos científicos entre Europa y América. El trabajo que presentó en el primer coloquio mexicano de historia de la ciencia celebrado en 1963 sobre las expediciones científicas a América promovidas por el jardín botánico de Madrid durante la segunda mitad del siglo XVIII, inserto en la antología de este libro, derivaba no solo de los conocimientos del naturalista Enrique Rioja, con quien firmó el artículo, sino de manuscritos y libros mostrados en esa exposición de 1935[59].

En estos predominaban las principales obras de los grandes médicos humanistas castellanos del siglo XVI, con los que se familiarizaría tiempo después cuando dedicó varios lustros de su vida al estudio profundo de uno de ellos, Francisco Hernández, que Somolinos convirtió en una especie de "alter ego". Así tuvo en sus manos en ese verano de 1935 libros de Francisco Valles de Covarrubias (1524-1592), conocido como el divino Valles[60]; Gómez Pereira (1500-1558)

---

[58] Así se aprecia en su magnífica monografía "Sobre la iconografía botánica original de las obras de Hernández y su sustitución en las ediciones europeas", *Revista de la Sociedad Mexicana de Historia Natural*, tomo XV, núms. 1-4, México, diciembre 1954, pp. 73-86 y en su trabajo póstumo titulado, "El concepto visual de la historia de la medicina", *Gaceta Médica de México*, vol. 106, núm. 3, septiembre 1973, pp. 186-195. Dado su interés por las interacciones entre la medicina y el arte, en su biblioteca, que su hijo Juan donara a la Academia Nacional de Medicina, se encontraban los libros de Ramón Turró, *Dialegs sobre coses d'art i de ciencia*, México, Club del Llibre Catalá, 1958; de José María Bausá Arroyo, *La Medicina en el Museo del Prado*, Madrid, Javier Morata editor, 1933 y de Félix Martí Ibáñez, *A Pictorial History of Medicine*, London, Spring Books, 1965.

[59] El artículo en Enrique Rioja y Germán Somolinos, "El Jardín Botánico, el Museo de Madrid y las expediciones de América", *Memorias del Primer Coloquio Mexicano de Historia de la Ciencia* (México, D.F., 2-7 de septiembre de 1963), tomo II, México, 1964, pp. 113-122. En cuanto a la exposición, en ella se exhibieron, entre otros materiales relacionados con las expediciones botánicas del siglo XVIII, la obra de Hipólito Ruiz y José Pavón, publicada en Madrid en 1798, *Systema vegetabilium Florae Peruviananae et Chilensis* y manuscritos como el de 1784 de Sebastián López Ruiz sobre el descubrimiento de la quina de Santa Fe de Bogotá o la "Relación informativa práctica de la Quina de la ciudad de Loxa" en la Audiencia de Quito, de Miguel de Santisteban.

[60] En su biblioteca se encontraba un ejemplar del libro de Eusebio Ortega y Benjamín Marcos, *Francisco de Vallés (El Divino): biografía, datos bibliográficos, sus doctrinas filosóficas y método*, Madrid, Imprenta Clásica Española, 1914.

autor de la famosa obra *Antoniana Margarita*; la relevante traducción y anotaciones que hiciera en Amberes en 1555 el gran médico segoviano Andrés Laguna (1499-1559) de la destacada obra de Dioscórides *De materia médica*, el principal manual de farmacopea durante toda la Edad Media y el Renacimiento[61], y diversos libros de Juan Fragoso, que herborizaría con Francisco Hernández por tierras andaluzas, como sus *Discursos de las cosas aromáticas, árboles frutales y de otras muchas medicinas simples que se traen de la India*, editado en Madrid en 1575. A esas obras cabe añadir otras, expresivas de los conocimientos de los humanistas españoles como la *Historia general y natural de las Indias* de Gonzalo Fernández de Oviedo, la *Reprobación de las supersticiones y hechicerías* del matemático y teólogo Pedro Ciruelo, el *Lunario o Repertorio de los tiempos* de Juan Alemany, publicado en Valencia en 1559, el tratado del orfebre Juan de Arfe y Villafañe *De varia conmensuración para la esculptura y architectura*, publicado en Sevilla en 1585, en el que se estudiaba con detalle las medidas y proporción del cuerpo humano y de los animales, o la enigmática obra firmada por Oliva Sabuco de Nantes –pero escrita al parecer por su padre– *Nueva filosofía de la naturaleza del hombre*, publicada en Madrid en 1587.

Respecto a los manuscritos que tuvo entonces en sus manos pudo ver, entre otros materiales, escritos medievales como los *Secretos de Medicina* de Juan Enríquez, nieto del rey Enrique II de Castilla o *Lilio de Medicina* de Bernardo Gordonio, textos inéditos del siglo XVI como el fechado en 1569 titulado *Discursos sobre el enfriar la bebida* de Luis de Toro, el coloquio contra médicos y boticarios de Alfonso de Miranda, una versión manuscrita de *Los problemas de Villalobos, que tracta de cuerpos naturales y morales*, famosa obra de un médico converso que fue un personaje singular en la Corte castellana de la primera mitad del Quinientos[62]. Entre los del siglo XVII destacaba *Los discursos medicinales* del licenciado Méndez

---

[61] Esta cuestión ha sido abordada recientemente por Elisa ANDRETTA y José PARDO TOMÁS (eds.), *Dioscórides ante el mundo: usos plurales de un "libro-laboratorio" en la Edad Moderna*, Madrid, CSIC, 2025.

[62] Ver Jon ARRIZABALAGA, "Francisco López de Villalobos (c.1473-c.1549), médico cortesano", *Dynamis*, 22, 2002, pp. 29-58.

Nieto, una curiosísima autobiografía, que abarcaba desde el año 1558 al 1607[63]. Además de su interés médico ese libro proporcionaba valiosas noticias sobre el ambiente universitario salmantino en aquella época y la vida cortesana en Toledo, así como variadas informaciones sobre Puerto Rico y la Tierra Firme del continente americano donde ese autor residió la mayor parte de su vida. También ofrecía interés esa obra manuscrita por la riqueza de su léxico, sobre lo que había llamado la atención el erudito Rodríguez Marín, siguiendo pistas abiertas en el siglo XIX por el americanista Marcos Jiménez de la Espada[64]. O la *Medicina española en refranes vulgares* del doctor Iván Sorapán de Rieros, que contenía diferente información a la expuesta en la edición príncipe hecha en Granada en 1616, por quien es considerado el fundador de la paremiología española[65]. De los ocho manuscritos exhibidos del siglo XVIII siete de ellos versaban sobre el continente americano, fundamentalmente sobre territorios de lo que fue el virreinato del Perú, como las *Representaciones gráficas de enfermedades y de plantas medicinales del obispado de Trujillo* enviadas a Madrid por el clérigo ilustrado Jaime Martínez Compañón, que el bibliotecario Jesús Domínguez Bordona estaba estudiando para su publicación, siguiendo también investigaciones preliminares efectuadas en el último tercio del siglo XIX por Marcos Jiménez de la Espada[66]. También Germán Somolinos tuvo probablemente entre

---

[63] El primer historiador que reparó en el valor de ese manuscrito fue Marcos JIMÉNEZ DE LA ESPADA. Ver su trabajo "Las cuartanas del Príncipe de Eboli", *Revista Contemporánea,* tomo XXV, 30 enero 1880, pp. 153-177. En la segunda mitad del siglo XX se publicaron dos ediciones de esa obra. La última en Salamanca en 1989, con una introducción de Luis S. Granjel.

[64] Ver al respecto su trabajo *Modos adverbiales castizos y bien autorizados que piden lugar en nuestro léxico,* Cuenca, 1931, citado en "Una reparación bibliográfica. El licenciado Méndez Nieto y sus 'Discursos medicinales'", *Boletín de la Real Academia de la Historia,* t. 100, 1932, pp. 255-271.

[65] Esa edición se tituló *Medicina española contenida en proverbios vulgares de nuestra lengua: muy provechosa para todo género de estados, para filósofos y médicos, para teólogos y juristas.*

[66] El trabajo sería publicado finalmente: Jesús DOMÍNGUEZ BORDONA, *Trujillo del Perú a finales del siglo XVIII. Dibujos y acuarelas que mandó hacer el obispo Don Baltasar Jaime Martínez Compañón,* Madrid, 1936. Consultó trabajos de JIMÉNEZ DE LA ESPADA, como "El cumpi-unuc hallado en Pachacamac", *El Centenario,* núm. 5, 1892, pp. 450-470 y "La huaca de Tantalluc", *Historia y Arte,* tomo II, núm. 5, julio 1896, pp. 89-91. El primer artículo se

sus manos otro manuscrito del siglo XVIII que contenía una memoria sobre las bebidas de la Nueva España sin sospechar que el destino le conduciría cuatro años después a tierras mexicanas.

A pesar de su implicación directa en actividades relacionadas con el X Congreso internacional de historia de la medicina no llegó a presentar ninguna comunicación a esa asamblea científica, según se aprecia en su libro de actas, uno de cuyos ejemplares conservaría en su biblioteca de México. Su ausencia, debida probablemente a que estaba finalizando su doctorado, contrasta con la relevante participación de Félix Martí Ibáñez, como ya apuntamos páginas atrás, quien llegó a presentar cuatro comunicaciones, tres de ellas relacionadas con su tesis doctoral *Ensayo sobre la historia de la psicología y fisiología místicas de la India* que había defendido en 1934 y la cuarta sobre "El arte médico de la Celestina"[67].

Pero si bien Germán Somolinos estuvo ausente de los intervinientes en ese congreso internacional sí escuchó algunas de sus ponencias. Tiempo después, ya instalado en México, hizo una reseña del libro de José P. Bantug, *Bosquejo histórico de la Medicina hispano-filipina*, publicado en 1952 por las ediciones del organismo franquista Instituto de Cultura Hispánica. En su arranque afirmaría lo siguiente:

> Hace ya muchos años, acababa yo entonces el doctorado, cuando tuve ocasión de conocer personalmente al Dr. Bantug. No creo que él me recuerde, pero fue en aquel X Congreso Internacional de Historia Médica que presidiera Marañón, que tuvo por marco para su principio el viejo hospital toledano de la Santa Cruz, clausurándose días después con los grados doctorales otorgados en el viejo paraninfo complutense. Entonces me interesó lo que el Dr. Bantug aportaba; tal vez un interés romántico, relacionado con mis antepasados filipinos que viven para mí

---

reproduce en Leoncio LÓPEZ-OCÓN y Carmen María PÉREZ-MONTES (eds.), *Marcos Jiménez de la Espada (1831-1898). Tras la senda de un explorador*, Madrid, CSIC, 2000, pp. 255-274 y el segundo se comenta en pp. 150 a 153.

[67] José María LÓPEZ PIÑERO, "Félix Martí Ibáñez, gran historiador cartagenero de la medicina", en José Vicente Martí Boscá y Antonio Rey González (eds.), *Actas del I Simposium Internacional Félix Martí Ibáñez: Medicina, Historia e Ideología*, Valencia, Generalitat Valenciana, 2004, pp. 250-252.

en una nebulosa mantenida por relatos de abuelos y recuerdos exóticos. No volví a saber nunca del Dr. Bantug, hasta ahora cuando he tenido la suerte de recibir su libro que leído con avidez y cariño mientras surgían viejos recuerdos. El libro del Dr. Bantug es para mí, aprendiz de historiador y español, un documento que hace muchos años faltaba en las bibliotecas histórico-médicas y principalmente en la bibliografía de la historia médica de los pueblos de habla española[68].

Probablemente Somolinos también prestaría atención a la intervención en ese congreso madrileño de Henry Sigerist, cuya producción seguiría posteriormente con gran atención, como lo revelan las diversas obras de ese gran historiador de la medicina que abastecieron su biblioteca, alguna de las cuales reseñó y la necrológica que le dedicó en las páginas de la revista *Ciencia*[69]. Y quizás supo de una obra a la que años después prestaría gran atención en su exilio mexicano. En la sección dedicada a la medicina americana del mencionado congreso madrileño una discípula de Henry Sigerist, Emily Walcott Emmart presentó una comunicación sobre un libro de hierbas medicinales elaborado por dos médicos aztecas en el Colegio de Santa Cruz de Tlatelolco de la actual Ciudad de México hacia 1552[70]. Se trataba del que ha sido conocido como manuscrito Badianus por ser el nativo mexicano Juan Badiano su traductor del nahuatl al latín. Ese texto había estado oculto en la biblioteca del Vaticano hasta que esa investigadora inició su estudio en los inicios de la década de 1930, labor que culminó con

---

[68] Germán Somolinos: reseña de J. P. Bantug, "*Bosquejo histórico de la Medicina hispano-filipina*, Madrid, Ed. Cultura Hispánica, 1952 (65 pesetas)", *Ciencia*, vol. XIII, núm. 4-6, 12 septiembre 1953, p. 119.

[69] En la biblioteca de nuestro autor encontramos en efecto los libros de Henry E. Sigerist, *The Great Doctors*, (1933), *La medicina y el bienestar humano* (1943), *Civilización y enfermedad* (1946), los dos volúmenes de *A History of Medicine* de 1951 y 1961, *Los grandes médicos* (1954), y *A bibliography of the writings* (1966). La necrológica en "El Dr. Henry Ernest Sigerist (Noticia necrológica)", *Revista Ciencia*, vol. XVII, núms. 4-6, México, 1957, pp. 112-113.

[70] Emily Walcott Emmart, "El Manuscrito Badianus, tratado azteca de Medicina (Codex Barberini.Latin 241)", en *Libro de Actas del X Congreso internacional de historia de la medicina*, Madrid, 1935, pp. 122-123. Esta autora dio también cuenta de su hallazgo en diversos textos publicados en ese mismo año como "Un tratado azteca de medicina: el manuscrito de Badiano (Codex Barberini, Latin 241)", *El Siglo Médico*, XCVI, 1935, pp. 95-104, entre otros.

una notable edición crítica, que Somolinos tuvo en estima[71]. Así lo manifestó en diversos lugares como en una reseña que publicara en 1948, un año que se revelaría como decisivo en su trayectoria como historiador y en uno de los textos que se incorpora a este libro[72]. Pero también expresaría discrepancias con algunas de sus consideraciones como lo manifestó en su contribución a la edición que hiciese en 1964 el Instituto Mexicano de la Seguridad Social con la denominación de *Libellus de Medicinalibus Indorum Herbis* cuya autoría correspondía al médico mexica Martín de la Cruz, texto de gran relevancia en los estudios sobre la medicina azteca[73].

Muchos años después, en uno de sus trabajos póstumos Germán Somolinos reflexionó acerca de cómo "el tiempo juguetea con nosotros, nos lleva a situaciones inesperadas, modifica estados vitales y crea en nuestra propia mente cambios insospechados"[74]. Al hacer balance de su vida probablemente consideraría que la situación más inesperada que le tocó vivir fue el golpe de estado iniciado por los militares facciosos el 17 de julio de 1936, desencadenante de la consiguiente guerra civil que asoló el territorio español durante años.

En ese trágico período permaneció en los primeros tiempos de la guerra adscrito al Hospital Clínico de la Facultad de Medicina convertido en "Hospital de Sangre". En octubre de 1936 fue destinado a un nuevo

---

[71] Emily Walcott EMMART, *The Badianus manuscript (Codex Barberini, Latin 241) Vatican Library: an Aztec herbal of 1552*, con prólogo de Henry Sigerist, Baltimore, Johns Hopkins Press, 1940.

[72] La reseña de "Emmart, Emily Walcott: The Badianus Manuscript (Codex Barberini, latin 241) Vatican Library. An Aztec Herbal of 1552", en *Revista de Historia de América*, núm. 25, México, junio 1948, pp. 199-202. En cuanto al texto de Somolinos, incorporado al presente libro, se trata de "El códice de la Cruz-Badiano. Estudio histórico". Contribución presentada al simposio *El valor farmacológico, médico y dental del Códice de la Cruz-Badiano*, Academia Nacional de Estomatología, México, 2 de agosto de 1965, en *Revista Estomatología*, vol. 3, núm. 2, diciembre 1965, pp. 3-8.

[73] Germán SOMOLINOS, "Estudio histórico", capítulo sexto de Martín de la Cruz, *Libellus Medicinalibus indorum herbis*, México, Instituto Mexicano de la Seguridad Social, 1964, pp. 301-327.

[74] Germán SOMOLINOS, "La sepultura de Cajal", *Gaceta Médica de México*, vol. 106, núm. 2, 1 de agosto de 1973, pp. 146-149.

hospital creado en Chamartín de la Rosa, con el nombre de "Hospital Médico popular", dirigido por Jiménez Díaz. Pero el 6 de noviembre, ante el ataque a Madrid, abandonó el hospital y se incorporó a un batallón donde fue herido por una bomba de aviación. Restablecido de su lesión se le destinó a ocuparse, hasta febrero de 1937, como inspector del Consejo de Protección de Menores del Ministerio de Justicia de la inspección de los niños que fueron evacuados del Madrid sitiado.

De febrero a abril de ese año el ministerio de Estado le envió en misión especial a Suecia, donde se casó el 19 de abril de 1937 con María Isabel Palencia Oyarzábal, hija de quien era la embajadora española en Suecia, la inspectora de trabajo, escritora y luchadora feminista Isabel de Oyarzábal, cuyo marido era el artista, crítico de arte y también diplomático Ceferino Palencia. A su regreso se incorporó a la Sanidad Militar como oficial médico del arma de la aviación republicana pasando por los grados de alférez, teniente a partir de junio y capitán médico por méritos a partir de septiembre de 1937. Estuvo adscrito a la segunda escuadrilla del grupo 30 de la 5ª escuadra durante diez meses participando en acciones militares en los frentes de Guadalajara, Madrid y Aragón.

En enero de 1938 el Jefe de Sanidad de la aviación republicana le envió a Reus como encargado del servicio médico de una fábrica de aviones. Allí permaneció hasta el mes de mayo cuando, temiendo un ataque con gases de combate, se le nombró jefe de los servicios sanitarios de antigás para preparar defensas y medios sanitarios de protección, dado que era "el médico del cuerpo más enterado de asuntos de laboratorio". En Barcelona ejerció de profesor de la escuela de antigás realizando alguna publicación[75]. Finalizada la resistencia de Cataluña se dirigió a Francia en febrero de 1939. Tras una breve estancia en un campo de refugiados pudo trasladarse a Suecia donde durante tres meses trabajó en instituciones hospitalarias de Estocolmo

---

[75] Ver al respecto Germán SOMOLINOS, "Nuevas orientaciones sobre la filosofía y la farmacodinámica de los gases de guerra", *Revista de Sanidad de Guerra*, tomo II, núm. 19, 1938, p. 317.

iniciando una investigación sobre "la dosificación y cifras obtenidas de ácido cítrico en la sangre de los enfermos cardíacos". Tras una serie de vicisitudes la familia Somolinos-Palencia, de la que formaba parte también su hijo Jan o Juan, nacido en Estocolmo el 18 de agosto de 1938, y su hermano Alejandro, que no pudo finalizar sus estudios de ingeniero agrónomo como consecuencia de la guerra de España, se embarcaron en Gotemburgo rumbo al continente americano. Tras pasar por Nueva York llegaron a Veracruz el 28 de junio de 1939.

Instalado en la capital de la república mexicana lo primero que hizo fue dotar a su domicilio particular de un laboratorio de análisis clínicos para atender necesidades médicas de la población española refugiada, contando con el apoyo doctor José Puche, responsable del CTARE o Comité técnico de apoyo a los republicanos españoles[76]. El trabajo en ese laboratorio clínico fue la principal actividad profesional de Germán Somolinos durante su largo exilio mexicano.

En una primera etapa intentó continuar sus investigaciones como cardiólogo, según se constata en diversas aportaciones que efectuó a lo largo de la década de 1940 y principios de la década de 1950 en publicaciones como los *Archivos Latino Americanos de Cardiología y Hematología*. Entre 1944 y 1946 fue becado por el Instituto Nacional de Cardiología de México que dirigía eficazmente el doctor Ignacio Chávez, gran amigo de los médicos españoles exiliados, y en cuyo homenaje por sus bodas de plata profesionales participó nuestro autor en 1945[77]. La beca que se le otorgó estaba orientada a efectuar

---

[76] Ver expediente núm. 3218 del archivo del CTARE de México. Agradezco a Eloísa del Pino, presidenta del CSIC, que me hiciese llegar una copia del mismo.

[77] En 1957 Remedios Varo le hizo un retrato del que nuestro autor hizo un análisis muy interesante o "una crítica muy particular", según su hijo Juan. En ella se aprecia su admiración tanto por la artista española como por el cardiólogo mexicano que tanto le ayudó en sus años de exilio. Juan Somolinos envió el escrito inédito de su padre titulado "Para Don Ignacio ante su retrato por Remedios Varo" elaborado el 21 de noviembre de 1971, en carta que remitió a Ignacio Chávez el 30 de abril de 1974 cuando estaba organizando el archivo de su padre. Previamente Ignacio Chávez, el 16 de agosto de 1973, le expresó su pesar por la muerte de su padre "por el gran afecto que yo tenía por el Dr. Germán Somolinos y por la estimación que me merecieron siempre sus altas virtudes. Llegado aquí a México en la ola de la emigración española, hace 35 años, como hombre de laboratorio, después le vimos desarrollar lo que

estudios anatomopatológicos sobre el reumatismo. Los resultados de su investigación los dio a conocer en el Segundo Congreso Interamericano de Cardiología celebrado en México el 10 de octubre de 1946 y en las páginas de los *Archivos del Instituto Nacional de Cardiología de México*[78].

Junto a la cardiología también mostró interés por la hematología. A partir de 1946 tras asistir en Nueva York a un curso impartido por los doctores Eugene B. Katzin y Alejandro Wiener sobre factor RH y Eritroblastosis abrió una nueva línea de investigación sobre la importancia de ese factor RH para determinar el tipo de sangre de la población humana. Alexander Solomon Wiener había sido precisamente uno de sus descubridores en el inicio de la década de 1940. El conocimiento del factor RH es necesario para evitar incorrectas transfusiones de sangre y de órganos y descartar la posibilidad de la enfermedad hemolítica del recién nacido, conocida también como eritroblastosis fetal. Como muestra de su afán de actualizar sus conocimientos sobre el factor RH publicó en 1947 y 1948 dos artículos en la revista *Ciencia*[79], que era el órgano de expresión de la diáspora científica republicana, y el 28 de agosto de 1950 impartió una conferencia sobre el factor RH en el Ateneo Español de México, de cuya sección médica era socio fundador desde 1949.

Pero a lo largo de su primera década de residencia en tierras mexicanas fue creciendo en Germán Somolinos su interés por la historia de la medicina y por orientar sus talentos como investigador hacia el

---

era su verdadera vocación, los estudios de historia de la medicina. Él vino a revitalizarlos y nos deja una hermosa contribución". Y añadía: "su padre dejó entre los médicos mexicanos sentimientos muy sinceros de amistad y de admiración por sus nobles cualidades académicas y humanas". Ver Álbum Deceso. Germán Somolinos ATN/AGS/A05 pp. 196 a 208.

[78] Tituló su trabajo "Estudio anatomopatológico del nódulo de Keith y Flack en veinte casos de cardiopatía reumática". Ver Curriculum vitae de 6 de marzo de 1953. Archivo de la Academia Nacional de Medicina de México.

[79] Los tituló "Estudio de la frecuencia del factor Rh entre los habitantes de México", *Ciencia*, vol. VIII, núms. 1-2, 1947, pp. 13-19 y "Las diferentes teorías y nomenclaturas del sistema Rh", *Ciencia*, vol. IX, núms. 1-3, 1948, pp. 15-22.

estudio del pasado. Esa labor retrospectiva pudo verse influida por diversos factores, entre los que destacaré dos de ellos.

Por un lado, su afán de mantener el legado científico y cultural republicano que le llevó a ejercer una especie de deber de memoria respecto a él. Por ello fue socio de número de la Unión de Profesores Universitarios españoles en el extranjero desde que se fundase en 1939 y miembro ordinario del Ateneo Ramón y Cajal desde su fundación en 1939 hasta su sustitución en1949 por la sección médica del Ateneo Español de México, creado precisamente en ese año. En ese Ateneo ocupaba una posición preeminente su suegro Ceferino Palencia, y en su junta directiva ocuparon una posición relevante diversos médicos republicanos como el propio Germán Somolinos, según apunté en otro lugar[80]. Paralelamente a su inserción en el asociacionismo cultural y científico de los republicanos españoles exiliados, nuestro autor mostró voluntad de historiar algunas de sus vivencias republicanas, como sus experiencias como integrante de las Misiones Pedagógicas en el área del lago de Sanabria al finalizar el curso 1933-1934 y en la primera quincena de octubre de 1934, cuando junto al inspector de enseñanza Alejandro Casona y otros dos compañeros organizó una labor de ayuda sanitaria y educativa a la población depauperada y enferma de bocio en San Martín de Castañeda y poblaciones aledañas[81]. Ya en México, el 18 de abril de 1941 transmitió a su madre y a sus hermanas, que habían quedado en Madrid, cómo su laboratorio iba bastante bien, señalaba que ya tenía casi terminado el libro sobre Harvey, y añadía en esa carta: "También de cuando en cuando hago algo de tipo profesional. Ahora acabo de entregar en una revista de aquí una cosa sobre los tumores de corazón. También escribo, pero de manera más despacio e irregular un libro especie de memorias y autobiografía de tipo en ocasiones algo irreal.

---

[80] "La presencia de médicos republicanos en la junta directiva del Ateneo español de México durante 1951", entrada de 1 de diciembre de 2024 de mi citada bitácora online *Jaeinnova*.

[81] Ver *Memoria de la Misión Pedagógico-Social en Sanabria (Zamora). Resumen de trabajos realizados en el año 1934*, Madrid, Patronato de Misiones Pedagógicas, 1935. Y Alejandro RODRÍGUEZ ÁLVAREZ [Alejandro Casona], "Ensayo de Misión Pedagógico-Social en San Martín de Castañeda", *Escuelas de España*, Madrid, núm. 12, diciembre 1934 y núm. 13, enero 1935.

Tengo un capítulo muy largo sobre Sanabria que los que lo han leído les ha gustado mucho..."[82].

El segundo de los factores pudo ser, a mi modo de ver, su encuentro en tierras mexicanas con la vida y obra del médico renacentista Francisco Hernández (1515-1587), que empezó a ejercer una poderosa y decisiva atracción sobre él poco después del inicio de su prolongado exilio. Así lo reveló en una carta de 15 de octubre de 1946 que remitiera a Madrid, dirigida a su maestro, mentor y amigo Luis Calandre, el cardiólogo que le había facilitado colaborar con el bibliotecario Jesús Domínguez Bordona en la exposición de libros raros y curiosos sobre historia de la medicina que se exhibió en el Palacio Nacional a finales de septiembre de 1935 a la que se aludió anteriormente. En ella le manifestaba:

> Desde hace mucho tiempo estoy acumulando datos sobre un personaje muy interesante de la medicina; me refiero al doctor Francisco Hernández, protomédico de Felipe II que vino a estas tierras enviado por el Rey para estudiar la historia natural de ellas y obtener aquello beneficioso para la medicina. Es muy poco lo que se sabe de él y me gustaría poder escribir su biografía, ya que tengo sus obras y bastantes datos, pero sin embargo es necesario buscar más todavía; lo que más siento de este caso es no poder consultar los archivos españoles, sobre todo el de Simancas donde sin duda debe haber algún dato de interés[83].

A pesar de esa limitación en el acceso a fuentes existentes en España Germán Somolinos perseveró en su intento de aprehender un objeto histórico que hasta él había sido escurridizo para varias generaciones de investigadores. Hasta tal punto había sido esquivo

---

[82] Agradezco a Helena Rodríguez Somolinos la consulta de esta carta, procedente del archivo familiar. El texto sobre Sanabria al que se alude en ella se encuentra incorporado en el primer volumen del álbum que organizó su hijo Juan a la muerte de su padre que forma parte actualmente del fondo Somolinos del archivo de la biblioteca Tomás Navarro Tomás del CSIC. Es un documento de unas cincuenta páginas mecanografiadas ilustrado con una docena de fotografías. El citado libro sobre Harvey fue editado tiempo después, con el título de *William Harvey, descubridor de la circulación sanguínea*, México, Patria, S.A., 1952.

[83] La carta fue recogida en Juan SOMOLINOS PALENCIA, "Introducción General", en *Francisco Hernández. Obras Completas*, t. 6, México, UNAM, 1984, pp. 9-19.

Francisco Hernández para quienes se habían interesado por él que recientemente, y dado que lo principal de su variada producción científica y filosófica no se conoció durante siglos, se le ha llegado a considerar "el paradigma de la historia espectral de la ciencia española", caracterizando la expedición científica que lideró entre 1571 y 1577 por gran parte de lo que era virreinato de la Nueva España como un "fantasma"[84].

Germán Somolinos, dando continuidad a la afición que había surgido en él en el Madrid republicano hacia la historia de la medicina, logró dar corporeidad a esa especie de "fantasma" como mostraré en las páginas siguientes, apoyado en diversas motivaciones. Por un lado, hay que considerar que surgió un renovado interés por Francisco Hernández en círculos de España, Estados Unidos y México a lo largo de las primeras décadas del siglo XX, gracias a trabajos del agustino Barreiro[85], las citadas investigaciones de Emily Walcott Emmart sobre el códice Badiano y el intento truncado del Instituto de Biología de México de editar la *Historia de las plantas de Nueva España* de Francisco Hernández, entre 1942 y 1946. En esa corriente de preocupaciones se insertó Somolinos con todas sus fuerzas intelectuales. Ese ímpetu se produjo en cierta medida por la consideración de Hernández como un *alter ego*, en cuanto pareció ver en él una especie de espejo de su talante de "científico literato", de su labor de médico humanista, de sus afanes de conocimiento enciclopédico dada su amplia curiosidad multidimensional[86], de un

---

[84] Juan PIMENTEL, *Fantasmas de la ciencia española*, Madrid, Marcial Pons Historia-Fundación Jorge Juan, 2020, pp. 65-95.

[85] Esos trabajos de Agustín Jesús BARREIRO son los siguientes: "El Dr. Francisco Hernández y su obra *De antiquitatibus Novae Hispaniae*", *Actas y Memorias de la Sociedad Española de Antropología, Etnografía y Prehistoria*, I, (Madrid, 1922), pp. 57-58; *El testamento del Dr. Francisco Hernández*, Madrid, Tip. de Archivos, 1929; "Los trabajos geográficos del Dr. Francisco Hernández", *Revista de la Asociación Española para el Progreso de las Ciencias*, Madrid, 1929, pp. 101-105 y "Los trabajos inéditos del Dr. Francisco Hernández sobre la gea y la fauna mejicanas", Ibídem, pp. 161-175.

[86] Conviene aquí recordar la definición que hicieron de este concepto los autores del *Diccionario de Autoridades* elaborado en la primera mitad del siglo XVIII por los fundadores de la Real Academia Española: "*Curiosidad*: Deseo, gusto, apetencia de ver, saber y averiguar las cosas, como son, suceden, o han pasado. Se llama también el cuidado y diligencia que se

padre que inició en la investigación científica a un hijo y de su condición de exiliado político en tanto en cuanto tendió a ver a Hernández como un antecesor de los transterrados de la España peregrina. De ahí que se inclinase por ubicar a Hernández entre los integrantes de las minorías étnicas y de las corrientes ideológicas aperturistas de la Castilla del siglo XVI, con las que se identificaron los integrantes de la diáspora republicana. Finalmente vio Somolinos en Hernández un lejano precursor del esfuerzo científico llevado a cabo por los médicos y naturalistas españoles exiliados para comprender la complejidad de la naturaleza y de las culturas mexicanas, particularmente la densidad y variedad de conocimientos de las poblaciones amerindias. Por todas esas razones se volcó en la elaboración de una amplia biografía de Francisco Hernández que dio a conocer en un denso y atractivo libro, publicado en 1960, en "cuya elaboración he gastado muchos años de mi vida", como vamos a comprobar a continuación.

---

pone para hacer alguna cosa con perfección y hermosura".

IV. UNA LARGA ETAPA ESTUDIANDO Y EDITANDO A FRANCISCO HERNÁNDEZ

El ciclo de escritos sobre Francisco Hernández, considerado como uno de los naturalistas prelinneanos más interesantes y quien realizó investigaciones más profundas de cuantos exploraron el México colonial, lo inició Germán Somolinos con un artículo divulgativo en el año 1948, aunque la primera aportación documental seria la efectuó en 1949 en la revista *Ciencia*, portavoz y nudo de las redes de los científicos españoles republicanos exiliados[87]. Uno de ellos, el paleógrafo y latinista canario Agustín Millares Carlo había localizado en sus investigaciones en la testamentaria del humanista castellano Francisco Cervantes de Salazar, fallecido en 1575 tras haber sido rector de la Universidad de México, un autógrafo de Francisco Hernández. Por primera vez se disponía de su firma, que estaba acompañaba de una breve nota suya. Fechada el 28 de enero de 1576 reconocía Hernández que se llevaba "de la librería del señor doctor Cervantes un Jerónimo Tragio, que trata de yerbas". La mención e identificación de esa obra de botánica le permitió a Somolinos mostrar su dominio de la literatura científica del siglo XVI, hacer alarde de sus progresos

---

[87] Germán SOMOLINOS, "Manuscrito firmado. Original del Dr. Francisco Hernández aparecido en México", *Ciencia*, vol. IX, núms. 7-10, México, julio 1949, pp. 209-210. El artículo divulgativo previo fue "Francisco Hernández, primer protomédico de las Indias", *Revista Roche*, vol. V, núm. 27, México, mayo-junio 1948, pp. 71-72.

en el conocimiento de su objeto de estudio y perfeccionar estudios que se estaban haciendo en España sobre Francisco Hernández, en una muestra del diálogo que, a pesar de las dificultades políticas, mantenían historiadores de la ciencia que laboraban en la España franquista con quienes investigaban en sus exilios:

> Tiene este autógrafo de Hernández otro valor independiente de la aparición de la firma y nos referimos a la obra de botánica citada por el autor. Se trata, en ella, con seguridad del Herbario de Jerónimo Bock, más conocido por el sobrenombre de *Tragus*, médico y botánico alemán de la primera mitad del siglo XVI, y autor de un tratado sobre las plantas alemanas aparecido en idioma germánico en 1539 y traducido al latín por Kiber que lo publicó... en Strasburgo en 1553. Con seguridad esta traducción latina era la existente en la biblioteca de Cervantes de Salazar y la consultada por Hernández, pues no hay constancia de que ninguno de ambos doctores conociese el idioma alemán. Nos interesa recalcar el conocimiento de la obra de Bock por Hernández pues siendo hombre de cultura extraordinaria en sus escritos aparecen con frecuencia citas de autores utilizados durante la confección de sus trabajos y recientemente, al ser estudiada por el Dr. Álvarez López[88], en documentado y detenido trabajo las fuentes de la erudición de Hernández, no aparece este botánico alemán, cuyo nombre deberá incorporarse desde ahora a la ya extensa lista de autores leídos y consultados por Hernández.

Por entonces Somolinos decidió crear la Sociedad Histórico-Médica "Francisco Hernández" con la que empezó a ganar aliados en sus investigaciones hernandinas. Así, entre 1951 y 1952 una relevante publicación científica mexicana –los *Anales del Instituto de Biología*– le ofreció sus páginas para publicar un denso y acucioso estudio sobre los viajes llevados a cabo por Francisco Hernández en sus exploraciones del territorio mexicano para recolectar plantas medicinales y estudiar

---

[88] Se refiere al trabajo de Enrique Álvarez López, "El Dr. Francisco Hernández y sus comentarios a Plinio", en *Revista de Indias*, Madrid, año III, 1942, pp. 251-290. Más adelante, en su biografía de Francisco Hernández de 1960 al referirse a esa monografía dirá en p. 421: "El presente trabajo es la única publicación que conocemos referente a la traducción pliniana de Hernández. Su autor, sin llegar al agotamiento del tema, ha sabido dar una completa y documentada impresión de lo que es el manuscrito y lo que representa en la ciencia española del siglo XVI".

su naturaleza[89]. Su autor presentó ese trabajo, de manera modesta, como "las bases iniciales para el estudio de la exploración hernandina de la Nueva España". Pero ofreció en él una sólida aproximación a esa cuestión como revela su detallada investigación de los itinerarios que pudo hacer en la década de 1570 ese explorador, los cuales plasmó en dos apéndices. En uno de ellos expuso ordenada alfabéticamente la "relación de los lugares geográficos referidos por Francisco Hernández en sus obras y de aquellos otros lugares de los cuales queda constancia de su paso por otros documentos". En el segundo ofreció una vista de conjunto de los itinerarios hernandinos, especificando la distribución de las 2.879 plantas estudiadas por Francisco Hernández en las siete regiones naturales mexicanas que recorrió. Para elaborar tan prolijo estudio, en el que se revelaba el conocimiento que ya había adquirido Somolinos del territorio mexicano, contó con la inestimable colaboración de colegas del entorno de exilio científico republicano como fue el caso del botánico asturiano Faustino Miranda, gran conocedor de la flora mexicana y que se había ocupado extensamente de Hernández al haberse implicado en la edición y traducción de materiales hernandinos por parte del Instituto de Biología de México a mediados de la década de 1940[90].

Este trabajo fue saludado con alborozo por otro científico exiliado, con el que más adelante Germán Somolinos cofirmaría uno de los textos que se presenta en este libro. Me refiero al naturalista Enrique Rioja quien en las páginas de la revista *Ciencia*, tras resumir el texto de Somolinos, no dudó en calificarlo como "la aportación más importante, aparecida

[89] Germán SOMOLINOS, "El viaje del doctor Francisco Hernández por la Nueva España", *Anales del Instituto de Biología de México,* Tomo XXII, núm. 2, agosto 1951, pp. 435-485 (fecha de publicación 7 agosto 1952).

[90] Me refiero a la *Historia de las plantas de Nueva España por Francisco Hernández* publicada por el Instituto de Biología de la UNAM, bajo la dirección del Dr. Isaac OCHOTERENA, México, Imprenta Universitaria, 1942-1946, tres vols. SOMOLINOS, en su *Vida y obra de Francisco Hernández,* al hacer una exhaustiva bibliografía hernandina, comentó respecto a esa obra en las pp. 398-399: "El libro, aun con sus defectos y errores, fue utilísimo y sirvió para divulgar la botánica hernandina en el medio intelectual, haciendo retornar el interés por la figura de Hernández y por sus estudios. Varios trabajos farmacológicos e históricos de los últimos años tuvieron origen en la lectura de las páginas de Hernández traducidas y asequibles, desde entonces, a todos los interesados en la historia botánica y en la farmacología mexicana".

en estos últimos años, al esclarecimiento de la obra hernandina, y que desde luego será indispensable para toda labor futura de investigación acerca de la importante y mal parada labor de Hernández, uno de los más claros talentos del panorama científico español del siglo XVI"[91]. Precisamente en las páginas de *Ciencia. Revista hispano-americana de Ciencias puras y aplicadas* publicó Somolinos en 1951, gracias a una nueva colaboración de Agustín Millares Carlo, otro documento que esclarecía nuevos datos biográficos de Francisco Hernández como era el de la fecha de su fallecimiento, que había sido el 28 de enero de 1587, así como el nombre de sus albaceas, entre los que se encontraba su hijo, Juan Fernández Caro, gran colaborador de su padre en sus exploraciones mexicanas[92].

Por esas fechas también publicó en la prestigiosa revista *Cuadernos Americanos,* publicación que impulsaban un nutrido colectivo de intelectuales progresistas mexicanos y latinoamericanos, acompañados de algunos republicanos españoles exiliados, un trabajo en el que se revelaba su fascinación por la personalidad de Francisco Hernández. Lo presentó a los lectores de esta manera: "Toledano, médico, descendiente probable de judíos conversos unía a su inteligencia vivaz, un espíritu inquieto ávido de saber. Hombre de gusto refinado y sensual, supo expresar en sus obras el deleite por las cosas bellas... Es una mente renacentista, verdadero ejemplo del viejo humanista español, interesado por todo y trabajador activo en todos los campos del saber humano"[93]. Pero la parte más sustantiva de ese artículo versó sobre el maleficio que había perseguido a los múltiples escritos de Francisco Hernández, pues no logró ver a lo largo de su vida ninguno de sus escritos publicados, y posteriormente los que se publicaron a lo largo de los siglos, en particular su *Historia de las plantas de Nueva España*, se hicieron en ediciones truncadas y mutiladas. Ese problema

---

[91] Enrique RIOJA, reseña de "El viaje del Doctor Francisco Hernández por la Nueva España. Somolinos d'Ardois, G., *Anal. Inst. Biol.* XXII, (2): 435-484, figs. 1-9 y un mapa. México, D.F., 1952", en *Ciencia,* vol. XII, núm. 5-6, 1952, p. 169.

[92] Germán SOMOLINOS, "La partida de defunción del Dr. Francisco Hernández", *Ciencia,* vol. XI, núms. 1-2, 1951, pp. 50-52.

[93] Germán SOMOLINOS, "El fracaso editorial de la obra de Francisco Hernández", *Cuadernos Americanos,* año X, vol. LV, núm. 1, México, enero-febrero 1951, pp. 163-179.

del infortunio editorial de la obra de Francisco Hernández llevó a nuestro autor a hacer las siguientes reflexiones sobre las conexiones y discordancias entre la creatividad intelectual y la comunicación pública de sus resultados:

> El hombre intelectual trabaja y escribe por necesidad. Su espíritu le mueve a crear, obligándole de un modo, en muchos casos, inevitable. Pero la publicación de sus trabajos es asunto muy diferente. Se editan, imprimen y publican los libros por causas distintas a las que motivaron su creación. El interés monetario, la vanidad, el azar, la misma estructura psicológica del autor son factores más decisivos en la aparición de una obra que su propio valor científico o literario. Raro es el escritor de quien no queda labor inédita. Mas esta labor, que impropiamente llamaremos perdida, queda casi siempre compensada por la satisfacción de la impresa y divulgada, de la idea plasmada para los demás.

Planteada así la cuestión lo que le resultaba incomprensible a Somolinos es cómo esa compensación que parecía existir entre lo escrito y lo publicado no se vio manifestada en el caso de Francisco Hernández lo que le llevó a manifestar su perplejidad ante un problema al que no encontraba solución:

> Hemos hablado de algo normal que sucede a diario, sin gran trascendencia. Pero cuando encontramos un hombre inteligente, prestigiado y admirado en su época, trabajador infatigable, creador perpetuo, con una obra original de gran valor científico, investigador minucioso que razona, examina y experimenta todas sus afirmaciones antes de exteriorizarlas, y durante una larga vida de casi ochenta años consume miles de folios en exponer sus ideas y trabajos, resulta inexplicable admitir como normal el hecho de que en ningún momento de su vida alcanzase la satisfacción de ver impreso uno solo de sus innumerables manuscritos. Si a esto añadimos que en sus cartas y notas se expresan continuamente advertencias y deseos acerca de la forma y modo de llevar a cabo esa impresión y que su situación social como médico eminente de la Corte, próximo a Felipe II, impiden pensar en otros frecuentes factores: falta de ambiente, relaciones o desconocimiento de su valor, a quien achacar la causa de su fracaso

editorial, nos encontramos ante un problema de solución dificilísima, que queremos repasar[94].

Por esa época su labor como historiador de la medicina no se ceñía a sus indagaciones sobre la vida y la obra de Francisco Hernández. Por ejemplo, en un año especialmente productivo para Somolinos como fue el de 1952, la editorial Patria le publicó dos libros: una biografía sobre William Harvey, cuyo diseño se remontaba a años atrás, y la primera edición de una historia de la medicina, que ampliaría años después en una segunda edición, uno de cuyos capítulos se incorpora también a este libro[95]. Aquel mismo año también fue muy activo en los actos organizados en México para conmemorar el centenario del nacimiento de Cajal, llegando Somolinos a publicar tres artículos de tema cajaliano, uno de los cuales forma parte de la antología de escritos que se presenta en esta obra[96].

Una consecuencia de esos logros producidos en los inicios de la década de 1950, tras una década de estancia en México, fue que un grupo de "buenos amigos" le propusieron como candidato a ocupar una de las plazas vacantes en la Academia Nacional de Medicina[97].

---

[94] Ibídem, p. 163.

[95] La obra sería elogiada por Manuel MÁRQUEZ, ilustre oftalmólogo y ex decano de la Facultad de Medicina de la Universidad, en una reseña: "*Historia de la Medicina* de Germán Somolinos, 144 pp., 42 figs., Editorial Patria, S.A., México, D.F., 1952", en *Ciencia. Revista hispanoamericana de ciencias puras y aplicadas*, vol. XII, núms. 5-6, 15 octubre 1952, p. 161. En su párrafo final decía Márquez: "El libro está escrito en un estilo sencillo, asequible para toda clase de personas, ausente casi en absoluto de términos técnicos e ilustrado con numerosas fotografías, y lo consideramos como de interés para biólogos, médicos y científicos en general, que pueden encontrar en él una breve pero muy interesante exposición del eterno tema de la historia médica".

[96] Se trata de "Cajal a los ochenta años. (Recordando a Cajal)", *Cuadernos Americanos*, año XI, vol. LXIV, núm. 4, México, julio-agosto 1952, pp. 139-145. También publicó en ese año "Algunos aspectos humanos de don Santiago Ramón y Cajal", *Revista Mexicana de Laboratorio Clínico*, año IV, vol. 4, núm. 15, México, junio 1952, e "Iconografía y recuerdos de don Santiago Ramón y Cajal", *Revista Sinopsis*, año III, núm. 6 México, noviembre-diciembre 1952, pp. 17-27.

[97] Carta de Somolinos a Francisco Fernández del Castillo, secretario general de la Academia Nacional de Medicina de México, México D.F. 1 de marzo de 1953 (Expediente Germán Somolinos en el archivo de esa academia).

Pero a pesar de contar con importantes respaldos no tuvo los votos necesarios para incorporarse a esa institución[98]. Tampoco fue apoyado suficientemente en un nuevo intento realizado en 1954.

Ese nuevo rechazo académico parece ser que constituyó un acicate para perseverar en su programa de trabajo sobre su objeto de estudio predilecto pues en ese año de 1954 llegó a publicar hasta cuatro trabajos sobre Francisco Hernández y su obra. Alguno era de carácter divulgativo, como uno que publicó en la revista de la Universidad de México cuando esa institución estaba estrenando el magnífico campus en el que se encuentra actualmente. En ese texto, tras constatar que estaba surgiendo un renovado interés sobre ese "inquieto" médico del siglo XVI, ofreció una atractiva síntesis de sus aportaciones dirigidas a un público amplio[99]. Fruto de ese renovado interés existente en varios lugares se produjo en Madrid, en el archivo histórico del Ministerio de Hacienda, el hallazgo de nuevos materiales documentales escritos en latín debidos a la pluma de Francisco Hernández, como su estudio sobre la terrible epidemia de cocoliztle que asoló México en 1576[100]. El descubridor de esos documentos, el archivero José Tudela de la Orden, que había colaborado en su juventud en la organización de la Universidad Popular de Segovia, no dudó en proporcionarle una copia fotográfica de los escritos hernandianos reaparecidos. Somolinos inmediatamente se hizo eco de ese hallazgo dada "su importancia para el conocimiento de la figura de Francisco Hernández". En su noticia estimó que ese sorprendente hallazgo podía considerarse como "milagroso" pues "más de las dos terceras partes de ese Archivo

---

[98] Su candidatura fue apoyada por el presidente de la academia, Salvador Aceves, su secretario general F. Fernández del Castillo, quien era a su vez presidente de la sección de historia de la medicina a la que se postulaba nuestro autor, el también médico mexicano Luis Gutiérrez Villegas, y los investigadores españoles integrantes de esa academia Tomás G. Perrín, discípulo de Cajal, e Isaac Costero, discípulo de Pío del Río Hortega.

[99] Ver Germán SOMOLINOS, "La desventurada aventura del doctor Francisco Hernández", *Universidad de México*, vol. IX, núms. 1-2, 1954, pp. 13-14.

[100] Germán SOMOLINOS, "Hallazgo del manuscrito sobre el Cocoliztli, original del doctor Francisco Hernández", *La Prensa Médica Mexicana*, año XXI, núms. 7-10, septiembre-diciembre 1956, pp. 115-122. Nuestro autor analizó la intervención de Francisco Hernández y de otros médicos ante esa terrible epidemia de 1576 en su *Vida y obra de Francisco Hernández*, México, 1960, pp. 241-246.

fue pasto de las llamas durante la pasada guerra civil española a consecuencia de los bombardeos que las tropas franquistas llevaron a cabo en los años que duró el asedio de la capital de España"[101].

Otros textos revelaban su voluntad de proseguir su inserción en el sistema científico y mundo académico mexicano, dando a conocer tanto a historiadores como a naturalistas avances de sus investigaciones. Así, en un artículo publicado en la prestigiosa revista *Historia Mexicana*, editada por el Colegio de México, abordó la influencia del hallazgo de una serie de manuscritos de Francisco Hernández en el siglo XVIII por el historiador Juan Bautista Muñoz en la organización de una serie de expediciones botánicas a los virreinatos americanos, particularmente al de la Nueva España, promovidas por el director del Jardín Botánico de Madrid, Casimiro Gómez Ortega, quien fue también el editor de la edición en latín de tres volúmenes de la *Historia de las plantas de Nueva España* de Francisco Hernández[102]. En otro trabajo, presentado a la Sociedad Mexicana de Historia Natural, mostró cómo la parte ilustrada de la obra efectuada por Francisco Hernández en la Nueva España, gracias a la colaboración de tres pintores mexicanos, llamados Antón y Baltasar Elías y Pedro Vázquez[103], podía ser conocida gracias a haber copiado parte de ella el jesuita Juan Eusebio Nieremberg cuando editó en Amberes en 1635 la *Historia Naturae Maximae Peregrinae*[104]. En

---

[101] Germán SOMOLINOS, "Nuevos manuscritos de Francisco Hernández aparecidos en Madrid", *Ciencia*, vol. XIV, núms. 1-4, México, 30 octubre 1954, pp. 109-110. Tudela de la Orden aclaró, en una visita a México, que el archivo no había sido pasto de las llamas sino que fue evacuado de los sótanos del ministerio y trasladado a otros lugares en el marco de la defensa de Madrid (véase al respecto Cándido BOLÍVAR PIELTAIN, "Rectificación de una noticia referente al sr. Don José Tudela de la Orden aparecida en *Ciencia*, que incluye una carta de Germán Somolinos dirigida a Cándido Bolívar como director de esa publicación fechada en México el 21 de enero de 1955", *Ciencia*, vol. XIV, núms. 9-10, México, 25 febrero 1955, p. 233).

[102] Germán SOMOLINOS, "Tras la huella de Francisco Hernández: la ciencia novohispana del siglo XVIII", *Revista Historia Mexicana*, vol. IV, núm. 14, México 1954, pp. 174-197.

[103] Sus nombres los hizo constar Francisco Hernández en un testamento que hizo en 1578, documento que publicó el agustino Agustín Jesús BARREIRO, *El testamento del Dr. Francisco Hernández*, Madrid, Tip. de Archivos, 1929.

[104] La obra de Juan Eusebio Nieremberg ha sido analizada por José Ramón MARCAIDA, *Arte y ciencia en el Barroco español. Historia natural, coleccionismo y cultura visual*, Madrid,

ese artículo Somolinos hizo alarde de sus conocimientos sobre la circulación entre América y Europa de los materiales "hernandianos" y sobre la iconografía botánica usada por los pintores mexicanos, que consideró como una muestra del *arte tequitqui*, según denominación acuñada por José Moreno Villa para designar el maridaje artístico entre representaciones nativas y técnicas europeas, dado que las pinturas de plantas que acompañaron a sus descripciones en la obra original de Hernández fueron el resultado del "florecimiento de símbolos, glifos y ornamentos aborígenes dentro de realizaciones de tipo europeo"[105].

A principios de 1957 se produjo un acontecimiento que resultaría decisivo en la trayectoria vital de Somolinos y en el re-conocimiento de Francisco Hernández en las últimas décadas. Me refiero a la constitución el 11 de enero de 1957 en la Ciudad de México de la Comisión para la edición de la obra del Dr. Francisco Hernández por parte de la UNAM, presidida por el doctor Efraín C. del Pozo, quien llegaría a ser un íntimo amigo de Germán Somolinos, y admirador de su quehacer historiográfico[106].

La creación de esa comisión significó un premio para Somolinos y facilitó un incremento del impacto de su quehacer historiográfico[107]. Dispuso a partir de entonces, como secretario de la comisión y encargado del estudio biográfico de Hernández, de un equipo de colaboradores y de abundantes recursos institucionales proporcionados por la principal universidad mexicana. Significó también la confirmación del éxito de su estrategia de implicar en el estudio y difusión de la obra de Francisco Hernández a un amplio conjunto de colegas. De ellos, diez

---

Marcial Pons, 2014.

[105] Germán SOMOLINOS, "Sobre la iconografía botánica original de las obras de Hernández y su sustitución en las ediciones europeas", *Revista de la Sociedad Mexicana de Historia Natural*, tomo XV, 1-4, diciembre 1954, pp. 73-86. La cita corresponde a la p. 77. La referencia a MORENO VILLA en su trabajo *La escultura colonial mexicana*, México, 1942.

[106] Así se deduce del emotivo discurso que pronunció ante su tumba el 24 de junio de 1973, en Álbum Deceso. Germán Somolinos. ATN/AGS/A05 p. 17-19.

[107] Noticia sobre su constitución en "Edición de la obra de Hernández", *Ciencia*, vol. XVI, núms. 7-8, México, 1956 [la fecha de publicación de ese número fue el 15 de enero de 1957: de ahí que se diese cobertura en él a la creación de la mencionada comisión], p. 159.

eran mexicanos, como los historiadores y lingüistas Angel Mª Garibay, Wigberto Jiménez Moreno y Miguel León Portilla, dado que muchos escritos de Hernández eran trilingües en latín, castellano y nahuatl, y cinco españoles: el botánico Faustino Miranda para interpretar la obra botánica de Hernández; su hermano el historiador José Miranda como responsable de editar un capítulo sobre el ambiente social y científico de México y España durante el siglo XVI; el naturalista Enrique Rioja como encargado de estudiar y anotar los comentarios de Hernández a Plinio; Agustín Millares Carlo como asesor en Paleografía y Lengua Latina y Juan Comas como asesor en Antropología y ciencias afines.

Se entremezclaron en el seno de esa comisión mexicanos y españoles generando una réplica a mayor escala del entrecruzamiento previo que se había producido entre Somolinos y Hernández. Todos esos enlaces han de ser contemplados desde la perspectiva metodológica de la *histoire croisée*, que subraya el carácter relacional, interactivo y procesual de los diversos actores y objetos que entran en contacto en el devenir histórico[108]. Tales entrecruzamientos son los que explican la recuperación efectuada en las últimas décadas de una de las obras científicas más originales producidas en el seno de la monarquía española durante el siglo XVI.

Unos y otros integrantes tenían motivos poderosos para estar presentes en ella. Para Somolinos y sus amigos exiliados, Francisco Hernández era uno de los grandes médicos españoles del siglo XVI y un antecesor de sus actividades científicas en el continente americano como transterrados. Para los investigadores mexicanos de la comisión la figura de Hernández era fundamental en la historia científica mexicana, tanto por los conocimientos mesoamericanos prehispánicos que recoge en sus obras, como por haber sido el primer investigador que estudió la cultura médica precortesiana con criterio

---

[108] Ver Michael WERNER y Bénédicte ZIMMERMANN, "Penser l'histoire croisée: entre empirie et réflexivité", *Annales*, 2003/1, pp. 7-36. Apliqué esa perspectiva en Leoncio LÓPEZ-OCÓN, "Entrecruzamientos hispanoamericanos en la Universidad Central (1931-1936)" en Eduardo González Calleja y Álvaro Ribagorda (eds.), *La Universidad Central durante la II República: las ciencias humanas y sociales y la vida universitaria*, Madrid, Editorial Dykinson-Universidad Carlos III, 2013, pp. 237-269.

médico y con un afán comparativo con los conocimientos europeos. Todos ellos estaban interesados en hacer visibles las prácticas de conocimiento occidentales y no occidentales que convergían en las investigaciones de ese médico naturalista del siglo XVI.

Al constituirse, la comisión decidió editar la totalidad de la obra conocida de Hernández, es decir no sólo sus estudios de tipo científico sobre la flora mexicana, sino también sus trabajos médicos, filosófico-teológicos e históricos. A algunos de sus integrantes tal proyecto, dada su magnitud, les pareció "utópico e irrealizable"[109]. De hecho, ese magno proyecto historiográfico, formado por siete tomos en ocho volúmenes, no logró culminarse hasta 1985.

Los primeros volúmenes de estas obras completas se editaron entre 1959 y 1960. En primer lugar, aparecieron los tomos II (de 476 pp.) y III (de 554). Contenían la versión española de la *Historia natural de Nueva España* con todas las láminas del original e índices correspondientes. En 1960 se publicó la citada *Vida y obra de Francisco Hernández*, firmada por Germán Somolinos. Esa biografía, que abarcaba las páginas 97-373, estaba precedida de un estudio de José Miranda (pp. 7 a 93) titulado "España y Nueva España en la época de Felipe II". Los tomos IV y V se dedicaron a dar a conocer el gran estudio que había hecho Hernández de la *Historia natural de Cayo Plinio Segundo*. El cuarto tomo, publicado en 1966, contenía un cuidadoso y minucioso estudio de Somolinos titulado "Plinio, España y la época de Hernández" (pp. IX-XXIII). En él reseñó críticamente todas y cada una de las versiones que de la *Historia natural* de Plinio el Viejo se hicieron en el transcurso de los siglos y explicó de la siguiente manera cuál fue la pretensión de Hernández al intentar convertirse en un nuevo Plinio[110]:

---

[109] Juan COMAS, reseña de "Francisco Hernández, *Obras completas*. Tomo IV: *Historia Natural de Cayo Plinio Segundo*, I.- XXXII +438 pp. Universidad Nacional de México, 1966, 33 x 22 cm.", en *Anales de Antropología*, vol. 4, núm. 1, pp. 271-273.

[110] Ver al respecto Jesús BUSTAMANTE, "Francisco Hernández, Plinio del Nuevo Mundo: Tradición clásica, teoría nominal y sistema terminológico indígena en una obra renacentista", en Berta Ares Queija y Serge Gruzinski (coords.), *Entre dos mundos. Fronteras culturales y agentes modernos*, Sevilla, CSIC, 1997, pp. 243-268.

> Trata, sobre la urdimbre del viejo relato, de fijar lo que la ciencia moderna había adquirido hasta la época en que él escribe. Trata también de verificar, hasta donde le es posible, las afirmaciones plinianas con datos recogidos en otros autores... su propósito es presentar un panorama enciclopédico de la cultura renacentista comparándola con la legada por los antiguos (…) Hernández traduce y, a continuación, con llamadas al texto pliniano y bajo el epígrafe general de *El intérprete*, comenta capítulo por capítulo, añade, corrige e incluso intercala grandes parrafadas donde aparecen los datos que por su novedad quiere dejar sentados (p. XIV).

El tomo V, publicado ya en 1976, tras la muerte de Somolinos, culminó –mediante dos volúmenes– la compleja edición de la *Historia natural* de Cayo Plinio Segundo trasladada y anotada por Francisco Hernández. Hubo que esperar casi una década para que en 1984 se publicase el tomo VI de esas obras completas que reunía *Escritos varios* de Francisco Hernández. Sería al año siguiente, en 1985, con la edición de una serie de comentarios a la obra de Hernández por parte de diversos autores, cuando culminó ese magno proyecto historiográfico, gracias en esa etapa final a los desvelos del hijo de nuestro autor, Juan Somolinos Palencia.

En ese conjunto de volúmenes descolló la referida biografía de Hernández editada por Somolinos en 1960, quien la culminó tras vencer numerosos obstáculos, gracias a su "singular entusiasmo y loable tesón". En su inicio constató, al presentar a su objeto de estudio, que "Clío, por él tan bien servida, se mostró ingrata al olvidar, para la posteridad, casi todos los datos y obras del ilustre científico". Reparar ese olvido incrementando el conocimiento sobre la vida y obra del célebre médico de Felipe II que "en un titánico esfuerzo recorrió el territorio mexicano, en observación y estudio de cuanto pertenecía a la historia natural" fue el objetivo de esa obra. Con ella culminaba más de una década de acopio de noticias procedentes de fuentes variadas y de la lectura detenida de la obra editada y de manuscritos de Hernández, textos en los que encontró mucha información pues "toda obra, sea cual fuere su tema, está involuntariamente llena de autobiografía"[111].

En ella condensó todo el cúmulo de conocimientos que había ido reuniendo sobre su objeto de estudio a lo largo de más de tres lustros. De manera atractiva y ágil presentó a lo largo de diez capítulos el proceso de formación y ascenso de un médico real, los hitos de su expedición al virreinato de Nueva España y los avatares a lo largo de los siglos de los materiales hernandinos tanto en América como en Europa. El estudio biográfico estaba acompañado además de unos apéndices muy útiles. En ellos el lector podía encontrar una relación de los lugares citados en la *Historia natural de la Nueva España*, una exhaustiva bibliografía hernandina que abarcaba de las páginas 392 a 440, una relación de las obras consultadas para elaborar su biografía, un índice de las 179 ilustraciones insertas en el volumen en tamaño folio y otro detallado índice de nombres, obras y lugares.

A pesar de su cuidadosa y dilatada investigación, Somolinos era consciente de sus limitaciones en el conocimiento del personaje biografiado. En la actualidad, por ejemplo, se ha cuestionado la inserción de Hernández en los círculos erasmistas, que Somolinos defendió como lector entusiasta de *Erasmo y España: estudios sobre la historia espiritual del siglo XVI*, la gran obra de Marcel Bataillon, gran amigo de los republicanos españoles exiliados[112]. Pero también planteó que la espiritualidad de Hernández tenía que ser mejor estudiada, así como las razones de su relativo ostracismo cuando regresó a Madrid tras su experiencia americana. Personas de su círculo, como Enrique Rioja, tendieron a ver en el viaje de Hernández a América un esfuerzo de autoexiliarse de la Corte por su heterodoxia. Pero, tal y como se puede constatar cuando se lea el resumen de la biografía que Somolinos elaboró en un momento dado, –y que insertamos en este volumen siguiendo una edición póstuma–

---

[111] Germán SOMOLINOS, "Vida y obra de Francisco Hernández", en: Francisco Hernández, *Obras completas*, México, UNAM, 1960, vol. I, p. 97.

[112] José PARDO TOMÁS y Jon ARRIZABALAGA, "En torno al erasmismo y la medicina renacentista española" en Eliseo Serrano Martín, (coord.), *Erasmo y España. 75 años de la obra de Marcel Bataillon (1937-2012)*, Zaragoza, Institución Fernando el Católico, 2015, pp. 209-247.

él mismo problematizó tal consideración. No obstante, esa cuestión, –la de los científicos perseguidos por sus ideas–, le preocupó en el contexto de su exilio político como revela también su aproximación a la vida y obra de Miguel Servet publicada en 1956 en un artículo en la revista *Las Españas*, –otra de las grandes revistas culturales de la diáspora republicanas– que también insertamos en el presente libro[113].

---

[113] Germán Somolinos, "Miguel Servet", *Las Españas*, 2ª época, núms. 26-28, México, julio 1956. Previamente había efectuado dos reseñas de obras publicadas sobre Servet en Estados Unidos. Una era la de "O'Malley, Ch. D., Michael Servetus. Una traducción de sus escritos geográficos, médicos y astrológicos con introducción y notas (*Michael Servetus. A translation of his geographical, medical and astrological writings with introduction and notes*), 208 pp. illustr., American Philosophical Society, Filadelfia, 1953 (3 dóls.)". en *Ciencia*, vol. XIV, núms. 4-6. México, 1954, p. 117. La otra era la del libro de "Bainton, R. H., El herético perseguido. La vida y muerte de Miguel Serveto 1511-1553 (*Hunted Heretic. The life and death of Michael Servetus 1511-1553*), 270 pp., illustr., Beacon Press, Boston, 1953", en *Ciencia*, vol. XIV, núms. 7-8. México, 1954, [se publica 15 diciembre 1954] p. 180.

V. LA FASE DE MADUREZ DE UN HISTORIADOR DE LA MEDICINA Y DE LA CIENCIA

¡A la tercera fue la vencida! Los méritos acumulados por Germán Somolinos como historiador médico en los últimos años de la década de 1950 fueron reconocidos finalmente por la Academia Nacional de Medicina de México. Ingresó en ella en 1960, el mismo año de la publicación de su monumental *Vida y obra de Francisco Hernández.* En esa ocasión respaldaron su candidatura "para ocupar un sitial en la sección de Historia de la Medicina" de esa corporación científica tres de los más relevantes médicos historiadores mexicanos como eran el catedrático Francisco Fernández del Castillo, el farmacólogo Efraín C. del Pozo y el notable fisiólogo e historiador de la ciencia José Joaquín Izquierdo, con algunos de los cuales había trabado una sólida amistad[114].

Tras su recepción, leyó su trabajo de ingreso en la sesión del 24 de agosto de 1960 –semanas antes de cumplir cincuenta años–

---

[114] El 12 de junio de 1961 José Joaquín Izquierdo ingresó en la Academia Mexicana de la Historia con un discurso sobre "Los Estudios de Historia de la Ciencia en México". En unión de Francisco Fernández del Castillo, Somolinos fue nombrado para representar a la Academia Nacional de Medicina de México en ese evento académico. Ver carta, fechada en México el 8 de junio de 1961, de Miguel Jiménez, secretario general de esa academia, a nuestro autor (Expediente de Germán Somolinos en la Academia Nacional de Medicina de México).

que tituló "Lo mexicano en la medicina"[115]. Constató en él cómo desde hacía unos quince o veinte años –es decir desde su llegada al continente americano– florecía en México un nuevo movimiento histórico-filosófico que estaba permitiendo una nueva manera de conocerlo. Sostuvo que ese análisis colectivo de lo mexicano, que había inaugurado el influyente libro de Samuel Ramos *El perfil del hombre y la cultura en México*, publicado en 1934, se insertaba en una apertura a la cultura universal de la que México formaba parte. Defendió entonces Somolinos que esa conexión con la universalidad se inició cuando México se incorporó a la historia occidental debido al "fenómeno de la conquista", realizando de esa manera planteamientos muy distantes de las teorías decoloniales tan en boga hoy en día.

Después de ese exordio planteó cómo la medicina mexicana "una de las ramas de mayor abolengo y tradición dentro de la cultura mexicana" requería ser mejor estudiada, exponiendo los logros de sus investigaciones y las líneas de trabajo que pretendía desarrollar en el futuro. Explicó la importancia que daba en sus estudios al "mecanismo de la incorporación o fusión cultural de la medicina indígena mexicana con la originaria del Viejo Mundo", en una época en la que la medicina española del siglo XVI estaba muy avanzada. Tal fusión cultural la abordó también años después en su participación en un homenaje que se hiciera al historiador Daniel Cosío Villegas con un texto que reproducimos en el presente libro[116]. Admitió que el hecho colonial implicaba "una imposición cultural total con destrucción y aniquilamiento de cuanto pudiera recordar la civilización sometida", pero dada la fuerte personalidad del pueblo conquistado y la fusión física entre vencedores y vencidos surgió "una amalgama cultural en la que los elementos indígenas se infiltran

---

[115] Germán Somolinos, "Lo mexicano en la medicina", *Gaceta Médica de México*, t. XCI, núm. 2, febrero 1961, pp. 75-84. Meses después ese discurso junto con los comentarios de Fernández del Castillo y Del Pozo mereció la publicación de un sobretiro especial, como obsequio de un grupo de amigos. Ver carta de Miguel Jiménez a Germán Somolinos, México 15 de julio de 1961 (Expediente Somolinos en ANMM).

[116] Germán Somolinos, "Sobre la fusión indoeuropea en la medicina mexicana del siglo XVI", *Extremos de México: homenaje a don Daniel Cosío Villegas*, México, El Colegio de México, 1971, pp. 475-480.

en la mentalidad dominadora modificándola en muchos aspectos". Por ese camino entró la medicina indígena en la cultura tradicional de Europa, adquiriendo categoría universal pues "México entrega a los conquistadores un inmenso acervo de elementos y conocimientos terapéuticos y nutritivos (...) y recibe a cambio (...) el reconocimiento universal de sus conocimientos y la admiración para muchos de sus prácticas originales".

Consideró Somolinos que la máxima expresión de esa fusión o ensamble y de sus consecuencias universales era el conocido como Códice Badiano, lamentándose de que aún no se pudiese leer en castellano el *Libellus de medicinalibus indorum herbis* que era el título preferido por nuestro autor para denominar ese extraordinario documento que consideraba el "ejemplo más puro en medicina de lo que se ha venido a llamar el tequitqui". Pero sería Francisco Hernández quien lograría enriquecer la farmacopea y la medicina europea pues "supo fundir en un solo molde los conocimientos indígenas y la forma tradicional de la medicina europea, dándoles vigor y fuerza suficiente a aquellas modestas pero efectivas adquisiciones de la terapéutica autóctona, para que proyectadas durante cuatro siglos continúen hoy lozanas, incólumes y todavía con interés científico actual por encima del histórico".

Además, Somolinos ofreció su visión del desarrollo de la medicina mexicana a lo largo de dos siglos de "inacción cultural" durante la colonia e hizo un breve balance de su desarrollo a lo largo de la vida republicana, de cuyo conocimiento había dado muestra en un libro publicado en 1957[117]. Finalmente, tras destacar el papel desempeñado por la revolución mexicana en el autoconocimiento del valor artístico, científico y cultural de las propias cosas mexicanas, subrayó cómo en las dos últimas décadas México marchaba nuevamente al compás de la medicina universal. Así lo revelaba su internacionalización que se

---

[117] Se trata de *Historia y Medicina. Figuras y hechos de la historiografía médica mexicana*, México, D.F., Imprenta Universitaria (Colección "Cultura Mexicana", núm. 18), 1957, 160 pp., 17 figs. Fue reseñado por Enrique RIOJA en *Ciencia*, vol. XVII, núms. 7-9, México, 1957 [el ejemplar se publicó el 15 de marzo de 1958], pp. 190-191.

manifestaba, entre otros hechos en que era sede continua de reuniones y congresos internacionales.

Ese discurso programático revelaba cuál sería su programa de trabajo en los años siguientes y su firme voluntad de contribuir con su esfuerzo, experiencia y entusiasmo al desarrollo de la labor de esa corporación científica. En los años siguientes colaboraría de manera permanente en la *Gaceta Médica de México*, el órgano de expresión de la Academia Nacional de Medicina, en la que se condensaba la "melodía" de décadas de trabajo de esa institución, fundada en 1864. En ella publicaría casi una treintena de trabajos según se hace constar en la relación bibliográfica de trabajos de Germán Somolinos que se puede consultar online en el mencionado sitio web dedicado a él en la biblioteca Tomás Navarro Tomás del CSIC. Uno de ellos lo insertamos en la antología de sus escritos que se presentan en esta obra. Corresponde al que leyó en la sesión solemne celebrada por esa corporación para conmemorar el centenario de la publicación de las leyes de Mendel y rendir un homenaje a quien sentó las bases de la herencia genética, mostrando además con su publicación su interés por ejercer como historiador de las ciencias[118].

En el seno de la Academia Nacional de Medicina se sintió muy a gusto, ejerciendo múltiples tareas, unas de carácter representativo, otras de tipo organizativo, como lo revela su expediente como académico. Entre las primeras, por ejemplo, cabe mencionar que fue elegido para representar a esa corporación en las sesiones de la Sociedad Mexicana de Historia Natural en 1961, o fue designado miembro del jurado que debía dictaminar sobre los trabajos que premiasen al "Premio Carnot 1961". Entre las segundas cabe señalar que el 13 de marzo de 1963 fue elegido miembro de su comisión de biblioteca y en ese mismo año fue designado para pronunciar en colaboración con Francisco Fernández del Castillo la conferencia magistral sobre "Historia de la Academia de Medicina" correspondiente al ciclo de trabajos

---

[118] Germán SOMOLINOS, "Centenario de la publicación de los trabajos de Gregorio Mendel sobre genética. II. El abate Gregorio Mendel y su tiempo". *Gaceta Médica de México*, t. XCV, núm. 9, septiembre 1965, pp. 781-794.

que esa institución había organizado para celebrar su centenario en 1964[119]. Esa designación se puede relacionar con el hecho de que su trabajo "La fundación de la Academia Nacional de Medicina y su tiempo" fue premiado con una dotación económica de diez mil pesos mexicanos. Significativamente Germán Somolinos presentó ese trabajo al concurso anual de la Academia correspondiente al año 1962 con el seudónimo de "Ameyalli", el nombre del rancho de unas veinte hectáreas que había adquirido tiempo atrás en el estado de Michoacán, en el valle de Zitácuaro, en el kilómetro 173 de la carretera de México a Morelia y que fue su predilecto lugar de trabajo. Lo concibió como el "manantial" –ese es el significado de ese nombre nahuatl– que alimentaría su labor creativa como historiador, visto por sus amistades como un pequeño "paraíso" o un "refugio de refugios", en el que bajo el hermoso cielo mexicano se hablaba de España y se evocaba el mundo de los institucionistas[120]. Se previó que ese premio se le concedería el 6 de mayo de 1964 en la sesión de clausura del congreso del centenario de esa corporación[121].

Ese año de 1964 fue especialmente intenso en la trayectoria científica y en la proyección social de Somolinos. Participó, en efecto, activamente en una serie de eventos organizados por la Academia Nacional de Medicina de México para conmemorar el centenario de su fundación. Por ejemplo, además de elaborar un libro memorial sobre

---

[119] Carta de Somolinos, fechada en México el 4 de septiembre de 1963, a Alfonso Álvarez Bravo, presidente de la Academia Nacional de Medicina; Bernardo Sepúlveda, presidente del comité del programa científico del congreso del centenario; y Miguel Jiménez, secretario general de la Academia Nacional de Medicina (Expediente Somolinos en ANMM).

[120] Uno de los álbumes en los que Juan Somolinos Palencia condensó todos los recuerdos de su padre tiene el nombre de "Ameyalli". Contiene numerosa y valiosa documentación textual e iconográfica sobre las vivencias de la familia Somolinos en ese rancho, donde se empaparon de naturaleza mexicana, acogieron a sus amistades, y dispusieron de un agradable ámbito para cultivar sus aficiones como el cultivo de aguacates. (Álbum Ameyalli. Germán Somolinos. ATN/AGS/A04). Según su amigo Isaac Costero, con Ameyalli nuestro autor "cumplió uno de sus más amados sueños: poseer un cerrito colmado de viejos pinos frondosos en el campo mexicano; pienso que le recordaba la Somosierra, recorrida con las Misiones Pedagógicas, fundiendo así en un mismo gozo su doble nacionalidad".

[121] Carta de Miguel Jiménez a Germán Somolinos, México, D.F. 4 de septiembre de 1963 (Expediente Somolinos en ANMM).

el momento histórico en el que se fundó esa academia que obtuvo el reconocimiento de sus pares al ser premiado, también colaboró en la elaboración de una guía sobre la exposición histórica que se organizó en la sede de esa corporación. Asimismo, participó activamente en un congreso que se celebró para conmemorar ese centenario. En el diario de ese congreso, cuyos ejemplares se conservan en sus papeles custodiados en el archivo de la biblioteca Tomás Navarro Tomás del CSIC, publicó a lo largo del mes de mayo de 1964 reseñas biográficas de algunos de los médicos mexicanos más relevantes en la vida de esa academia durante el siglo XIX[122].

Fue también en 1964 cuando, gracias una vez más al apoyo decisivo de Efraín del Pozo como captador de fondos, Somolinos logró ver cumplido uno de sus sueños: la edición en español en un bello volumen del *Libellus de Medicinalibus Indorum Herbis*. En la antología de sus escritos que se presentan en este libro se incorpora un breve texto suyo sobre este herbario, elaborado en 1552 en la famosa institución educativa del Colegio de Tlatelolco, donde convivieron franciscanos con descendientes de la nobleza azteca. Tal herbario sería llevado a Madrid por un hijo del virrey, y depositado tras varias vueltas y revueltas en la biblioteca del Vaticano, donde fue redescubierto a finales de la década de 1920. Esa edición de 1964, debida a un amplio equipo de colaboradores que abordaron múltiples aspectos de ese viejo herbario como sus contenidos médicos y botánicos, contó con un amplio estudio histórico de Germán Somolinos. En él esclareció la historia del manuscrito y su aparición en la mencionada biblioteca y abordó el complejo problema de su autoría y el significado de su materialidad sosteniendo que "el contenido del manuscrito que nos ocupa se refiere a los conocimientos médicos y terapéuticos de un solo lugar y de un solo autor; sin embargo, resulta suficiente para poder conocer de manera bastante aproximada cómo era el tipo de la medicina practicada en todo lo que ahora se conoce como Mesoamérica y que por sus características culturales y políticas

---

[122] Entre ellos cabe mencionar a Miguel Francisco Jiménez (1813-1876), Eduardo Liceaga (1839-1920), Rafael Lavista (1839-2000), José Terres (1864-1924) y Nicolás León (1859-1929), al que Somolinos consideraba un relevante historiador de la medicina mexicana.

constituye una unidad histórica", añadiendo que "resulta evidente que el texto está ya influido por las ideas de los conquistadores e incluso se escribe refiriéndose siempre a esta situación de conquistadores y vencidos. Pero, desentendiéndonos de lo que puedan haber influido las ideas europeas, encontramos un riquísimo arsenal de conocimientos indígenas sobre terapéutica y prácticas de curar"[123].

Aludí en el inicio de esta presentación a la rivalidad entre Somolinos y Francisco Guerra. Tuvo su origen a mi modo de ver en las acerbas críticas efectuadas por el primero al segundo por una edición defectuosa del *Libellus* que había publicado Guerra –quien sostuvo que la obra no era un herbario– en 1955, aunque le puso fecha de 1952. Así expuso nuestro autor esa delicada cuestión:

> Al llegar el año de 1952, fecha en que se cumplía el cuatricentenario del manuscrito, volvió a renacer el interés. Un nuevo grupo de amigos interesados en la obra, se reunió con ideas y propósitos bastante semejantes a los que en 1945 habían tenido los constituyentes del "Comité Pro-Badiano". Ahora se titulaba: "Comité pro-homenaje a Martín de la Cruz y Juan Badiano". Sus propósitos se reducían a reeditar el manuscrito en idioma castellano, celebrar el centenario de esta obra y colocar una placa conmemorativa que recordase el hecho...
>
> Quedaba, para cumplir el programa, traducir y editar el libro en castellano. Se encargó de hacerlo Luis Vargas Rea, quien conocía la traducción de Demetrio García y buscó para ello la colaboración del Dr. Francisco Guerra, el cual a su vez modificó y rehízo el trabajo de García. Los miembros del Comité ayudaron en cuanto estuvo a su mano, y se hizo una tirada corta de apenas 200 ejemplares. El Dr. Guerra se comprometió a escribir un prólogo al trabajo que estaba impreso en edición bilingüe. Sin embargo, pasaron dos años y, aunque el cuerpo de la obra estaba ya impreso, faltaban las ilustraciones y el prólogo. Quedó arrumbado el trabajo en la trastienda del editor hasta que, un día de 1955, el doctor Guerra recogió los ejemplares y los completó en otra imprenta con el prólogo prometido, la carátula y un índice etimológico que fue añadido al final de la obra. Faltaban las ilustraciones, de las que solo se habían conseguido dos láminas. En estas condiciones salió el

---

[123] Germán Somolinos, "Capítulo VI. Estudio histórico". En *Libellus de Medicinalibus Indorum Herbis*, México, Editorial Instituto Mexicano del Seguro Social, 1964, pp. 301-327, la cita corresponde a la p. 316.

libro al mercado, ostentando en la portada la fecha de 1952 para indicar que era homenaje del Centenario. La edición se agotó rápidamente y, no obstante, sus deficiencias, sirvió para que el contenido de la obra llegara a un grupo de investigadores y aficionados que no habían alcanzado a conseguir alguno de los ejemplares en inglés[124].

Asimismo, en 1964 apareció la segunda edición de su visión panorámica de la historia de la medicina, tras agotarse la primera que había publicado en 1952. Ofrecemos en la antología de sus escritos la introducción de esa obra y uno de sus seis capítulos: el segundo, titulado "El imperio de los cuatro humores"[125]. En él condensó de manera atractiva y solvente, como podrá comprobar quien se adentre en su lectura, la compleja historia de la medicina greco-latina y medieval. El primer capítulo de esa obra lo dedicó al abordaje de la medicina prehistórica y primitiva donde insertó un útil esquema sobre los diferentes tipos de magia médica[126]. El tercero al renacimiento médico, el cuarto al barroco en la medicina, el quinto al siglo XIX, y el sexto a la medicina actual y futuro de la medicina. Insertó en ese interesante libro panorámico una galería de 28 ilustraciones. En ellas sobresalían imágenes de médicos relevantes de todas las épocas, desde Asclepio a Sigmund Freud y Cajal, a quien acompañaban también otros cuatro grandes médicos filósofos españoles como eran Arnaldo de Vilanova, Andrés Laguna, Francisco Valles y Luis Mercado. Pero también había grabados de relevantes hospitales, como el Hotel-Dieu de París en el siglo XVII, así como instrumentos como el estetoscopio inventado por el médico francés René Laënnec, o fotografías de grandes instituciones médicas mexicanas como el Instituto Nacional de Cardiología, decorado con un gran fresco de Diego Rivera sobre la historia de la cardiología, una de cuyas reproducciones Somolinos, cardiólogo al fin y al cabo, también decidió incorporar a ese útil libro. La elaboración de cada capítulo se apoyaba en una selecta bibliografía en la que nuestro autor mostraba la amplitud de sus conocimientos y su puesta al día de los avances que se estaban

---

[124] Ibídem, pp. 310-311, donde Somolinos añade que esas noticias proceden de "Informes verbales proporcionados por Vargas Rea".

[125] Germán SOMOLINOS D'ARDOIS, *Historia de la Medicina*, México D.F., Editorial Pormaca, 1964, pp. 19-59.

[126] Ibídem, p. 12.

produciendo en el ámbito de su disciplina recogiendo aportaciones de colegas americanos, asiáticos, europeos y españoles. Al respecto conviene subrayar cómo basó sus consideraciones sobre la medicina árabe en las comunicaciones presentadas en el XV Congreso Internacional de Historia de la Medicina, celebrado en Madrid en 1956 que se publicaron en un volumen de la revista que dirigía Pedro Laín Entralgo *Archivo Iberoamericano de Historia de la Medicina y Antropología Médica*, más conocida posteriormente como *Asclepio,* y que acogería años después a Germán Somolinos como integrante de su consejo de redacción, como ya se indicó anteriormente.

Esa *Historia de la Medicina* de 1964 revelaba además que Somolinos ya no era un aprendiz de historiador, como se autodefinía años antes, pues cabe considerarla como una cualificada manifestación de sus dotes de historiador. En un interesante texto, ya mencionado, José Pardo Tomás y Jon Arrizabalaga establecen una diferencia entre médicos historiadores e historiadores médicos, más profesionalizados y asimilables al oficio de historiador. Ubican entre estos últimos a sus maestros José María López Piñero (1933-2010) y Luis García Ballester (1936-2000)[127]. Pero si fijamos nuestra atención en los españoles "de fuera" como estamos intentando hacer aquí cabría ubicar también entre esos historiadores médicos pioneros en nuestro panorama historiográfico a Germán Somolinos. Tal y como sostuvo en su prólogo a la mencionada edición de 1964 de su *Historia de la Medicina* él tenía una consideración de esa disciplina como un saber abierto, omnicomprensivo y enciclopédico, lo que revela la organización de su excelente biblioteca médica, custodiada actualmente en la Academia Nacional de Medicina de México, dado que en su opinión "hablar de Historia de la Medicina en término general es tanto como querer abarcar toda la historia de la Humanidad, pues muchos hechos y factores del desarrollo de la Civilización, en apariencia desconectados con el arte médico, tienen en la medicina sus raíces y su razón". De manera que "las plagas, las pestes y las epidemias han modificado más activa y profundamente el curso de la

---

[127] José Pardo Tomás y Jon Arrizabalaga, "En torno al erasmismo y la medicina renacentista española", op. cit., pp. 211 y 215.

civilización que los innumerables preceptos y leyes dictados por los legisladores"[128].

En otra ocasión explicó cómo si los médicos historiadores eran historiadores "a la antigua" en tanto en cuanto eran simples cazadores de datos o exhumadores de documentos raros, los historiadores "actuales", fuesen médicos o de cualquier otra disciplina, necesitaban prestar atención a "los muchos factores que, en todas y en cada una de las épocas de la historia, han establecido las circunstancias condicionantes de la actuación de los hombres en cada momento". Y explicaba de esta manera las características de su quehacer, que había inspirado su *Historia de la Medicina*, en particular, y su obra en general, en un texto inédito:

> Hoy, la historia ha perdido la pequeñez del dato para ganar la amplitud de la síntesis. Naturalmente, sin la fecha, el nombre, el documento o la vieja relación de difícil paleografía, es imposible hacer historia y mucho menos reconstruir de nuevo la situación cuyo estudio tratamos de emprender. Pero, afortunadamente, el historiador actual, con el auxilio de otras ciencias que necesariamente necesita también conocer, ha conseguido que su trabajo tenga consistencia y veracidad. No es posible en la actualidad hacer historia sin el concurso de conocimientos sobre: antropología, etnología, ciencias sociales, fundamentos económicos, bases biológicas y otros muchos aspectos más, de lo que en conjunto puede denominarse con el rubro genérico de *Antropología integral*; del estudio del hombre en la totalidad de sus aspectos físicos e intelectuales, desde los más variados puntos de vista.
>
> Cuando el historiador oriente sus estudios como acabamos de señalar, con base documental exacta, pero a su vez con conocimiento también exacto, de la circunstancia, de la situación y para decirlo en palabras biológicas, del *hábitat*, en que todos sus conocimientos, sus datos e investigaciones tuvieron lugar, es cuando podemos decir que realmente está haciendo historia. Está reconstruyendo un pasado, reviviendo un sucedido en su aspecto integral, rodeado de las pequeñas y grandes particularidades en cuyo medio se produjo la situación en estudio[129].

---

[128] Germán SOMOLINOS D'ARDOIS, *Historia de la Medicina…*, op. cit., pp. V-VI.

[129] Germán SOMOLINOS, "Contestación al discurso de ingreso del Dr. Efraín Castro Morales en la Academia Nacional de Medicina de México pronunciado el 25 de agosto de 1971". Texto

Su creciente prestigio como historiador supuso que se implicase en actividades promovidas por colegas mexicanos, como Enrique Beltrán, para institucionalizar los estudios históricos sobre la ciencia, participando activamente con dos comunicaciones –una de las cuales publicamos en la antología inserta en este libro– en el primer coloquio mexicano de historia de la ciencia, celebrado en la capital de la república mexicana, entre el 2 y el 7 de septiembre de 1963[130]. En el marco de esas preocupaciones cabe situar asimismo el importante artículo de carácter historiográfico sobre el desarrollo experimentado en México por los estudios históricos acerca de la ciencia mexicana que publicó en *Historia Mexicana*[131] y la invitación que recibió para participar en el homenaje al gran historiador Daniel Cosío Villegas, uno de los creadores de la Casa de España y posteriormente del Colegio de México, institución que cumplió un papel fundamental en la acogida dispensada en ese país americano a la diáspora de los científicos republicanos españoles. En ese homenaje publicó nuestro autor uno de los trabajos en los que sintetizó sus ideas y planteamientos acerca de lo que él denominó "fusión indoeuropea en la medicina mexicana del siglo XVI", que es otro de los textos que insertamos en la antología de sus escritos presentados en este libro[132].

Para comprender mejor ese proceso de fusión, y dada su creciente "mexicanización", cabe detectar cómo en la fase final de su producción, si bien continuó desplegando su programa de investigaciones histórico-médicas sobre las diferentes etapas de la medicina mexicana, Somolinos prestó cada vez más atención a la medicina prehispánica.

---

inédito (Expediente Somolinos en ANMM). Los subrayados están presentes en el original.

[130] Esas dos comunicaciones fueron "Desarrollo de la Anatomía Patológica en México" que nuestro autor firmó con Isaac COSTERO y Gabriel ÁLVAREZ FUERTES y "El Jardín Botánico, el Museo de Madrid y las expediciones de América" que firmó con Enrique RIOJA, y que es la que publicamos en esta antología. Se publicaron respectivamente en *Memorias del Primer Coloquio Mexicano de Historia de la Ciencia,* t. I. 1964, pp. 349-369 y t. II, 1964, pp. 113-122.

[131] Germán SOMOLINOS, "Historia de la ciencia", *Historia Mexicana,* vol. XV, núms. 2-3, octubre 1965-marzo 1966, pp. 269-290.

[132] Germán SOMOLINOS, "Sobre la fusión indoeuropea en la medicina mexicana del siglo XVI", en VV.AA., *Extremos de México. Homenaje a don Daniel Cosío Villegas.* México, El Colegio de México, 1971, pp. 475-480.

Así lo revela su diálogo con antropólogos como Gonzalo Aguirre Beltrán y Alfredo López Austin, grandes estudiosos de la medicina náhuatl[133]; su participación en congresos internacionales de historia de la medicina[134], y el interés que mostró en 1967 en organizar en la Academia Mexicana de la Medicina una exhibición de objetos cedidos por el Departamento de Antropología Física del Instituto Nacional de Antropología e Historia[135].

Ahora bien, dada su doble lealtad tanto a su nueva patria de acogida como a la patria que le vio nacer y en la que se formó, Germán Somolinos simultaneó sus investigaciones mexicanistas con su mirada hacia sus compañeros de exilio, en la exigencia que se impuso de hacer memoria acerca de las aportaciones culturales y científicas de los integrantes de la denominada "España peregrina". De manera que el 26 de mayo de 1965, "en la plenitud de su brío" y en el lugar que tantos estímulos le brindó en la etapa final de su trayectoria vital como fue la Academia mexicana de Medicina, pronunció un discurso, considerado "memorable" por alguno de sus oyentes –como fue el caso de José Puche[136]–, en el que glosó la importancia del trabajo del medio millar de médicos españoles que el exilio republicano condujo

---

[133] Su diálogo con Gonzalo Aguirre Beltrán se manifiesta en reseñas de sus libros como *Medicina y Magia*, en la revista *Anales de Antropología*, México, 1964, pp. 197-199; en los comentarios a sus trabajos "Función social de la medicina precortesiana", en *Gaceta Médica de México*, t. XCVI, núm. 10, octubre 1966, pp. 1149-1151 y "Nuevas orientaciones para el estudio de la medicina prehispánica", en *Gaceta Médica de México*, vol. XCVII, núm. 3, marzo 1967, pp. 299-300 y en su participación póstuma en un libro de homenaje a Aguirre Beltrán, publicado en 1974 por el Instituto Indigenista Interamericano.

[134] Ver Germán SOMOLINOS, "Teotihuacán: aspectos médicos y sanitarios", *Actas del IV Congreso Panamaricano de Historia de la Medicina*, Guatemala, José de Pineda Ibarra, 1970, pp. 37-52.

[135] En un recibí que firmó Somolinos el 25 de agosto de 1967 señala que recibió como préstamo temporal del Departamento de Antropología Física del INAH 3 vértebras cervicales y 2 lumbares procedentes de Yayahuala, entierro 6; 1 cráneo (sin mandíbula) procedente de Teotihuacán, Plaza de la Luna, Edificio 5; 1 esternón procedente de Atetelco, Entierro 2-A; 1 tibia izquierda y 1 cúbito derecho procedentes de Tetilla, entierro 27 y 1 sacro procedente de Zacuala, entierro 23 (Expediente Somolinos ANMM).

[136] "Germán Somolinos d'Ardois", por José PUCHE, *Ciencia*, XXVIII, núm. 3, 30 de septiembre 1973, pp. 127-128. Reproducido en "El homenaje de José Puche Álvarez a Germán Somolinos hace medio siglo". Entrada del blog *Jaeinnova* de 12 octubre 2023.

a México. En él, tras reconocer el abigarramiento de ese contingente humano, Somolinos distinguía cinco grupos entre sus integrantes: el de las grandes figuras de la medicina mundial, entre los que mencionó al fisiólogo Augusto Pi-Suñer, el ginecólogo Alejandro Otero, el psiquiatra Gonzalo R. Lafora y el oftalmólogo Manuel Márquez; el de médicos relevantes ya en su etapa de madurez científica como D'Harcourt, Bejarano, Puche, Cristian Cortés Lladó, Rivas Cherif y Torre Blanco; el de jóvenes emergentes que brillarían en los años posteriores como el cardiólogo Isaac Costero y el farmacólogo Rafael Méndez; el extenso grupo de médicos preparados dedicados a su profesión y el de los más jóvenes que, apenas acabados sus estudios de medicina, tuvieron que incorporarse al ejército republicano como le sucedió a él mismo. Según José Puche Álvarez "aquella disertación conmovió a nuestros coterráneos y también a nuestros colegas y amigos mexicanos". Dada su relevancia se acordó que además de su publicación en la *Gaceta Médica de México*[137] se hiciese una edición especial a cargo del Ateneo Español de México, donde además de una presentación del mencionado José Puche se incorporaron los comentarios al discurso de Somolinos efectuados por los académicos mexicanos Ignacio Chávez, Salazar Mallén y Fernández del Castillo, reconocedores todos ellos de lo que supuso para la ciencia mexicana la aportación de los médicos republicanos españoles.

Pero el lugar predilecto en el que Somolinos ejerció su deber de memoria con las aportaciones culturales y científicas de los exiliados republicanos, dando continuidad a la labor de la República interrumpida fue la denominada Corporación de antiguos alumnos de la "Institución Libre de Enseñanza", del "Instituto-Escuela" y de la "Residencia de Estudiantes" de Madrid, constituida en México en 1958 y bastante activa hasta el fallecimiento de su presidente el arquitecto Bernardo Giner de los Ríos (1888-1970). Durante un largo período, tal y como se aprecia en las circulares o boletines emitidos por los integrantes de ese conglomerado institucionista, nuestro autor ejerció de secretario de esa agrupación, ayudando a dinamizar sus

---

[137] Germán SOMOLINOS, "Veinticinco años de Medicina española en México", *Gaceta Médica de México*, t. XCV, núm. 7, julio de 1965, pp. 647-657.

actividades culturales y sociales. Debido a su fácil pluma participó en los sucesivos homenajes que los integrantes de ese grupo brindaron a muertos y vivos. Entre los primeros, por ejemplo, a los "padres fundadores" de la ILE, como Francisco Giner de los Ríos y Bartolomé Cossío[138] o a quienes Somolinos denominó "los dioses menores"[139].

Uno de ellos, Bernardo Giner de los Ríos, presidente entonces de la ILE, fue objeto de un discurso que pronunció Somolinos en el homenaje que los integrantes de la Corporación le tributaron en la capital mexicana en 1968 por su ochenta cumpleaños. En ese discurso resaltó la importancia del homenajeado –que como destacado militante de Unión Republicana era ministro de Comunicaciones y Transportes cuando sobrevino el golpe de estado de 1936– para quienes estaban reunidos en aquel lugar, tanto "en la vida española de los años en que España fue como nosotros la concebimos, y durante este largo exilio, también totalmente nuestro –república española rodeada de mexicanos por todas partes–, una más de tantas islas habitadas por los españoles en este Nuevo Mundo". Como estrecho colaborador suyo Somolinos le pudo conocer bien, y por ello se permitió manifestarse de esta manera:

> Don Bernardo es el aglutinante de todos nosotros. Sabe convivir, comprender y atraer hacia sí, los más dispares caracteres de esa heterogénea Corporación, donde todos estamos unidos por el hilo de la nostalgia, la amistad y el culto a don Francisco y sus apóstoles (...). Esa fuerza espiritual, unitiva, común a todos nosotros es la que sabe manejar D. Bernardo para mantenernos unidos en esta obra que, por su naturaleza, considero única dentro de la emigración (...). Obra callada, obra de soledad, pero con trascendencia para todos (...). Son treinta

---

[138] Germán Somolinos, "Si don Francisco hubiera vivido", en "A la memoria de don Francisco Giner de los Ríos en el cincuentenario de su muerte (1915-1965)", número conmemorativo del *Boletín de la Corporación de Antiguos Alumnos de la "Institución Libre de Enseñanza", del "Instituto Escuela" y de la "Residencia de Estudiantes de Madrid"*. Grupo México, núm. 80, México, 18 de febrero 1965, pp. 27-28; "Manuel Bartolomé Cossío (1857-1935)", en *Forjadores del mundo moderno*, México, Editorial Grijalbo, 1957, pp. 633-641.

[139] Germán Somolinos, "Los dioses menores", *Corporación de Antiguos Alumnos…*, núm. 88, México, septiembre 1965, pp. 3-4.

años de edificación continua y él, que es arquitecto, sabe muy bien que cuando se edifica sobre cimientos sólidos la obra será perdurable[140].

Por esa época nuestro autor ya arrastraba problemas en su salud, en forma de accidentes coronarios, el primero de los cuales fue en 1964, de los cuales informó a su amigo venezolano el historiador de la medicina Ricardo Archila, manifestándole cómo tales problemas afectaban al ritmo de sus actividades, sobre todo un grave susto que tuvo el 30 de junio de 1971[141]. Meses después hubo que operarle por una obstrucción carotidea producida por una enorme placa de ateroma que ocupó el 90% de la luz de dicho vaso. Complicaciones post operatorias le produjeron una trombosis cerebral y un infarto cardíaco postquirúrgico de consecuencias letales falleciendo Germán Somolinos el 23 de junio de 1973, poco después de haber cumplido 62 años.

En ese momento era secretario general de la Sociedad Mexicana de Historia de la Ciencia y de la Tecnología y vicepresidente y socio honorario de la Sociedad Mexicana de Historia y Filosofía de la Medicina. Su hijo Juan, al que se le solicitó que continuara la obra que su padre había dejado inconclusa[142], se preocupó de reunir las numerosas muestras de condolencia recibidas por sus familiares y los homenajes que se le tributaron tras su muerte[143].

Entre las primeras cabe destacar una emotiva carta de Manuel Giner de los Ríos (1918-1985), uno de los hijos del ya mencionado Bernardo, quien destacaba cómo su familia había recibido innumerables pruebas de su amistad evocando las atenciones y delicadezas de Somolinos con sus padres, y añadía que "la ternura y buena voluntad suyas, ante

---

[140] Germán SOMOLINOS, "Los ochenta años de don Bernardo", en *Corporación de Antiguos Alumnos…*, núm. 110, México, diciembre 1968, p. 3.

[141] Carta de Ricardo Archila a Juan Somolinos Palencia, fechada en Caracas el 8 de octubre de 1973 (Álbum Deceso. Germán Somolinos d'Ardois ATN/AGS/A05 p. 241).

[142] Carta de Francisco Fernández del Castillo a Juan Somolinos Palencia, México, D.F., 25 de junio de 1973 (Ibídem, p. 91).

[143] Están recogidas en una abundante documentación reunida en el citado Álbum Deceso. Germán Somolinos. ATN/AGS/A05

la labor de institucionista, instituto escuela y residencia, acompañando a mi padre siempre, no dieron nada más, que lo que él era: cariño hacia todo el significado de esas instituciones (...) viniendo a probar una y mil veces, su gran calidad humana, su inmejorable calidad de persona". Consideraba por tales razones que "personas como él, viven y vivirán para siempre"[144]. O el testimonio de un amigo mexicano que quiso recordar "la vida laboriosa, honesta y buena de ese gran médico, historiador y filósofo, nacido y educado en España y profundamente enraizado en nuestro México, donde dejó huella imperecedera de su existencia esforzada y útil"[145].

Entre los homenajes que se le tributaron conviene resaltar la sesión que dedicara a su memoria la Academia Nacional de Medicina el 8 de agosto de 1973, cuyas intervenciones fueron recogidas por la *Gaceta Médica de México* en una especie de dossier, que se completó con una amplia bibliografía de su obra preparada por su hijo Juan[146]. En ese acto de recuerdo de la vida y la obra de Germán Somolinos participaron, entre otros, Efraín Castro Morales y Francisco Fernández del Castillo. Este trazó una amplia semblanza biográfica de su admirado amigo y colaborador, de necesaria lectura para quien se interese por la trayectoria vital de Somolinos y sus contribuciones a la historia de la medicina mexicana. Resaltó además que "fue infatigable para elevar la actividad histórica en nuestra Academia; comunicaciones, mesas redondas, congresos, la exposición con motivo del centenario (1864); organización del archivo y biblioteca históricos y exhibiciones gráficas y bibliográficas en el vestíbulo del

---

[144] Carta de Manolo [Manuel Giner de los Ríos Morales] a Marisa [Palencia Oyárzabal], Jan [Somolinos Palencia], Alejandro [Somolinos d'Ardois] e Isabel [Oyarzábal de Palencia], Guanajuato 9 de julio 1973 (Ibídem, p. 165).

[145] Carta del doctor y general de brigada Jesús Lozoya a Juan Somolinos Palencia, México, D.F., 26 de junio 1973 (Ibídem, p. 125).

[146] Ver al respecto las contribuciones de Francisco Fernández del Castillo, "El doctor Germán Somolinos d'Ardois. In memoriam", *Gaceta Médica de México*, vol. 106, núm. 6, diciembre 1973, pp. 481-484; Efrain Castro Morales, "Germán Somolinos d'Ardois, historiador de la medicina mexicana", pp. 484-489; Hernando Guzmán, "Craneotomías prehispánicas en México", pp. 489-492; Fernando Martínez-Cortés, "Hacia una medicina del hombre", pp. 492-500. La bibliografía en J.S.P [Juan Somolinos Palencia] "Bibliografía general del doctor Germán Somolinos d'Ardois", Ibídem, pp. 504-516.

auditórium en las frecuentes ocasiones en que había lugar para la rememoración histórica"[147].

A esa sesión de la Academia Nacional de Medicina de México acudió el destacado cardiólogo Isaac Costero, amigo de nuestro autor desde su juventud. Días después elaboró un hermoso y sentido texto "con datos no considerados" en la mencionada sesión para que se añadiesen a la publicación que se preveía realizar del referido homenaje[148]. En él expuso, entre otras cuestiones, la importancia que tuvieron en la formación de Germán Somolinos las enseñanzas históricas y filosóficas que recibió de Francisco Barnés en el Instituto-Escuela y evocó una excursión que hizo con él y el gran neurólogo canadiense Wilder Penfield a la ciudadela de Teotihuacán. Allí la "timbrada voz" de Somolinos le recordó a Penfield algunas de las canciones populares que el investigador norteamericano conociera "en sus venturosos días de España", cuando investigó en 1924 en el laboratorio de Pío del Río Hortega en la Residencia de Estudiantes. Cantó entonces estrofas de "Eres alta y delgada", "Anda jaleo" y "Ya se van los pastores a la Extremadura", cuando probablemente estaba inmerso en la elaboración de un cancionero popular que por problemas económicos los institucionistas españoles no pudieron editar en México[149]. También aquella tarde Somolinos, según Costero,

[147] Francisco FERNÁNDEZ DEL CASTILLO, "El doctor Germán Somolinos d'Ardois. In memoriam", *Gaceta Médica de México*, vol. 106, núm. 6, diciembre 1973, p. 483. Parte de la intervención de Efraín CASTRO MORALES fue recogida en "Germán Somolinos", *Boletín de la Sociedad Mexicana de Historia y Filosofía de la Medicina*, año II, vol. I, núm. 5, diciembre 1973, pp. 139-143.

[148] Carta de Isaac Costero, desde el Instituto Nacional de Cardiología, a Guillermo Soberón, presidente de la Academia Nacional de Medicina, México 22 de agosto de 1973. Adjuntaba a ella "un artículo sobre nuestro recientemente desaparecido compañero y amigo, el Dr. Germán Somolinos, Le traté con asiduidad desde nuestra adolescencia y tuve hacia él un profundo afecto. Asistí a la Sesión de la Academia que le fue dedicada y me gustaron mucho las oportunas aportaciones entonces presentadas. Como supongo que se publicarán en un futuro próximo en la Gaceta, me gustaría que entonces, o en otra ocasión si así lo consideran conveniente, se incluyesen esas palabras mías, que se refieren a su personalidad y que contienen datos entonces no considerados" (Expediente Somolinos AANM). El artículo fue efectivamente publicado en la *Gaceta Médica de México*.

[149] Documentación variada sobre ese libro titulado *El Cancionero*, que incluye el prólogo, redactado ya por nuestro autor, así como las intenciones y estructura del proyecto (en ATN/

recitó unas palabras, "imbuidas de poético fatalismo", de unos versos grabados en el Museo Nacional de Antropología de México –institución que recientemente ha recibido el premio Princesa de Asturias de la Concordia 2025–, y que como expresión del "refulgente reflejo de la admirable cultura indígena" dicen así:

> ¿Sólo así he de irme?
> ¿Cómo las flores que perecieron?
> ¿Nada quedará de mi nombre?
> ¿Nada de mi fama, aquí en la tierra?
> ¡Al menos, flores; al menos cantos![150].

Probablemente el lugar en el que está inhumado, en el Panteón español de la capital de la república mexicana, no tenga flores. Pero su nombre, al menos en México, donde la Academia Nacional de Medicina creó en un momento dado la conferencia magistral "Dr. Germán Somolinos", pervive gracias a algunas de sus contribuciones historiográficas.

Quizás ha llegado la hora de que este historiador que hubo de hacer su obra historiográfica "afuera", en un exilio de más de tres décadas como consecuencia de la dimensión trágica de nuestra historia, sea incorporado a la galería de historiadores españoles a los que conviene leer y tener en consideración, como procura esta colección de la editorial Urgoiti. Lectoras y lectores dirán si es pertinente o no tal valoración. Para su dictamen convendría que tomasen en cuenta estas reflexiones de Somolinos con las que damos por concluida esta presentación de una selección de sus escritos tras haber realizado un

---

AGS/08/08). En el número extraordinario que editó el 11 de junio de 1968 en México como Circular núm. 106 la Corporación de antiguos alumnos de la "Institución Libre de Enseñanza", del "Instituto-Escuela" y de la "Residencia de Estudiantes" en la p. 4 se decía: "Siguen siendo aspiraciones de la Corporación el continuar las publicaciones (...) como *El Cancionero* que, por causas de todos conocidas [es una alusión al alto coste económico de su impresión], aunque terminada su revisión, no se ha publicado aún".

[150] Isaac Costero, "Presentación póstuma del doctor Germán Somolinos d'Ardois", *Gaceta Médica de México*, vol. 106, núm. 6, diciembre 1973, pp. 500-504.

recorrido somero por su trayectoria vital y su producción científica e historiográfica:

> Los hombres de hoy debemos escribir la historia pasada mientras vivimos la nuestra. Aún no hemos traspasado el dintel que separa lo actual de lo pretérito. Cuando esto ocurra, vendrán otros historiadores que, con visión más amplia y más lejana, podrán juzgarnos como hoy nosotros juzgamos a los que nos precedieron. Si del grupo actual de historiadores queda semilla capaz de germinar en el futuro, serán precisamente los hombres de ese futuro quienes deberán reconocerlo y valorarlo. Por hoy bástenos la satisfacción íntima de haber cumplido y de la vocación satisfecha; con ello obtendremos la tranquilidad de espíritu necesaria para poder seguir laborando[151].

---

[151] Esas reflexiones, cuya procedencia no se indica, anteceden la presentación de su bibliografía histórico-médica publicada en el *Boletín de la Sociedad Mexicana de Historia y Filosofía de la Medicina*, año II, vol. I, núm. 5, diciembre 1973, p. 145.

BIBLIOGRAFÍA SELECTA DE GERMÁN SOMOLINOS D'ARDOIS[1]

I. Libros, folletos y capítulos de libros

Historia de la Medicina, México, D. F., Editorial Patria, 1952, 144 pp., 42 figs.

---

[1] Una amplia relación de la bibliografía de Germán Somolinos fue elaborada tras su fallecimiento por su hijo Juan Somolinos Palencia y por su amigo el historiador Javier Malagón. Juan Somolinos la dio a conocer en las páginas de la *Gaceta Médica de México*, vol. 106, núm. 6, diciembre 1973, pp. 505-515 y en el *Boletín de la Sociedad Mexicana de Historia y Filosofía de la Medicina*, año II, vol. I, núm. 5, diciembre 1973, pp. 145-157. Por su parte Javier Malagón la publicó en *Revista de Historia de América* núm. 79, enero-junio 1975, pp. 159-174. Ambos autores dividieron la bibliografía de Somolinos en tres secciones: sus trabajos científicos de los primeros años de su actividad investigadora, relacionados fundamentalmente con sus estudios de anatomía patológica, cardiología y hematología; los denominados pedagógico-humanistas, como los dedicados a las Misiones Pedagógicas de la Segunda República y a la ILE y algunas de sus realizaciones como la Residencia de Estudiantes y el Instituto-Escuela, y, por último, la correspondiente a sus trabajos histórico-médicos, organizados por orden cronológico.

Recientemente tanto Teresa López, en su trabajo de fin de grado *Tras la huella de Germán Somolinos: hacia el retrato de Francisco Hernández* como el editor de esta obra, la hemos completado, ofreciendo una relación exhaustiva de la bibliografía de Germán Somolinos en el sitio web dedicado a él alojado en la biblioteca Tomás Navarro Tomás del Centro de Ciencias Humanas y Sociales del CSIC. Invitamos al lector interesado en la bibliografía completa de nuestro autor a visitar este sitio web. En estas páginas recogemos únicamente sus trabajos como historiador de la Medicina.

William Harvey, descubridor de la circulación sanguínea, México D. F., Editorial Patria, 1952.

Historia y Medicina. Figuras y hechos de la historiografía médica mexicana, México D. F., Imprenta Universitaria, Villa Obregón (colección "Cultura Mexicana", núm. 18), 1957, 160 pp., 17 figs.

"Vida y obra de Francisco Hernández" en *Obras completas de Francisco Hernández*, México, UNAM, 1960, vol. I, pp. 97-482.

"Santiago Ramón y Cajal" en Louis Untermeyer (dir.), *Forjadores del mundo moderno*, México, D. F., Biografías Gandesa, 1960, pp. 3-58.

"Alejandro de Humboldt" en *Forjadores del mundo moderno*, t. V, 1961, pp. 47-57.

Historia de la Medicina, México, Ed. Pormaca, 1964, VII +176 pp.

"Estudio histórico", en *Libellus de Medicinalibus Indorum Herbis*, México, Instituto Mexicano del Seguro Social, 1964, pp. 301-328.

"Plinio, España y la época de Hernández", introducción a la *Historia Natural de Cayo Plinio Segundo*, en *Obras Completas del doctor Francisco Hernández*, t. IV, México, UNAM, 1966, pp. IX-XXIII.

Academia Nacional de Medicina, México, Academia Nacional de Medicina, 1967 (folleto).

El doctor Francisco Hernández y la primera expedición científica en América, México, Secretaría de Educación Pública, 1971.

"El cirujano López de Hinojosos, su obra quirúrgica y la Compañía de Jesús", en VV.AA., *La Compañía de Jesús. Cuatro siglos de labor cultural 1572-1972*, México, Editorial Sur, 1973, pp. 525-576.

Historia de la psiquiatría en México, México, Secretaría de Educación Pública, 1976.

Capítulos de Historia médica mexicana: I, "Medicina en las culturas mesoamericanas anteriores a la conquista" (1978); II, "El fenómeno de fusión cultural y su trascendencia médica" (1979); III, "Relación alfabética de los profesionistas médicos, o en conexión con la medicina, que practicaron en territorio mexicano (1521-1618)" (1980); IV, "Relación y estudio de los libros médicos mexicanos redactados e impresos desde 1521 hasta 1618" (1981); V, "El primer explorador científico de la naturaleza y medicina de México" (1982), México, Sociedad Mexicana de Historia y Filosofía de la Medicina.

II. Artículos

"Manuscrito firmado, original del Dr. Francisco Hernández, aparecido en México", *Ciencia. Revista hispano-americana de Ciencias puras y aplicadas* (México), vol. IX, núms. 7-10, 1949, pp. 209-210.

"El Dr. Don Federico Olóriz", *Revista Benéfica Hispana* (México), año VI, núm. 13, 1950, pp. 6-9.

"La partida de defunción del Dr. Francisco Hernández", *Ciencia*, vol. XI, núms. 1-2, 1951, pp. 50-52.

"El fracaso editorial de la obra de Francisco Hernández", *Cuadernos Americanos* (México), vol. IV, núm. 1, 1951, pp. 163-179.

"El viaje del doctor Francisco Hernández por la Nueva España", *Anales del Instituto de Biología de México*, t. XXII, núm. 2, 1951, pp. 435-485.

"Iconografía y recuerdos de don Santiago Ramón y Cajal", *Sinopsis Médica Internacional. Revista de información médica* (México), año III, núm. 6. México, 1952, pp. 17-27.

"Las dos facetas de Rabelais", *Sinopsis Médica Internacional*, año IV, núm. 6, 1953, pp. 21-27.

"Tras la huella de Francisco Hernández: la ciencia novohispana del siglo XVIII", *Historia Mexicana*, vol. IV, núm. 2, 1954, pp. 174-197.

"Sobre la iconografía botánica original de las obras de Hernández y su sustitución en las ediciones europeas", *Revista de la Sociedad Mexicana de Historia Natural*, t. XV, núms. 1-4, 1954, pp. 73-86.

"Nuevos manuscritos de Francisco Hernández aparecidos en Madrid", *Ciencia*, vol. XIV, núms. 4-6, 1954, pp. 109-110.

"Don Agustín del Cañizo (1876-1956)", *Ciencia,* vol. XVI, núms. 7-8, 1956, pp. 173-174.

"Miguel Servet", *Las Españas* (México), 2ª época, núms. 26-28, 1956, pp. 1, 35-37.

"Hallazgo del manuscrito sobre el Cocoliztli, original del doctor Francisco Hernández", *La Prensa Médica Mexicana,* año XXI, núms. 7-10, 1956, pp. 115-122.

"El doctor Francisco Hernández y la primera expedición científica en América", *Revista de la Sociedad Mexicana de Historia Natural*, t. XVII, núms. 1-4, 1956, pp. 145-168.

"Edición de las Obras completas del doctor Francisco Hernández", *Boletín Indigenista* (México), vol. XVII, núm. 1, 1957, pp. 24-25.

"Comisión para la edición de la obra del doctor Francisco Hernández", *The Hispanic American Historical Review,* t. XXXVII, núm. 3, 1957, pp. 418-419.

"Bibliografía del doctor Francisco Hernández, humanista del siglo XVI", *Revista Interamericana de Bibliografía* (Washington), vol. VII, núm. 1, 1957, pp. 1-76.

"Las ideas de la circulación de la sangre antes de Harvey", *Sinopsis Médica Internacional,* año VIII, núm. 6, 1957, pp. 9-18.

"Biografía iconográfica de Francisco Hernández", *Revista de la Sociedad Mexicana de Historia Natural,* t. XVIII, núms. 1-4, 1957, pp. 259-277.

"Encuentro con Gimbernat", *Acta Médica Hidalguense* (México), año XII, vol. XIII, núm. 67, 1959, pp. 73-87.

"El doctor Nicolás León, historiador médico de México", *Anales del Instituto Nacional de Antropología e Historia* (México), vol. XII, 1959, pp. 47-54.

"Gregorio Marañón, el último médico humanista español", *Sinopsis Médica Internacional*, año XI, 1960, pp. 17-20.

"Los orígenes de la cultura médica mexicana y sus fuentes", *Revista Mexicana de Anestesiología,* t. IX, núm. 51, 1960, pp. 299-308.

"Lo mexicano en la medicina", *Gaceta Médica de México*, t. XCI, núm. 2, 1961, pp. 75-84.

"Los monumentos a la memoria de Miguel Servet", *Gaceta Médica de México*, t. XCI, núm. 4, 1961, pp. 285-289.

"La viruela en la Nueva España", *Gaceta Médica de México*, t. XCI, núm. 11, 1961, pp. 1015-1024.

"Las epidemias en México durante el siglo XVI", *Simposium CIBA* (Basilea), t, IX, núm. 3, 1961, pp. 75-84.

"La primera expedición científica en América y el doctor Francisco Hernández", *Acta Médica Hidalguense,* año XIV, vol. XVI, núm. 2, 1961, pp. 39-55.

"El doctor Francisco Hernández y su Historia Natural de la Nueva España", *Sinopsis Médica Internacional*, año XII, núm. 4, 1961, pp. 285-289.

"Francisco Hernández, protomédico de las Indias", *Gaceta Médica de México*, t. XCII, núm. 7, 1962, pp. 609-616.

"El doctor Francisco Hernández y la primera expedición científica en América", *Revista de la Sociedad Venezolana de Historia de la Medicina*, vol. X, núm. 24, 1962, pp. 175-186.

[con Isaac Costero y Gabriel Álvarez Fuertes], "Desarrollo de la Anatomía Patológica en México", en *Memorias del primer coloquio mexicano de Historia de la Ciencia* (México, D.F., 2-7 de septiembre de 1963), México D. F., 1964, t. I, pp. 349-369.

[con Enrique Rioja], "El Jardín Botánico, el Museo de Madrid y las expediciones de América", *Ibidem*, t. II, pp. 113-122.

"El *Libellus de Medicinalibus Indorum Herbis:* su significación", *Gaceta Médica de México*, t. XCIV, núm. 3, 1964, pp. 211-216.

"Symposium sobre el códice de medicina azteca de Martín de la Cruz y Juan Badiano (Historia del códice)", *Gaceta Médica de México*, t. XCIV, núm. 12, 1964, pp. 1171-1175.

"La exposición histórica del congreso del Centenario de la Academia Nacional de Medicina", *Gaceta Médica de México*, t. XCIV, núm. 12, 1964, pp. 1235-1244.

"Veinticinco años de medicina española en México", *Gaceta Médica de México*, t. XCV, núm. 7, 1965, pp. 647-660.

"Centenario de la publicación de los trabajos de Gregorio Mendel sobre genética. II. El abate Gregorio Mendel y su tiempo", *Gaceta Médica de México*, t. XCV, núm. 9, 1965, pp. 781-794.

"Influencia de Vesalio en los anatómicos de habla española", *Acta Médica* (México), vol. I, núm. 2, 1965, pp. 163-175.

"El Premio Nobel y la morfología", *Acta Médica*, vol. I, núm. 3, 1965, pp. 249-253.

"Medicina precortesiana", *Revista Médica Nacional* (México), vol. I, núm. 1, 1965, pp. 9-14.

"La gineco-obstetricia en México durante el siglo XIX", *Revista de Ginecología y Obstetricia de México*, vol. XX, 1965, pp. 1241-1264.

"El códice de la Cruz-Badiano. Estudio histórico", *Revista de Estomatología* (México), vol. III, núm. 2, 1965, pp. 3-8.

"Historia de la ciencia", *Historia Mexicana*, vol. XV, núms. 2-3, 1965-1966, pp. 269-290.

"La anatomía patológica en México (Historia)", *Gaceta Médica de México*, t. XCVI, núm. 11, 1966, pp. 1181-1203.

"La fusión médico-cultural-indo-europea", *Revista Médica Nacional* (México), vol. I, núm. 2, 1966, pp. 9-20.

"La medicina mexicana durante los siglos XVI y XVII", *Revista Médica Nacional*, vol. I, núm. 3, 1966, pp. 9-23.

"Historia de la ilustración anatómica", *Acta Médica*, vol. II, núm. 5, 1966, pp. 47-62.

"La urología mexicana de los siglos XVI y XVII", *Revista Mexicana de Urología*, vol. XXV, núm. 6, 1966, pp. 617-633.

"Los astrólogos mexicanos del siglo XVII y la geografía médica. Reunión especial de la comisión de Geografía Médica", *Sociedad Mexicana de Geografía y Estadística*, t. VI, 1966, pp. 87-93.

"Médicos y libros del primer siglo de la colonia", *Boletín de la Biblioteca Nacional*, t. XVIII, segunda época, núms. I-IV, 1967, pp. 99-137.

"Historia de la anatomía patológica en México", *Boletín de la Asociación Mexicana de Patología*, vol. V, núm. 1, 1967, pp. 5-23.

"José Lister y la cirugía moderna", *Acta Politécnica Mexicana*, vol. VIII, núm. 42, 1967, pp. 213-218.

"La gineco-obstetricia en México durante el siglo XIX", *Semana Médica de México*, año XIV, vol. LIV, núm. 699, 1967, pp. 245-327.

"El parto y la maternidad en el arte prehispánico mexicano", *Image Roche* (Basilea), núm. 25, pp. 25-32.

"¿De dónde viene la sífilis?", *Image Roche*, núm. 28, pp. 11-16.

"La enseñanza de la medicina en la Real y Pontificia Universidad de México", *Revista de la Facultad de Medicina* (México), vol. XI, núm. 1, 1968, pp. 76-88.

"La medicina en la cultura teotihuacana", *Gaceta Médica de México*, t. XCVIII, núm. 3, 1968, pp. 359-369.

"Panorama médico general del siglo XVII en México", *Gaceta Médica de México*, t. XCIX, núm. 11, 1969, pp. 1004-1009.

"La medicina mexicana en el período romántico. El pensamiento médico mexicano del período romántico. Comentario", *Gaceta Médica de México*, t. XCIX, núm. 11, 1969, pp. 1010-1015 y 1026-1027.

"Teotihuacán: aspectos médicos y sanitarios", *Actas del IV Congreso Panamericano de Historia de la Medicina*, Guatemala, José de Pineda Ibarra, 1970, pp. 37-52.

"La *Gaceta Médica de México* en el periodismo médico mexicano de los últimos cien años", *Gaceta Médica de México*, t. C, núm. 5, 1970, pp. 4-77.

"Drogas estimulantes y alucinógenas. Aspectos históricos y antropológicos", *Gaceta Médica de México*, t. C, núm. 5, 1970, pp. 518-524.

"Los cien volúmenes de la *Gaceta Médica de México*. La *Gaceta Médica de México* y la literatura médica nacional", *Gaceta Médica de México*, t. C, núm. 12, 1970, pp. 1224-1228.

"Francisco Bravo y su *Opera Medicinalia*", *Anales de la Sociedad Mexicana de Historia de la Ciencia y de la Tecnología*, núm. 2, 1970, pp. 117-145 [Publicado también en *Boletín del Instituto de Investigaciones Bibliográficas* (México), núm. 4, 1970, pp. 337-388].

"Sobre la fusión indoeuropea en la medicina mexicana del siglo XVI. Extremos de México", en VV. AA., *Homenaje a don Daniel Cosío Villegas*, México, El Colegio de México, 1971, pp. 475-480.

"Legislación e investigación médica", *Gaceta Médica de México*, t. CIV, núm. 6, 1972, pp. 493-508.

"Doctor Francisco Fernández del Castillo. 50 años de vida profesional", en *Don Francisco Fernández del Castillo, historiador y maestro*, México, UNAM, 1973, pp. 13-18.

"La sepultura de Santiago Ramón y Cajal", *Gaceta Médica de México*, t. CVI, núm. 2, 1973, pp. 146-149.

"Cultura médica popular", *Gaceta Médica de México*, t. CVI, núm. 3, 1973, pp. 165-166.

"El concepto visual de la historia de la medicina", *Gaceta Médica de México*, t. CVI, núm. 3, 1973, pp. 186-195.

Germán Somolinos

La mirada de un historiador médico

De Cajal a Francisco Hernández

NUESTRA EDICIÓN

La presente edición recoge una antología de textos del historiador médico Germán Somolinos d'Ardois, una figura que es todavía recordada en México, donde vivió buena parte de su vida como exiliado, y donde publicó el grueso de su obra, pero que es hoy un desconocido en nuestro país. Por ello este libro pretende, modestamente, rescatar la memoria de un historiador que, creemos, merece ser leído. Nuestra iniciativa se une a la que, desde el CSIC, se ha impulsado con la recogida exhaustiva de su archivo (volcado en su red de archivos SIMURG) y la publicación de una espléndida página web, de consulta a través de la Biblioteca Tomás Navarro Tomás, donde el lector interesado encontrará multitud de materiales a su disposición.

Hemos organizado la presente antología de textos en cuatro apartados temáticos. Se abre la selección con "El primer explorador científico de la naturaleza y medicina de México", que se publicó como núm. V de la serie *Capítulos de Historia Médica Mexicana* editada por la Sociedad Mexicana de Historia y Filosofía de la Medicina (México, 1982), y que es un buen compendio de los trabajos que Somolinos dedicó al médico y explorador Francisco Hernández, principal objeto de sus desvelos historiográficos. La publicación original incluía varias imágenes (dos grabados con vistas de las ciudades de Toledo y México a mediados del XVI y tres imágenes de las portadas de sendas publicaciones a las que se alude en el texto) que no se incluyen entre nuestras páginas.

Continúa la selección con trabajos dedicados a médicos y científicos españoles: "Miguel Servet", publicado en *Las Españas* (México), 2ª época, núms. 26-28, julio de 1956, p. 1 y 35-37, que incluía en su edición original una pequeña reproducción del cuadro de Picasso dedicado a este personaje; "El Jardín Botánico, el Museo de Madrid y las expediciones de América", obra en coautoría con Enrique Rioja, publicada en las *Memorias del Primer Coloquio Mexicano de Historia de la Ciencia* (México, D.F., 2-7 de septiembre de 1963), México, 1964, t. II, pp. 113-122; la semblanza dedicada a "El Dr. Don Federico Olóriz", *Revista Benéfica Hispana* (México), año VI, núm. 13, julio de 1950, pp. 6-9, que incluía igualmente un pequeño retrato del biografiado; y un recuerdo del maestro: "Cajal a los ochenta años", publicado originalmente en los *Cuadernos Americanos* (México), año XI, vol. LXIV, núm. 4, julio-agosto 1952, pp. 139-145.

Sobre la fusión de conocimientos indoeuropeos en México, tema que interesó especialmente a Somolinos, publicamos "El códice de la Cruz-Badiano. Estudio histórico", editado originalmente en la *Revista Estomatología* (México), vol. III, núm. 2, diciembre 1965, pp. 3-8, y "Sobre la fusión indoeuropea en la medicina mexicana del siglo XVI", que se publicó en la obra colectiva *Extremos de México. Homenaje a don Daniel Cosío Villegas*, México, El Colegio de México, 1971, pp. 475-480.

Por último, como muestra de su trabajo como historiador de la medicina y de la ciencia, rescatamos en primer lugar la introducción y el capítulo "El imperio de los cuatro humores" dedicado a la medicina en la Antigüedad y la Edad Media, y que forma parte de su libro *Historia de la medicina*, México, Pormaca, 1964, pp. V-VII y 19-59, y cerramos el volumen con el artículo sobre "El abate Gregorio Mendel y su tiempo", que publicó Somolinos en la *Gaceta Médica de México* (t. XCV, núm. 9, septiembre 1965, pp. 781-794) formando parte (como núm. II) de una serie de textos con motivo del Centenario de la publicación de los trabajos de Gregorio Mendel por los que se le considera el fundador de la genética. Este artículo incluía igualmente algunas fotografías de escasa calidad que no se recogen en la presente edición.

La intervención en los textos ha sido mínima. Tan solo se ha incluido alguna nota explicativa que diferenciamos de las del autor mediante la señal "(N. del Ed.)". Como es habitual en la presente colección, cerramos el volumen con un índice onomástico, de utilidad para el lector investigador.

I. EL ESTUDIOSO DE FRANCISCO HERNÁNDEZ

EL PRIMER EXPLORADOR CIENTIFICO DE LA NATURALEZA Y LA MEDICINA DE MÉXICO

NOTA DE INTRODUCCIÓN

En el presente capítulo hacemos una síntesis de la figura humana del doctor Francisco Hernández, protomédico del rey Felipe II y primer explorador científico de la medicina y la naturaleza mexicana.

Francisco Hernández constituye una de las figuras médicas de mayor relieve en la historia de España y México durante el Siglo XVI. Así lo entendemos y por ello en este fascículo señalamos sus principales rasgos biográficos y bibliográficos.

Si el lector del presente capítulo siente deseos de conocer más a fondo la obra y la figura de Hernández, lo remitimos a las *Obras completas* editadas por la Universidad Nacional Autónoma de México[1], donde podrá encontrar todo lo que hasta el momento se conoce acerca del tema, sobre todo los originales redactados en el propio terreno durante la fecunda exploración de Hernández, tal y como salieron de su pluma sin supresiones y añadidos, y siempre acompañados de una extensa bibliografía y de un índice muy completo.

---

[1] Se refiere el autor a las *Obras completas de Francisco Hernández*, México, UNAM, que aparecieron en varios volúmenes entre 1960 y 1984 (N. del Ed.).

I. El Dr. Francisco Hernández

La arribada de las carabelas de Colón a las islas del Caribe fue una de las más afortunadas situaciones por las cuales ha pasado la humanidad. El navegante europeo que, desde ese momento, emprende lo que se llamó entonces "la carrera de las Indias", sabía que al final de su viaje –si todo marchaba como debía de ser– habría de encontrar unos maravillosos lugares ante los cuales sólo podía sentir asombro, pasmo, incredulidad de lo que sus ojos veían. Un evidente azar hizo que los primeros barcos llegados de España arribasen en tierras tropicales, en islas exuberantes de clima cálido y vegetación profusa. Los atónitos ojos de aquellos hombres recién llegados no podían entender cómo, durante los meses de invierno, cuando las tierras de Europa se cubren de nieve y los vientos fríos dejan ateridos a sus habitantes, aquí, en América, se podía vivir desnudo bajo los árboles que también, en esos mismos días, ofrecían sus mejores frutos y sus más tupidos follajes.

La casualidad de la llegada de los primeros barcos a tierras tropicales hizo plasmar en las mentes europeas esa imagen característica de los países americanos, donde nunca hace frío y todo se encuentra al alcance de la mano en opulenta variedad de frutos, flores y seres extraordinarios de todas clases. Si las carabelas descubridoras hubiesen tocado tierra en Boston o en Río de la Plata, la imagen americana hubiera sido muy diferente.

La noticia del descubrimiento de América, aun antes de saber que era un continente nuevo, produjo en Europa las más diversas e inesperadas reacciones políticas, religiosas, económicas y literarias a niveles y dimensiones, unas veces nacionales y otras puramente de interés individual. Pero por encima de todos estos hechos y situaciones existía una auténtica realidad en la cual, unas tierras inmensas, variadas, desconocidas casi totalmente y pródigas en toda clase de elementos, ofrecieron a la entonces cultura occidental, el más rico y diverso caudal de productos naturales que vinieron a modificar y, en ocasiones a crear, nuevos modos de vivir, de alimentarse, de manufacturas y sobre todo de aliviar todo género de enfermedades.

Pero es indudable que por encima del factor naturaleza, el hecho más trascendente para el desarrollo de la nueva personalidad americana, empezada a gestarse desde aquellos momentos, lo constituyó el factor humano y, sobre todo, la rápida fusión física y cultural producida a partir del primer momento entre los pueblos de ambas orillas oceánicas, pueblos que, si bien en los primeros contactos hicieron canje de cascabeles y vidrios por pepitas de oro, muy pocos años más tarde intercambiaron sus costumbres, sus creencias, sus conocimientos y hasta sus más íntimos y ancestrales factores genéticos.

No hay cronista que no dedique alguna parte de su obra a la alabanza de la utilidad alimenticia y terapéutica de muchos elementos obtenidos a raíz del contacto con el continente americano, y cuando se empezaron a difundir por Europa durante el siglo XVI los productos de las tierras americanas, varios médicos se preocuparon de investigar sus propiedades terapéuticas. Dentro de estos intentos precoces, el más notable y difundido corresponde al sevillano Nicolás Monardes (1493-1588) que en un jardín botánico especial se dedicó al cultivo y estudio de cuanta planta exótica llegaba a sus manos investigando sus efectos, sus propiedades, las dosis adecuadas y con todo ello compuso un libro sobre "todas las cosas que traen de nuestras Indias Occidentales que sirven al uso de la medicina y cómo se han de usar". Libro curioso, traducido a varios idiomas y reeditado muchas veces, que por sí solo merecería un amplio estudio.

La amplísima difusión de este libro por toda Europa; el interés de los naturalistas ante aquel enorme volumen de nuevos elementos insospechados, y el curiosísimo hecho de que en 1552, treinta años después de la conquista, cuando los franciscanos del Colegio de Tlatelolco, quisieron hacer un obsequio al emperador Carlos V, con la segunda intención de recordarle sus apremiantes necesidades ante el olvido real de enviar fondos al colegio, lo que deciden enviar, lujosamente encuadernado y bellamente escrito e ilustrado, es un libro sobre plantas terapéuticas mexicanas. El notabilísimo códice de la Cruz Badiano, realmente titulado *Libellus de medicinalibus indorum herbis*, que con seguridad causó admiración en la corte y todavía constituye el más bello y, tal vez, el más auténtico documento médico para conocer cómo era y se practicaba la medicina en el México inmediatamente anterior a la llegada de los españoles; fueron con toda seguridad algunos de los muchos factores que contribuyeron a que el día 11 de enero de 1570 el rey Felipe II dictara una de las órdenes más originales y trascendentales para el conocimiento de América y la fusión de las culturas europea y americana, gracias a la cual se inició oficialmente la exploración científica de toda la América descubierta entonces. La orden a que nos referimos es el nombramiento del Dr. Francisco Hernández para *Protomédico general de las Indias, Islas y tierra firme del mar océano* y el rey, ese mismo día, perdió su tiempo en redactar también unas prolijas y detalladas instrucciones de lo que su nuevo protomédico tenía que llevar a cabo en las tierras donde era enviado[2].

Esto lo conoce casi todo hombre medianamente culto en la historia americana; sin embargo, lo que casi nadie conoce es la verdadera personalidad del Dr. Francisco Hernández y las razones que movieron al rey para enviarle a explorar la naturaleza de unas regiones que hasta pocos años antes eran ignotas.

A descubrir estas razones hemos dedicado ya bastantes años de trabajo de investigación y hoy estamos en condiciones de poder presentar una imagen de Francisco Hernández bastante diferente y más completa de lo que se conocía no hace más de 30 años. Es mucho lo que podríamos decir; trataremos, por lo tanto, de hacer una síntesis que debe empezar por describirnos la reacción del propio Hernández ante el descubrimiento de América. Al comenzar el *Libro de la Conquista de la Nueva España* dice así:

> Después de la reciente conquista y sometimiento a Carlos César por Cristóbal Colón de la Haitiana y otras islas cercanas del Océano

---

[2] El título de protomédico, uno de los pocos documentos auténticos que se conocen de Francisco Hernández, se conserva en el Archivo de Indias de Sevilla bajo la signatura "Lima 569" y ha sido publicado fragmentariamente por algunos autores.

Septentrional y abierta por el mismo la vía al continente, apenas había en España, por no decir en toda Europa, quien no estuviera poseído de un vehemente deseo de visitarlas, ya sea por las muchas maravillas que en aquel tiempo la fama publicaba acerca de ellas o por la enorme cantidad de plata, oro, perlas y otras riquezas que se decía que abundaban por encima de lo que se pudiera creer[3].

Este párrafo escrito para explicar las razones que movieron a Hernán Cortés a partir en busca de tierras que conquistar, resulta involuntariamente autobiográfico, como tantas otras apreciaciones de sus libros, y por él sabemos que no eran solamente algunas personas sino toda España y toda Europa quienes estaban pendientes de las maravillas de América y sus riquezas.

¿Pero qué maravillas eran éstas? Es difícil contestar a esta pregunta, ya apuntada con anterioridad al comenzar. En general toda América era una maravilla para los ojos ansiosos de ver que venían de España. Había hombres nuevos, costumbres nuevas; plantas, animales y minerales desconocidos, tierras vírgenes que a cada paso mostraban algo ignorado por el conquistador. Montañas inmensas, llanuras inacabables; mares, golfos, islas, ríos de anchura inconcebible para un europeo. Y pronto, aquella tierra, ofreció tesoros incalculables en oro, en plata, en piedras preciosas, en perlas, en alimentos y en medicinas.

Las noticias que llegaban de América eran extraordinarias. La mente de un español no podía concebir sin verlo las cosas que le relataban los que retornaban. Llegaban a Cádiz y a Sevilla los barcos cargados de objetos extraños que eran disputados por los que esperaban en el puerto y más tarde mostrados por todas partes o vendidos a precios exorbitantes.

---

[3] El *Libro de la Conquista de la Nueva España*, es uno de los originales históricos de Hernández escrito durante su estancia en México. Permaneció inédito en la Biblioteca de la Academia de la Historia de Madrid, hasta el año de 1926, en que Paso y Troncoso, efectuó por cuenta del Gobierno mexicano una edición facsimilar de todo el manuscrito hernandito que contiene también el libro de las *Antigüedades de la Nueva España*. Posteriormente, el original latino fue traducido y anotado por el Dr. García Pimentel y publicado por la editorial Porrúa en 1946. De esta traducción, de la p. 191, tomamos el párrafo copiado.

Pronto intervino la fantasía. Si las cartas de Colón o de Cortés son documentos veraces apegados a la realidad de lo visto, los relatos de los marineros y soldados que vinieron después ya no son tan fieles. La vanidad, el deseo de ostentación, hacía desbordar las mentes de aquellos hombres deformando los hechos hasta crear un mundo de fantasía y relatos imaginarios. Rápidamente estas ficciones invadieron las mentes de los que escuchaban creando una confusión de noticias que imposibilitaba la acción de los organismos directivos.

No es casual que coincidiendo con el descubrimiento de América, o más exactamente, con los años siguientes a su conquista, se produzca en el campo filosófico un renacer de las "Utopías" cuyo fondo, aunque existan otras varias razones de las que ya nos hemos ocupado en alguna ocasión, cuando estudiamos la evolución de algunos procesos angustiosos de la humanidad[4], debemos buscarlo en los relatos americanos. Así lo han entendido Eugenio Imaz, en un estudio sobre este tipo de literatura filosófica[5], y Silvio Zavala, quien a su vez encuentra gran influencia utópica en muchos hechos de la colonización española, principalmente en la labor hospitalaria de Vasco de Quiroga[6]. Esta utopía americana aparece descrita muy precozmente y se encuentra ya en narradores como Vespucio cuando trata de la vida de los indígenas, filtrándose también a la pintura y otras artes[7].

Los relatos fantásticos de monstruos, marinos y terrestres, de hombres extraordinarios, de árboles nunca vistos y de fuentes milagrosas de juventud y de vida, se mezclaban junto con las descripciones edénicas a las noticias reales que en ocasiones parecían más fantásticas que las inventadas. La ignorancia, la superstición y la fantasía al acoger estas

---

[4] Germán SOMOLINOS, "Conceptos históricos sobre la angustia", *Gaceta Médica de México*, vol. CII, 1971.

[5] Eugenio IMAZ, estudio preliminar al libro *Utopías del Renacimiento*, México, Fondo de Cultura Económica, 1941.

[6] Silvio ZAVALA, *Ideario de Vasco de Quiroga*, México, El Colegio de México, 1941.

[7] *Carta de Américo Vespucio de las islas nuevamente descubiertas en cuatro de sus viajes*, Universidad Nacional Autónoma de México, Instituto de Investigaciones Estéticas. Edición facsimilar de un impreso publicado entre 1505 y 1516. México, Imprenta Universitaria, 1941.

noticias incompletas y falsas, multiplicadas por los descubridores, dieron lugar a crear un estado de confusión que era indispensable dominar y vencer para poder organizar y dirigir las nuevas tierras.

Simultáneamente con los relatos idílicos o monstruosos que llegaban de América existía otra realidad palpable y visible sobre la cual no podían establecerse especulaciones filosóficas. Desde los primeros tiempos del descubrimiento, América suministró a Europa un acervo de simples medicamentos y de elementos alimenticios extraordinarios. Todos los viajeros y cronistas relatan casos de curaciones maravillosas conseguidas con raíces, plantas y elementos de origen indígena americano. El propio Cortés alaba en sus cartas la medicina de los mexicanos y los primeros cronistas hacen elogios del modo de curar de los aborígenes americanos recogiendo fragmentariamente remedios y elementos terapéuticos que envían a España.

La nueva farmacopea americana se extiende rápidamente por toda Europa, algunos de sus remedios son efectivos contra la terrible plaga sifilítica que por aquellos días asolaba al Viejo Mundo y así vemos cómo aquellas raíces y yerbas que modestamente usaban los curanderos indios adquieren categoría de *simples* en las farmacopeas oficiales e importancia literaria al ser alabadas por los poetas y escritores de la época, que como Cristóbal de Castillejos y Francisco Delicado dedican odas y apologías al palo santo o guayaco que los libró del entonces llamado "mal francés". Respecto a los elementos alimenticios que América envía a Europa, resulta casi imposible en la actualidad darse idea de cómo pudo alimentarse la humanidad sin los elementos americanos que produjeron, al incorporarse en la vieja cocina europea, una verdadera revolución en la nutrición humana del Viejo Mundo.

Estas fueron las razones que movieron indudablemente al rey cuando decide iniciar la exploración científica de América. Hacía ya más de cincuenta años que México, el territorio conquistado más importante por su cultura y riqueza, estaba sometido. La mayor parte de los protagonistas del drama mexicano dormían en sus tumbas el sueño de la inmortalidad. La pasión bélica se había ido apagando y cada raza afirmaba su posición. Los españoles se extendían vencedores por el campo conquistado mientras los indígenas, rebeldes en el alma pero sumisos en el exterior, se dejaban dominar. Las horas heroicas habían pasado al olvido y era necesario fijar los cimientos de la nueva y floreciente organización.

La corona desde España había legislado. Había dictado unas leyes humanas para unos nuevos súbditos a quienes era preciso defender de la voracidad conquistadora. Los misioneros habían emigrado también para trocar la espiritualidad pagana de los nuevos vasallos de América, iniciándolos en los principios indispensables de la ecumene cristiana. Con muchos defectos, con muchas rebeldías de ambas partes, con pasiones desatadas que corrompían la obra, España edificaba en sus nuevos territorios una organización estatal a imagen y semejanza de sí misma. La conquista militar cedía el paso a la conquista civil. La espada y la cruz de los primeros momentos debían dejar campo libre a los facultativos universitarios. Había llegado el momento en que el médico, el farmacéutico y el naturalista entraran en acción de la misma manera que poco antes habían entrado juristas y legisladores.

Así lo comprendió Felipe II. Era indispensable conocer la realidad de la historia natural y de la medicina en toda América y sobre todo en la Nueva España, país culturalmente superior a todos los conquistados, en donde las noticias llegadas hacían suponer un rico venero de conocimientos útiles. Por esta razón a Hernández se le pide concretamente un informe detallado, completo y documentado de la medicina y sus elementos curativos en toda América pero iniciándolo en México. Hernández, al sentir el influjo de la tierra americana y deslumbrándose con su imagen, se excede en su labor, escribe lo que le han encargado pero también se lanza a investigar y recoger datos históricos que le permiten escribir un tratado de *Antigüedades*[8] y un relato de la conquista. Sin embargo, su misión específica, para aquella

---

[8] El tratado de *Antigüedades de la Nueva España* ya ha sido citado anteriormente. Sobre estos estudios de Hernández se ha discutido si es labor original o si solamente se limitó a tomar datos de otros autores. En nuestro trabajo "Bibliografía del Dr. Francisco Hernández", *Revista Interamericana de Bibliografía*, vol. VII, núm. 1 pp. 1-76, enero-marzo 1957, aparecen estudiados estos datos de la producción científica hernandina.

que fue designado, es la de informar al rey y, por tanto, a España y a toda Europa de la realidad médica americana en todos sus puntos.

Pero si por el lado real las razones eran puramente informativas, por el lado de Hernández tenemos motivos suficientes para asegurar que su viaje obedece a la satisfacción de un deseo de aventura, que hemos analizado en otra ocasión[9]. Sólo así se explica que un hombre maduro, de posición desahogada y envidiable, abandone la muelle vida de la corte, el favor real y la clientela distinguida para lanzarse a un desconocido piélago de trabajos y peligros, probablemente soñados desde sus años mozos cuando vivía en Sevilla.

Ha parecido tan inexplicable este hecho a algunos investigadores que no llegan a comprenderlo fácilmente; entonces se han emitido otras hipótesis. No hay datos para poder sostenerlas, pero son tan sugestivas que es interesante consignarlas. Sospechan que, independientemente de las razones reales apuntadas y de la satisfacción del deseo de aventura, motivos suficientes para cubrir la capa externa de la expedición, debieron de existir otras causas más íntimas, más poderosas y menos confesables que obligaron a Hernández a embarcar camino de América.

Así orientados es fácil suponer entonces cuáles pudieron ser estas razones. Hernández, educado en la cuna erasmista de la universidad complutense, había sido amigo de Vesalio, hombre malquisto en la corte por sus orígenes flamencos y su espíritu liberal y de renovación. Atento olfateador de novedades científicas, Hernández no tiene reparos en presentar en sus escritos ideas que todavía están en vías de admisión, como el paso pulmonar de la circulación sanguínea que describe en su traducción y comentarios a la obra de Plinio. Y esto les lleva a pensar si tal vez Hernández no era un peligro en la corte. Los mismos elogios que de su obra hace el padre Sigüenza, heredero espiritual del humanismo, hombre cuyo gran prestigio no impidió que hubiera dificultades con la Inquisición. Son también datos

---

[9] Germán SOMOLINOS D'ARDOIS, "La desventurada aventura del Dr. Francisco Hernández", *Universidad de México*, vol. IX, núm. 1-2, septiembre-octubre 1956.

sospechosos a favor de la idea que supone a Hernández en dificultades cortesanas. "Hermano dilecto" de Arias Montano, como él mismo se llama, hay que suponerle enemigo también de aquellos que atacaban al eminente polígrafo, y son bien conocidas las dificultades que, durante años, existieron entre éste y algunas órdenes religiosas, sobre todo con aquella que entonces era de más reciente formación y la más combativa.

Para comprender el alcance que en aquella época podía tener una diferencia de criterio con los componentes de una orden religiosa, es necesario conocer de antemano lo que las órdenes monásticas representaban en España durante el siglo XVI. Algo que, desde luego, era completamente opuesto a lo que son hoy. En primer lugar constituían una especie de partidos políticos que actuaban aconsejando a los gobernantes y modelando la opinión pública de modo similar a como en la actualidad puede hacerlo una facción política de cualquier régimen. Por tanto, la enemistad con una y otra orden religiosa no era en el fondo un problema religioso, como puede serlo hoy, sino un problema de sentimiento político, dado que la religión católica era integralmente acatada por el pueblo español sin posibles modificaciones de criterio.

Considerando a Hernández elemento avanzado, discrepante del sentir general y con dificultades más o menos políticas dentro de la corte, surge la hipótesis que supone es alejado de la corte por factores ajenos a su propia misión. Se ha visto tanto, en todos los tiempos y en todos los países, disfrazar los destierros con cargos diplomáticos o misiones culturales que, meditando sobre el fracaso cortesano de Hernández, los que así piensan, creen ver en su viaje un alejamiento de la corte influido y ocasionado por algunos sectores de los que intervenían en la política del momento. La misma redacción de la orden real, modelo de hipocresía, con subterfugios que mientras dan alas para actuar al protomédico le cortan el vuelo, y su conocida desgracia al retornar a España, han servido también como nuevos apoyos a la del viaje forzado.

De ser cierta la hipótesis anterior, de la que como decimos no podemos hacernos solidarios por falta de datos concretos que lo afirmen, tendríamos entonces que admitir que el viaje de Hernández a México y su fructífera expedición, enmascaraban la realidad de uno de tantos exilios de españoles como ha tenido que acoger la generosa tierra de América, y que desde entonces hasta hoy se han venido repitiendo entre los naturalistas y científicos españoles con una dolorosa periodicidad.

Pero nos hemos extendido demasiado al tratar de las razones del viaje y estamos olvidando al hombre. A falta de un retrato suyo que nos fije sus facciones, podemos imaginárnoslo por los datos que de él mismo se desprenden en sus obras y hechos como un hombre flaco, con la barba cana, ágil, con sangre ardorosa en su juventud y animoso en la vejez, inteligente y trabajador, curioso de novedades en todos los campos de la ciencia y de las letras, amigo del buen beber y del buen yantar, enamorado de las cosas bellas se extasía ante una flor y goza de la visión de un paisaje nuevo. Afectuoso y caritativo se acuerda de los humildes, siente cariño por los indios que le acompañan en México y les deja mandas en su testamento. Sabe sufrir con paciencia las adversidades, las enfermedades y la incomprensión humana. Honrado a carta cabal y responsable de sus obligaciones, consigue llegar a los más altos puestos con que un médico podía soñar en su época; y para completar este retrato de gruesas pinceladas donde sólo hemos señalado los rasgos que sirven para identificarlo como un cumplido humanista del Renacimiento español, coloquémosle a los pies la obra imperecedera que perpetúa su memoria a través de todos los tiempos y de todas las épocas. Tal vez el mayor interés actual de la expedición hernandina esté en la propia figura de Francisco Hernández, hombre renacentista de hechos hasta hoy casi ignorados y, sin embargo, capaz de colmar todos los ideales de la época en que vivió.

Era toledano, de la Puebla de Montalbán. Pueblo rico, de hacendados olivareros que cosechaban también trigo, cebada, garbanzos y frutales. Albergaba numerosas familias de judíos conversos, y para cuando Hernández viene al mundo cuenta ya entre sus naturales distinguidos a Fernando de Rojas el discutido autor de *La Celestina*.

Se ha sospechado que Hernández era de origen judío. No se puede afirmar documentalmente, pero cada vez se arraiga más esta creencia por los numerosos rasgos psicológicos de su carácter y muchos pequeños detalles observados en el transcurso de los datos que conocemos de su vida y que no es momento de presentar aquí. Tal vez perteneció a una familia de judíos conversos tan abundantes en la provincia toledana y desde luego acomodados.

Estudió y recibió su grado en Alcalá de Henares, en la notable universidad complutense que años antes fundara el cardenal Cisneros. Este dato es un conocimiento reciente que hemos comprobado documentalmente en los últimos años. Lo sospechábamos desde el principio de nuestros trabajos pues en cierto comentario del propio Hernández a las obras de Plinio escribe: "vimos en Alcalá de Henares en tiempo de nuestros estudios". Esta frase que resultaría evidente a cualquier otro investigador no nos satisfizo por completo pues sabíamos la costumbre contemporánea de recorrer diversas universidades antes de obtener el grado –en México mismo, de los médicos notables contemporáneos con Hernández sabemos de Bravo, De la Fuente, Cisneros y Barrios que todos ellos asistieron a universidades diversas antes de graduarse–. Temiendo algo parecido en el caso de Hernández y ante la insistencia de muchos investigadores anteriores que lo creían educado en Salamanca, iniciamos gestiones e investigaciones directas en las propias fuentes universitarias españolas, cuyo resultado permitió localizar en los más antiguos archivos de la universidad complutense el libro *Registro de actos, grados y provisiones de cátedra* en el cual aparecen registrados y consignados todos los acontecimientos académicos producidos en la Universidad de Alcalá de Henares desde 1523 a 1544.

Efectivamente en el folio 85 de dicho libro aparece la constancia del acto de grado de nuestro biografiado que dice así:

> Lunes XXII de mayo de MDXXVI. Este dicho día que fue a veinteydos de mayo año suso dicho se graduó de bachiller en Medicina el Bachiller Francisco Fernández de la Puebla de Montalbán e fue su presidente que le dió el grado de bachiller el doctor Cristóbal de Vega,

estando presentes el señor rector Escalera y los doctores Pedro López de Toledo y Gaspar de Sant Pedro.

Tiene mucho valor para conocer a Hernández este dato de su origen universitario, pues habiendo estudiado en Alcalá se explican muchos de los hechos de su vida. Allí conoció a Arias Montano, intimó con Fragoso y tal vez fue orientado por el gran cirujano Arce. Pero sobre todo lo que Hernández obtuvo en Alcalá fue una profunda y arraigada formación humanística al estilo moderno de su época, inspirada en Erasmo, a quien cita en sus obras, y una pasión que conservará toda su vida por Aristóteles en quien encarna su ideal científico. Muchos años después de su época de estudiante, cuando el rey lo envía a estas tierras de México, sueña con imitar a su ídolo científico y de este modo no tiene empacho en comparar a Felipe II con Alejandro el Grande por haber mandado escribir una historia natural tan importante, y naturalmente de paso él piensa ser el nuevo Aristóteles que lleva a cabo la empresa.

Muy joven todavía se lanza a la tarea de interpretar los clásicos. Traduce las obras de Nicandro, poeta colofonio, y lo hace del griego al latín, mientras alterna estas tareas literarias con otras domésticas a que le obliga su puesto de médico del duque de Maqueda en su castillo de la ciudad de Torrijos. Pero el duque, que sabemos era un botarate, no debió de satisfacer los anhelos de Hernández, y éste, ambicioso y con preparación para alcanzar altos vuelos, deja al duque y se marcha a ejercer a Sevilla.

Fue sin duda en Sevilla donde Hernández concibió la idea de su viaje. A la orilla del Guadalquivir cada día atracaba un barco nuevo que arribaba cargado de noticias y objetos extraños de lejanas tierras. Hernández, nos lo cuenta él mismo, asistía interesado a esos desembarcos de objetos exóticos, contemplaba extasiado y curioso los barcos y los detalles de la navegación. Hombre activo y aventurero, despreció desde el primer momento el método informativo de Monardes, coleccionista sedentario y a distancia, para lanzarse a la exploración directa y al conocimiento *de visu* de lo que la Naturaleza ofrecía al otro lado del mar.

Algunos años ejerció en Sevilla, "ocupando lugar honesto entre mis consortes", como él mismo escribe,[10] y después de recorrer media Andalucía recolectando plantas para estudiarlas y componer una flora andaluza, hoy perdida, y en cuya labor recibió la colaboración del que luego sería famoso cirujano de cámara de Felipe II, Juan Fragoso, lo vemos aparecer un día en el importante puesto de médico del monasterio de Guadalupe. Aquí íntima con Micó, otro de los grandes médicos de su época, pero sobre todo obtiene una profunda preparación anatómica conseguida sobre el cadáver a través de múltiples disecciones, en las cuales se nota que la guía espiritual de sus estudios es Vesalio, que para entonces acaba de revolucionar el saber anatómico.

Fruto de su estancia en Guadalupe es un tratado de medicina con comentarios sobre Galeno e Hipócrates, libro al que hace referencia muchas veces en sus trabajos, y que desgraciadamente hoy está perdido. Pero si ignoramos el contenido literal de esta obra, en cambio sí podemos suponer su espíritu, ya que Hernández, cuando en otras obras tiene que comentar párrafos galénicos, no se recata en advertir que las obras de los antiguos están plagadas de errores que es necesario corregir. Con esta actitud vemos que Hernández se une a la corriente avanzada de su tiempo, al sentimiento renacentista de la medicina que florecía ya en la España avanzada de su época y que más adelante, al fructificar, dará origen a muchos de los conocimientos de la medicina moderna.

Las labores de Hernández en Guadalupe fueron muchas, encargado de la enfermería que estaba situada en un pabellón por el exterior de estilo mudéjar, y con un típico claustro gótico en el centro; allí prestaba atención médica a los muchos caminantes y enfermos que acudían al monasterio en busca de alivio. Escena que nos ha dejado plasmada Zurbarán en uno de sus inigualables cuadros. También se ocupa de vigilar la botica, y él mismo cuenta cómo salía por los

---

[10] La frase citada corresponde a la dedicatoria de su traducción y comentarios de Plinio al rey Felipe II. El manuscrito original de esta traducción se conserva en la Biblioteca Nacional de Madrid.

campos cercanos a recolectar plantas medicinales. Daba clase de medicina al grupo de estudiantes y médicos que se reunían con este objeto en lo que entonces era afamada escuela médica, y se dedicaba intensamente a la anatomía y a la disección. Todavía se conserva el sótano acondicionado para estos estudios, al que se entra por una bella puerta mozárabe.

La estancia guadalupana, para un médico español en el siglo XVI, era casi con seguridad la antesala de la corte y efectivamente, pocos años después vemos a Hernández aparecer en ella como médico de cámara. En el transcurso del tiempo entre estos dos cargos, se sabe que ejerció en Toledo y resulta muy interesante para su biografía este periodo de ejercicio médico toledano, pues nos informa sobre el medio intelectual en que se desenvuelve. Sus trabajos continuamente hablan de personajes de la época con los cuales trata o atiende. Muchos de ellos son figuras conocidas por otros relatos e incluso por cuadros famosos. Por una feliz coincidencia, el ambiente toledano de estos años de retorno hernandino ha quedado plasmado para la posteridad en los lienzos prodigiosos del pintor más grande que ha tenido España. Los paisajes de Toledo que plasmara el Greco en sus inmortales cuadros representan el mismo suelo que pisaba Hernández. Allí están los edificios que recorriera, las casas que habitara, el Hospital Mendoza donde imparte sus conocimientos, y la catedral y los monasterios donde había de acudir en busca de consuelo espiritual.

El Toledo del Greco es también el Toledo de Hernández, y así también a través de los maravillosos retratos del cretense podemos conocer cómo eran los hombres que le rodeaban en sus años de vida toledana. Tal vez algunos de los desconocidos asistentes al *Entierro del Conde Orgaz* fueron en su vida material amigos o pacientes de nuestro médico. Y si no lo fueron ellos lo serían sus amigos y parientes, aquellos a quienes representan, ya que su presencia en el lienzo es algo más que la materialidad de un retrato personal, y su conjunto sublima al pueblo y a la raza pobladora de Toledo en aquel momento de la historia de España.

Durante estos momentos de intermedio toledano, Hernández nos cuenta que asiste al hospital de la Santa Cruz, de donde relata algunos casos clínicos muy interesantes. El hospital de la Santa Cruz, que fundara el cardenal Mendoza, era el más importante de Toledo. La sola presencia de Hernández en él es un dato para afirmar el prestigio de nuestro médico. En aquellos momentos empieza a traducir y comentar el Plinio. Este trabajo que sin discusión es para nosotros la más importante de las obras de Hernández, y cuya elaboración le lleva más de quince años, representa un tratado enciclopédico de todo el saber de su tiempo. Sus páginas constituyen, además, desde muchos puntos de vista, la fuente de datos más rica que poseemos sobre sus datos biográficos, el índice completo de sus extensos conocimientos e, incluso, una exposición evolutiva de sus ideas.

En 1557 es llamado a la corte y se le nombra médico de cámara; con este motivo Hernández traslada su residencia a la capital y pasa a ocupar su tiempo en el Palacio Real de Madrid. La actuación cortesana de Hernández es poco conocida aunque resulta indudable que la tuvo y que en ella se codeó con los más importantes médicos de la época. Con seguridad conoció a Laguna, a quien cita en alguna ocasión refiriéndose a su Dioscórides, y aunque alteremos algo las fechas para acabar con este tema, digamos que intimó con Valles, quien a la vuelta de América le revisa los originales, y sobre todo conoció a Vesalio, de quien dirá años más tarde que era "varón excelente en anatomía y, mientras vivía, amigo nuestro".

Hernández en su Plinio cuenta de continuo hechos y casos sucedidos durante su estancia cortesana, y por ellos sabemos que no se limitaba puramente a las funciones palaciegas, sino que movido por su espíritu observador y estudioso se dedicó a cultivar y conocer las plantas medicinales que se producían en lo que hoy es Campo del Moro Madrid, que entonces era una huerta del Palacio Real.

Fruto de sus años de estancia cortesana son los famosos comentarios sobre la filosofía aristotélica, en los cuales presenta un conjunto de observaciones muy interesantes sobre los libros aristotélicos de la Física y el Alma, manuscritos conservados en Madrid.

Es curioso para México recordar que entre las cosas que cita, vistas en palacio, está un perro sin pelo de los llamados en México *escuintle*, que le habían llevado de regalo al infortunado príncipe Don Carlos y que a él le causa extrañeza.

Fue con seguridad la atención, el cuidado y la competencia con que Hernández desempeñó su puesto cortesano, lo que le llevó a conseguir designación de protomédico en América; y es de suponer y admitir que dentro de la corte contaba con prestigio profesional y con el aprecio personal de Felipe II pues, según escribe el propio rey, al otorgarle el título de protomédico americano indica se lo encomienda y otorga "por la noticia y experiencia que de cosas semejantes tenéis y para que acatando vuestras letras y vuestra ciencia y lo que nos habéis servido y esperamos que nos serviréis en esto que vais a emprender"[11]. Sus vicisitudes americanas son lo más conocido de su vida. Transcurren siete años de trabajo y lucha que minan su existencia y lo incapacitan para continuar el trabajo por el resto del territorio americano.

Después de casi un año de trabajos de preparación, el 1 de septiembre de 1570, Hernández vuelve a Sevilla y se embarca en la flota que había de traerlo a México. De su travesía, que por los datos que hemos obtenido fue más larga de lo habitual, han quedado noticias en sus libros. Pasó varios días en la Gran Canaria, donde escribió un libro sobre la flora de allí, hoy perdido. Llegó a Santo Domingo, donde fue recibido con todos los honores, comió con el arzobispo y el capitán general y escribió otro libro de plantas haitianas. Lo mismo hizo en Cuba, donde pasó varios días en La Habana, y finalmente arribó a Veracruz. El día primero de marzo de 1571, en el palacio virreinal, Hernández presenta su título ante la Audiencia de México y le es reconocido. Desde este momento es el Protomédico de la Nueva España. México, la capital donde va a residir por el momento, era entonces una ciudad naciente que cautiva a los que la conocen. Hernández dedica en sus obras varios capítulos a alabarla y se siente feliz en ella.

---

[11] Título de protomédico, citado en la nota 2.

Pronto empiezan los inconvenientes. Las autoridades encuentran que la labor del protomédico, cuando trata de ejercer sus funciones legales y de dirección médica, les perjudica. Lucha con la Audiencia, lucha con el virrey, lucha en general con todas las autoridades que tratan de mermar sus prerrogativas y poderes. Hernández, acostumbrado a la legalidad y orden de la corte española, no tenía experiencia para enfrentarse a la pandilla de truhanes y trapisondistas que disfrazados de oidores y concejales dirigía la Nueva España en beneficio de sus haciendas. Indudablemente, entonces como ahora, la *inspección* era una fuente de ingresos bastante importante, y los oidores veían con malos ojos que el protomédico ejerciese sus funciones privándoles de beneficios mal habidos pero bien recibidos. El virrey, hepático y amargado, tiene durante estos siete años varias alternativas de amistad y animadversión, y el Cabildo llega incluso a impedir que Hernández circule por las calles precedido de un criado con vara, símbolo de su dignidad.

Mas como no todo había de ser desagradable, también encuentra Hernández en México un núcleo de humanistas e intelectuales con los cuales entabla amistad y tiene relaciones. Son muchas las personas de esta elevada clase intelectual con las cuales tenemos constancia de que estuvo relacionado. Aparte de los médicos famosos de entonces como Francisco Bravo, Farfán, Juan de la Fuente y Alfonso López de Hinojosos, Hernández tiene amistad con Cervantes de Salazar y con el arzobispo Moya de Contreras. La amistad con este último sirve para que Hernández escriba el trabajo más extraño de toda su obra. Nos referimos a la famosa *Doctrina Cristiana* en versos hexámetros que, aparte de ser un manuscrito valiosísimo –por las notas autógrafas que el propio arzobispo Moya le puso al margen– representa una no explicada actividad del protomédico.

Después de iniciar sus trabajos científicos a raíz de su llegada y de sufrir una grave y penosa enfermedad urinaria, Hernández sale a explorar. Es casi inconcebible hoy cómo pudo recorrer en el poco tiempo de su misión una extensión tan dilatada de territorio. Por el norte llega a Michoacán, a Colima y a Querétaro. Desciende por la costa del Mar Austral hasta cerca del Istmo y estuvo en Oaxaca.

La región central fue recorrida pueblo por pueblo y casa por casa. No quedó lugar de lo que hoy es Morelos, Puebla y Guerrero que no fuera explorado y examinado. Viajaba en litera con mulas, acompañado de su hijo y varios pintores y copistas. Se albergaba en los monasterios y a veces en casa de los encomenderos. Enfermó varias veces y sufrió los rigores del clima y la fauna tropical; sin embargo, la obra proseguía, la recolección de datos, especies y muestras no fue interrumpida, la impedimenta de cajones, costales con semillas, dibujos, manuscritos, plantas en macetas y muestras de rocas y animales disecados convirtieron el viaje en un perpetuo trabajo de vigilancia y cuidados. Era preciso ampliar continuamente el número de bestias de carga y de ayudantes indígenas, aspecto administrativo y material de la obra que quedó encomendado al hijo del protomédico, llamado Juan Fernández Caro, mozo de pocos años pero capaz de haber llevado a cabo esta ingrata y pesada labor durante todos los años del viaje.

En la extensa obra que, dedicada a reunir sus obras completas, ha publicado la Universidad Nacional de México, está analizado el itinerario completo del viaje identificados, hasta donde ha sido posible, los lugares visitados y los conventos, monasterios o haciendas que sirvieron de alojamiento a la expedición. Su simple resumen alargaría en forma inconveniente la corta historia que estamos trazando. Sin embargo, no queremos omitir sus propias palabras, el grito de dolor y de queja con que, vuelto a España, al verse postergado y aislado dentro de la misma corte que le encargó la obra y a la que volvía triunfante, le hace resumir en unos bellos versos latinos el sentimiento íntimo de su aparente fracaso. Remitidos en petición de auxilio y en tono de queja a uno de sus más dilectos amigos, a su vez influyente en la corte, Benito Arias Montano, consejero del rey y hombre culto y cabal, describen con palabras que salen del alma su situación. No hay posibilidad de mejorar lo que expresan estos versos que son reflejo fiel de cómo transcurrió la expedición, siempre en progreso, con el entusiasmo y la fe como únicas guías no obstante las terribles situaciones que hubo de vencer. Dicen Así:

Callaré las penosas fatigas que por largos siete años sufriera
(ya vejez, sin la sangre ardorosa de mis juventudes)
cruzando dos veces el piélago, peregrino por tierras ignotas,
en extraños climas, sin comer el pan que solía
y abrevando la sed muchas veces en impuras aguas.

No diré los calores ardientes, los fríos intensos
contra los que no valen recursos de la humana industria;
las boscosas alturas, las selvas hostiles, los pérfidos ríos,
lagunas y lagos y temibles pantanos inmensos.
No diré la pérfida confabulación de los indios,
las perversas mentiras con que me burlaban incauto,
hablando con gran fingimiento, con mañas y astucias;
ni las muchas veces que confiado en falaces intérpretes
creí conocer de las plantas mentidas virtudes,
y apenas logré combatir sus nocivos efectos
con el arte médico y el favor insigne de Cristo;
ni el cuidado de que los pintores no diesen imágenes falsas
ni las moras de los poderosos que frustraban empresas e intentos.

¿Qué decir de las múltiples veces que puse en peligro mi vida
probando las yerbas dañosas por saber de su naturaleza?
¿Qué decir de las enfermedades que de tantos trabajos y penas
me vinieran y habrán de acrecerse a través de todos mis días?
¿Para qué recordar los frecuentes encuentros hostiles?
¿Para qué el horror de los monstruos que habitan los lagos
y tragan y alojan enteros a los hombres en su enorme vientre?
¿Y la sed, y el hambre, y los miles de insectos dañinos
que laceran la piel de incontables picaduras sangrientas?
¿A qué hablar de los guías ceñudos y del torpe rebaño de siervos?
¿A qué recordar la salvaje condición de los indios,
nada sinceros, reacios a revelar sus secretos?

Olvidado de tantos afanes quiero sólo decir lo que hicimos
con la Gracia de Cristo y el favor especial de sus santos,
recorriendo las vastas regiones de la Nueva España.

Es necesario recordar la enorme labor desarrollada en estos viajes, los miles de elementos naturales estudiados; parece imposible que un solo hombre pudiese recopilar y estudiar tantas cosas, describiéndolas de modo tan prolijo y exacto. No le arredraron para desarrollar su labor los inconvenientes de ningún tipo, enfermó varias veces, sufrió los rigores del clima y, sin embargo, la obra proseguía, la recolección de datos, especies y muestras no fue interrumpida y cuando apremiado por el rey y las muchas enfermedades retornó a España, llevaba, además de sus libros, un extenso cargamento de macetas y cajones con semillas, muchas de las cuales son hoy corpulentos árboles del alcázar de Sevilla.

No contento con la labor recolectora, Hernández se dedicó también a experimentar la acción de los productos recogidos. Para ello trasladó su vivienda al Hospital Real de los naturales y allí, en colaboración con cuatro médicos de los que sólo ha quedado con seguridad el nombre de Alfonso López de Hinojosos, practicaba y observaba la acción de las plantas.

Viviendo en ese hospital, le sorprendió la epidemia de *cocoliztle* que motivó escribiera un curioso trabajo cuyo manuscrito, inédito, apareció hace algunos años en una biblioteca madrileña y constituye uno de los documentos patográficos más importantes de la medicina mexicana del siglo XVI. Escrito en latín relata los síntomas de la enfermedad, el diverso curso clínico que presentaron los enfermos, sus complicaciones y los múltiples y diversos métodos terapéuticos empleados para combatir la plaga –probablemente una de las más temibles catástrofes patológicas que sufrió el pueblo mexicano en ese siglo–.

Además del documento clínico este pequeño manuscrito –apenas tres páginas en folio–, contiene los estudios anatomopatológicos *post mortem,* que el protomédico mandó efectuar bajo su presencia a López de Hinojosos con el propósito de descubrir la causa del mal y poder orientar mejor su tratamiento.

Es casi seguro que estas autopsias no fueron las primeras practicadas en la Nueva España. Existen indicios que casi permiten afirmar el ejercicio de esta misma práctica en décadas muy anteriores, pero para nuestro objeto biográfico actual es un dato más, y de enorme valor, para estimar el carácter renacentista y avanzado del protomédico Hernández si tenemos en cuenta que, una de las particularidades más peculiares para distinguir la práctica médica arcaica y medieval del nuevo espíritu médico producido en el Renacimiento, es precisamente este interés por la indagación anatómica de la localización patológica en el enfermo fallecido, que permite seguir el estudio de su enfermedad más allá de la muerte[12].

Aún tuvo tiempo Hernández para escribir algunos trabajos filosóficos, terminar el Plinio y escribir un libro de antigüedades de México, antes de que apremiado por el rey y las enfermedades resolviese volver a España sin proseguir la expedición por otros territorios de América.

Más adelante, cuando analicemos su obra, podremos insistir sobre el carácter o el valor de algunas de estas obras, escritas al margen de su comisión real, en las cuales se pueden rastrear muchas facetas vitales y psicológicas de nuestro autor, hombre de energías extraordinarias y capaz de añadir a su agotadora labor de explorador científico el interés por comentar y resumir las obras de Aristóteles, de escribir pequeñas monografías sobre geografía, peces raros, la historia de México e, incluso, una doctrina cristiana en verso a la que ya nos referimos con anterioridad.

Sin embargo, llegó un momento en el cual las penalidades físicas y los sufrimientos morales le obligaron a pedir al rey la orden de retomar a su patria. Los libros fueron enviados por delante, preciosamente encuadernados, llegaron, sin embargo, a la presencia real faltos de amparo y expuestos a las críticas y comentarios, casi siempre mal intencionados, que mueven la envidia y la maledicencia. Sin embargo, al rey le agradaron, los mandó retener en su aposento y se sabe que muchas de sus bellas láminas dibujadas por *tlacuilos* mexicanos, probablemente a todo color, según refieren algunos cronistas, pasaron a decorar las paredes de las habitaciones reales en El Escorial.

Cuando por fin, a mediados de febrero de 1577, Hernández consigue embarcar con toda su impedimenta en camino de retomo a España,

---

[12] Germán Somolinos d'Ardois, "Hallazgo del manuscrito sobre el *cocoliztle*, original del Dr. Francisco Hernández", *La Prensa Médica Mexicana*, vol. XXI, 1956, pp. 115-122.

ya no es el incansable explorador de seis años antes. Ha cumplido más de sesenta años. Su salud está muy quebrantada por toda clase de sufrimientos, está en la ruina, pues los oficiales de la Real Hacienda no han querido abonarle los gastos de la expedición, y lleva como única esperanza la generosidad real de quien espera honores y mercedes.

Por un documento sabemos que al desembarcar en Sevilla traía –aparte de los diez y seis libros que había enviado antes– otros veintidós cuerpos de libros, dos arcas que contenían curiosidades, objetos raros, y todas las obras compuestas por puro placer intelectual –la traducción de Plinio acabada, los libros sobre Aristóteles, las obras históricas y muchas otras más–. Llegaron además sesenta y ocho talegas con simientes y raíces para sembrar, y ocho barriles y cuatro cubetas donde venían árboles de México ya crecidos y listos para ser trasplantados.

La recepción real fue acogedora, Hernández queda avecinado en Madrid, conserva su puesto de protomédico adscrito a la corte y se le encargan misiones tan delicadas como la de cuidar y asistir a la salud del príncipe heredero, del que años más tarde será Felipe III, nacido apenas en aquellos mismos días. Encargo de tremenda responsabilidad para la época, más si se tiene en cuenta que, de los cinco hijos de Felipe II con su cuarta esposa, el único que sobrevive la primera infancia es este Felipe cuya salud depende de Francisco Hernández.

Pero si Hernández volvía cambiado, también estaban en la corte las cosas de manera muy diferente a como él las dejara. El rey, envejecido prematuramente, sufría molestias continuas gástricas, dolores de cabeza, la terrible gota y otros muchos procesos más que le habían convertido en la figura melancólica y triste con que nos lo pintan escritores y artistas de la época. El ambiente y la psicología cortesana también habían evolucionado. Con el cambio a Madrid, aumentó el poder central, se amplió el movimiento cortesano, crecieron las intrigas y también cambiaron los intereses de las personas que rodeaban e influían al monarca. Las órdenes religiosas, de las que ya nos ocupamos al principio, habían perdido el equilibrio político de años anteriores, subían unas, mientras otras caían en desgracia, desplazando en sus vaivenes a las figuras prominentes del reinado. Son también, esos momentos de la vuelta hernandina, los años de preponderancia de Antonio Pérez que tanto influyó en el cambio ambiental de la corte.

El resultado directo para Hernández fue triste y deprimente. Pasado el primer momento de entusiasmo, el rey lo dejó relegado sin concederle los favores y mercedes que él creía merecer. Por otro lado tuvo que sufrir las intrigas de un poderoso grupo de enemigos, tal vez los mismos que en algún momento, se supone, propiciaron su destino americano.

Sus libros, dentro de la bellísima encuadernación en que fueron encerrados, pasaron a sufrir clausura en la biblioteca de El Escorial donde años más tarde desaparecieron consumidos por un incendio voraz. Más vejatorio resultó todavía para Hernández que el rey, tal vez por lo enfermo y cansado que encontró al protomédico, comisionó a un italiano, prácticamente desconocido en la medicina de su tiempo, ignorante de todo lo americano y casi del español, Nardo Antonio Recco, para que resumiese, revisase y adaptara a las condiciones tipográficas el original hernandino. El berrinche de Hernández ante este hecho nos ha llegado por varios documentos y sin embargo (y no obstante el destrozo que hizo Recco sobre los escritos de Hernández, al cercenar en ellos todo lo que era personal o anecdótico, más todo aquello que consideró poco interesante) fue gracias a su intervención que las obras de Hernández llegaron al camino para su impresión y conocimiento posterior.

En estos años inmediatos a su llegada, Hernández hace testamento. Se conserva todavía en el Archivo de Simancas y es una inestimable fuente de datos biográficos. Se reúne con sus familiares en Madrid (cuando salió para América ya era viudo y tenía el hijo que le acompaña durante el viaje y dos hijas, una legítima y otra natural, que dejó en un convento toledano) y frecuenta un grupo de amigos, que ya lo eran de antiguo, entre los cuales se encuentran nada menos que Juan Herrera, el arquitecto que edifica El Escorial y aparece como su albacea testamentario; Juan Fragoso, el notable cirujano de la corte con el cual ya había herborizado por Andalucía cuarenta años antes, y otros varios más, menos notorios, pero cuyos nombres han llegado a nosotros.

Hernández pasa los últimos años de su vida en la misión palaciega de cuidar al infante Felipe y en las antesalas de palacio entregando memoriales y solicitando mercedes, que nunca llegan. Recco no debió de darse mucha prisa en la revisión de sus libros pues en 1582 todavía estaban en su poder, y con una orden del rey a su secretario Santoyo para recogerlos, se acaba, si excluimos la partida de defunción, el material documentado auténtico de su vida.

De nada sirvieron las cartas escritas a personajes notables o influyentes como Benito Arias Montano, ni los memoriales enviados al rey. El favor real, ese factor omnipotente que podía hacer o deshacer a su albedrío, no estaba perdido, pero sí entibiado. El rey tenía problemas más apremiantes que atender a su leal protomédico. Recluido en una casa próxima a Palacio en la Parroquia de Santiago, continuó envejeciendo en las antesalas, lleva una vida triste y apagada, todos sus sueños de gloria, como aquellos en que desde México escribía a su rey comparándole con Alejandro el Grande del cual él sería, naturalmente, un nuevo Aristóteles, se han desvanecido, y una fría mañana del enero madrileño de 1587, desapareció de entre los vivos, sin ruido, inadvertidamente. Su cuerpo fue enterrado en la iglesia de la Santa Cruz, delante del altar de San Cosme y San Damián. La iglesia pocos años después se quemó y fue trasladada a la acera de enfrente, con lo que quedó definitivamente perdido el enterramiento de Hernández, que vive y seguirá viviendo por la obra inmortal que escribiera para el conocimiento de México.

II. LA EXPEDICIÓN Y LA OBRA

Resulta insólito descubrir que un hombre, curioso de la Naturaleza, imbuido de espíritu investigador, con auténtica formación renacentista y extraordinarias dotes de polígrafo, llegue al final de su larga existencia, entregada íntegramente el trabajo, con más de treinta obras salidas de su pluma, algunas –el *Plinio*, la *Historia Natural de*

Nueva España, y los perdidos comentarios a Galeno– verdaderamente monumentales y, sin embargo, no haya conseguido en toda su vida ver impresa ni una sola palabra de las incontables que salieron de su pluma.

Analizar este fenómeno –perfeccionismo, mala suerte, problemas económicos o enemistades– nos llevaría mucho más lejos de nuestro propósito y tenemos la absoluta evidencia de llegar a un resultado negativo. Consignamos el hecho por curioso y, al mismo tiempo, porque representa mucho para interpretar y comprender toda la historia de la obra hernandina que se produce y desarrolla a partir de la muerte del autor hasta nuestros días, cada vez con mayor interés.

En el tomo I de las *Obras completas* de Francisco Hernández aparece un extenso estudio bibliográfico de todos sus escritos que ocupa de la página 392 a la 440, donde se analizan los datos conocidos sobre ediciones, manuscritos, localización de los textos inéditos y testimonios que permiten afirmar la existencia de los hoy perdidos[13]. El carácter de la presente obra impide repetir en sus páginas todo este extenso estudio, demasiado erudito y especializado. Sin embargo, como la vida de Francisco Hernández no puede ser realmente comprendida en su totalidad sin el conocimiento de lo que fue su obra de toda una vida, con facetas dispares e intereses universales, al modo que descubrimos en todos los hombres de espíritu renacentista auténtico, trataremos en esta segunda parte de presentar una imagen resumida de su extraordinaria y voluminosa labor al tiempo que indicaremos el valor y la importancia que, dentro de cada uno de sus diversos aspectos, tienen sus numerosos escritos para interpretar los diversos momentos de su vida.

En principio las treinta y tres obras de Francisco Hernández identificadas hasta la actualidad, se pueden dividir en dos grupos fundamentales: unas conservadas hasta nuestros días, y otras perdidas

---

[13] Somolinos, como encargado de la edición de las *Obras Completas* de Hernández, abrió el vol. I con un largo estudio preliminar, "Vida y obra de Francisco Hernández" (pp. 97-482). Sobre el proceso de edición de estas *Obras* remito al lector al estudio preliminar (N. del Ed.).

y de las que sólo tenemos conocimiento a través de sus propias referencias o de documentos contemporáneos que se ocupan de ellas. En las perdidas sólo podemos, por lo regular, imaginar lo que fueron a través del título conservado o de alguna referencia a su contenido incluso en el texto de los libros existentes. Por el contrario, las conservadas tienen, en general, una larga historia, en ocasiones casi novelesca y también podemos dividirlas en otros dos grandes grupos: las que quedaron inéditas y han llegado a nuestros días en el propio manuscrito del protomédico, y las que alcanzaron el privilegio de la impresión tipográfica, aspecto curiosísimo para la historia hernandina, pues en su mayoría fueron impresas en libros de otros autores y en la mayor parte de las veces después de haber sufrido mutilaciones o de padecer arreglos casi siempre inadecuados.

Si lo anterior se refiere a la materialidad de las obras y a sus aspectos físicos, resulta también de interés conocer la distribución temática que estos mismos trabajos tuvieron, pues de aquí podemos deducir la amplitud de intereses e inquietudes que bullían en la mente del protomédico, probablemente, hombre de inteligencia elevada y de comprobada y extensísima cultura general según se desprende de la simple lectura de sus obras. Y en especial, de los *Comentarios a Plinio*, su obra máxima, aunque para México tenga una importancia secundaria por ser de tema universal y no específico para el conocimiento del país como es la *Historia Natural de Nueva España*.

En ocho apartados diferentes podemos distribuir las treinta y tres obras salidas de su pluma, aunque cuando las analicemos podremos descubrir que, en algún caso, se limitó a traducir o copiar autores contemporáneos o anteriores. Tres trabajos corresponden a estudios médicos; dos siguen la corriente de la época en la tarea de traducir, comentar e interpretar autores de la antigüedad clásica; se conservan cuatro tratados filosóficos de tema aristotélico y conciliador: tres escritos, los menos originales, estudian la historia del México antiguo, otros cuatro son geográficos referentes a datos sobre Asia en general y en uno de ellos, sobre la geografía novohispana, suponemos que su parte fue directiva y no material del escrito. El volumen más grande de todos sus escritos es el dedicado a historia natural, son por lo menos catorce escritos de título diferente, aunque de extensiones muy variadas, pues junto a la voluminosa *Historia natural de Nueva España* tenemos algunos que apenas ocupan medio folio. Existe un extraño poema en verso hexámetro sobre doctrina cristiana, que comentaremos en extenso, y finalmente dos obras de carácter literario: el *Carmen*, dirigido a Benito Arias Montano, escrito en verso y en gran parte incluido por nosotros en la primera parte de este estudio y un proemio, hoy perdido, dedicado a Felipe II donde le dedicaba sus trabajos americanos.

De las obras médicas, la más importante, que por sus propios datos suponemos era un *Tratado de Medicina* con comentarios a las obras de Galeno, hoy está perdido. Sin embargo existen referencias suficientes para adquirir la seguridad de su existencia. Las hemos encontrado todas en los comentarios a Plinio, y aparecen ya en los "Primeros borradores" (véase lo que decimos sobre el Plinio). Esto permite situarlo como escrito antes del viaje a México, y nosotros, por datos que no podemos explanar aquí pero que consignamos en el trabajo extenso que sobre él escribimos, tenemos casi la certidumbre de que fue escrito durante la estancia de Hernández en Guadalupe como médico del Monasterio y director del Hospital, por los años de 1558 a 1562.

La referencia más concreta, intercalada al hablar de los huesos de la cabeza, dice así: "sería fuera de nuestro intento ... repetir lo que largamente y con distinción y claridad escribimos en nuestra medicina y comentarios sobre los libros de Galeno"[14]. En otra ocasión, tratando de los días críticos después de atacar la teoría de Galeno, reputándola falsa, dice que de ello "en nuestra medicina con más comodidad tratamos"[15]. Más adelante, al comentar las parasitosis intestinales, describiendo los parásitos, añade "de cuya generación, causas, indicios y cura screbimos en nuestra medicina largamente"[16]. Por lo anterior,

---

[14] *Comentarios a Plinio*, libro XI, cap. 37, fol. 240 v. También aparece en *Primeros borradores*, t. II, fol. 194 v.

[15] Ibídem, libro VII, cap. 48, fol. 95 r.

[16] Ibídem, libro IX, cap. 33, fol. 231 v.

parece indudable la existencia de este trabajo, desgraciadamente hoy perdido. Y es más sensible nuestro desconocimiento de esta obra, pues los datos médicos de Hernández incluidos en otras obras demuestran que sus conocimientos estaban en la vanguardia de su época. Algunos, como el de la circulación pulmonar que describiera Servet, aparecen ya en sus comentarios a Plinio, y con frecuencia rompe el tradicional acatamiento a las teorías antiguas para intercalar observaciones o hechos que las ponen en duda. Probablemente su amistad con Vesalio, de la que nos han quedado pruebas, intervino mucho en el avance de sus conocimientos y en las discrepancias con los antiguos, cuyas falsedades anatómicas acababa de demostrar Vesalio. El día que esta obra aparezca se podrá valorar mejor la figura médica de Hernández, indudablemente de las más preeminentes de su época, no obstante el olvido en que durante siglos se tuvo este aspecto de su personalidad.

El segundo trabajo estrictamente médico es el titulado *De morbo Novoe Hispaniae anni 1576 vocato ab indis cocoliztli.* Ya nos referimos a él con anterioridad y en la nota 12 hicimos referencia a su traducción e interpretación en México hace algunos años, es uno de los pocos manuscritos hernandinos a los que se puede fijar una fecha exacta, pues él mismo asienta que está escribiendo en enero de 1577. Trata de la célebre enfermedad epidémica llamada por los indios *cocoliztle,* que todavía no ha podido ser identificada no obstante los diversos trabajos que se han dedicado a ella. Tiene este manuscrito para la historia médica mexicana el inapreciable valor de ser la única descripción de la enfermedad escrita por el médico que tuvo, en su papel de protomédico, que hacer frente a la epidemia, declarar de qué enfermedad se trataba y establecer el tratamiento más adecuado. Para llevar a cabo su cometido, como ya advertimos con anterioridad, efectuó autopsias y experimentó numerosos fármacos, de los que da noticia en este trabajo.

El último de los libros que consideramos médicos también está perdido. Se trata de la *Tabla de los males y remedios de Nueva España,* que con seguridad constituía un complemento a su *Historia natural de México* y que junto con otros que analizaremos más adelante está citado en las cartas del protomédico al rey y vuelve a señalarlo en el memorial donde pide mercedes, ya una vez en España. Suponemos, sin base documental, que éste pueda ser el original hernandino que incluye Juan de Barrios en su obra *Verdadera medicina* publicada en México en 1607[17].

Analizando el segundo grupo que señalamos al dividir sus obras en forma temática, o sea aquellas dedicadas a la traducción, interpretación y comentarios de obras de la antigüedad, tenemos que incluir en primer término su traducción latina y comentarios en el mismo idioma de la *Theriaca* de Nicandro, obra también perdida. Las referencias a este trabajo son numerosas y casi todas se encuentran incluidas en los comentarios a Plinio. Es indudable que lo llevó a cabo siendo muy joven, pues en una ocasión nos dice que ya había "escripto sobre Nicandro poeta colofonio al qual en verso latino en nuestra mocedad interpretamos"[18]. La traducción y los comentarios fueron en latín, puesto que tratando de alguna otra cosa añade: "Ansí lo cantó Nicandro poeta griego en aquellos versos que en otros hezimos latinos trasladando"[19]. De aquí se desprende claramente que la traducción fue grecolatina, lo cual se confirma en otro párrafo, donde hablando de las serpientes envía al lector a las obras de "Nicandro poeta griego el cual trasladamos y comentamos, pero por no faltar a los que carecen de la lengua latina diré dellas alguna cosa"[20]. Otras muchas referencias pueden todavía citarse: recogeremos alguna como aquella donde dice hablando del acónito pardalianche "del qual... tenemos escrito en nuestros comentarios sobre el libro que contra las mordeduras de las serpientes escribió Nicandro"[21]. En otra ocasión nos indica "desta serpiente hablamos en nuestros comentarios sobre Nicandro"[22]. Hablando de los dragones, afirma su falsedad y añade que no son "sino vulgares culebras de que

---

[17] El autor se refiere a *Verdadera medicina, cirugía y astrologia en tres libros dividida*, Mexico, del doctor Juan de BARRIOS, natural de Colmenar Viejo e impresa en México en 1607 por Fernando Balli (N. del Ed.).

[18] *Comentarios a Plinio*, libro XXI, cap. 10.

[19] Ibídem, libro VIII, cap. 27, fol. 197 v.

[20] Ibídem, libro VIII, cap. 23, fol. 183 v.

[21] Ibídem, libro VIII, cap. 17, fol. 167 r.

[22] Ibídem, libro VIII, cap. 21, fol. 180 r.

sobre Nicandro poeta griego tenemos hecha muy larga mención"[23]. Aunque se podrían seguir añadiendo referencias, creemos que bastan las anteriores para confirmar la existencia de este trabajo hernandino que no ha llegado hasta nosotros, aunque evidentemente fue escrito por Hernández.

El segundo libro de este mismo grupo temático es la notable *Historia Natural* de Plinio traducida y comentada por Hernández. Se conserva íntegra y en dos versiones, en la sección de manuscritos de la Biblioteca Nacional de Madrid. De las dos versiones señaladas, una, con toda evidencia, constituye lo que hemos llamado "Primeros borradores". Es autógrafa del propio Hernández y está llena de enmiendas y tachaduras. La otra, que consideramos "Redacción definitiva", está puesta en limpio por mano de copista, con letras capitales adornadas y contiene incluidas dentro del texto todas las anotaciones, glosas y enmiendas que aparecen en los márgenes de lo que hemos llamado "Primeros borradores". En total entre las dos versiones ocupan 2.996 folios de letra apretada, escritos por sus dos páginas. Es por tanto una obra monumental, inédita hasta hace unos años en que la primera mitad de la "redacción definitiva" entró a formar parte del tomo IV de las *Obras completas* que edita la UNAM. Carece de portada y su primer folio dice: *Libro primero, de la Historia natural de Cayo Plinio segundo trasladada y annotada por el Doctor Francisco Herna(n)dez Médico del invictísimo Rey Don Philippo segundo n(nuest)ro señor.*

Resulta evidente que la traducción y los comentarios a Plinio son la gran obra de Hernández, donde vierte sus extraordinarios conocimientos científicos. Para Álvarez López "la simple tentativa de una traducción de Plinio a la lengua castellana en la época en que fue acometida por nuestro Hernández suponía, por sí sola, una empresa de grandes alcances"[24], y, efectivamente, como tal hay que tomarla

---

[23] Ibídem, libro VII, cap. 11, fol. 149 v.

[24] Enrique ÁLVAREZ LÓPEZ, "El Dr. Francisco Hernández y sus comentarios a Plinio", en *Revista de Indias* (Madrid), año III, núm. 8, 1942, pp. 251-290. El presente trabajo es la única publicación que conocemos referente a la traducción pliniana de Hernández. Su autor, sin llegar al agotamiento del tema, ha sabido dar una completa y documentada impresión de lo que es el manuscrito y lo que representa en la ciencia española del siglo XVI.

por la extraordinaria envergadura del trabajo y la vasta preparación indispensable para llevarla a cabo.

Su elaboración ocupa, que sepamos, un periodo de más de diez años. Lo encontramos dedicado a ella en la década del sesenta, por los datos que en la misma traducción asienta[25], y en las cartas que le escribe al rey desde México le informa que ya está terminada la traducción de Plinio[26]. Utiliza como fuente original numerosas versiones latinas, que corrige y compara continuamente[27]. Lo más importante del trabajo son los comentarios, donde se nos muestra como un profundo conocedor de la ciencia de su época, con gran competencia y erudición en las materias más diversas. Las partes astronómicas y geográficas son comentadas extensamente con numerosas aportaciones originales y discusiones sobre lo asentado. Algunos de estos comentarios constituyen verdaderas monografías. Lo mismo puede decirse de

---

[25] En muchos de los comentarios a Plinio, Hernández intercala fechas y referencias que pueden situar el lugar en que escribía. Por ellas sabemos que lo empezó estando en Toledo, y la fecha más antigua consignada es la que aparece en el comentario al cap. 16 del Libro II (vol. I, folio 106 r.), cuando dice "desde que Plinio escribió hasta el año presente del mil y quinientos y sesenta y siete". Sin embargo. gran parte de los "Primeros borradores", se puede afirmar, con seguridad, que son anteriores a esa fecha.

[26] En casi todas las cartas de los últimos tiempos de Hernández, desde México, señala que tiene ya traducido el Plinio. En la del 10 de febrero de 1576 le dice al rey lo que tiene escrito y añade: "también los treinta y siete libros de Plinio acabados de traducir y comentar". Lo repite casi con las mismas palabras en la del 24 de marzo del mismo año.

[27] No es difícil averiguar sobre qué libros de Plinio basaba Hernández su traducción, pues con mucha frecuencia se refiere a ellos. Emplea un *Códice toledano,* citado profusamente. Utiliza versiones de Solino y de Marciano Capella, pues en el comentario al cap. 5 del libro III, folio 286 v. dice: "leo ansi y no ... como tienen los más códices plinianos con autoridad de Solino y Marciano Capella". Desde luego utiliza, y mucho, el Plinio editado en Salamanca en 1544 por Hernán Núñez el Pinciano, pues lo cita prolijamente, casi siempre para estar en desacuerdo. También utiliza una versión de Gelenio, pues en el comentario al libro VII, cap. 3 (vol. III, fol. 19 v), escribe: "Sigo en esta parte la letra del códice que traslado ques el que anda con las castigaciones de Sigismundo Gellenio". Utiliza asimismo la traducción grecolatina que hiciera en el siglo XV Teodoro Gaza, pues lo expresa en el comentario al cap. 33 del libro VIII (vol. III, fol. 213 r), y aún cita otros muchos autores que han comentado a Plinio, como Francisco Massario, Budeo, Erasmo, a muchos de los cuales refuta, así como las versiones de Landino, al italiano, y la de Ludovico Domenico, a las que tacha de confusas y erróneas. También hace alusiones frecuentes a unos *Códices vetustos* o *Códices antiguos de Hespana,* manuscritos plinianos que no podemos identificar de momento.

lo tocante a la historia natural, y son especialmente notables los comentarios médicos, donde se revela con un conocimiento muy avanzado de su profesión.

Los comentarios a Plinio son la fuente de datos biográficos más extensa que poseemos de Hernández. Están llenos de referencias sobre su estancia en Sevilla y en Guadalupe; cuenta casos clínicos asistidos por él durante su ejercicio en Toledo y numerosas anécdotas y sucesos de su vida profesional. Muestra además, por las copiosísimas citas clásicas y contemporáneas, la profunda preparación de su autor para llevar a cabo la empresa, y constituye sin duda alguna la obra humanística fundamental de Hernández. Desgraciadamente no la hemos recibido completa. El manuscrito hernandino llegó sin duda al final de la traducción, pues así lo asienta él en sus cartas. Sin embargo en la actualidad por razones que discutimos en otras ocasiones y que serían ociosas aquí, sólo se han conservado los primeros veinticinco libros.

El Plinio de Hernández estuvo ilustrado, pues constantemente hace en el texto alusión a las figuras. Estas se han perdido: únicamente se encuentran en el cap. 11 del libro XVII de la parte correspondiente a la "redacción definitiva" dos pequeñas figuras dibujadas en el margen, indicando la manera de sembrar los árboles en el huerto y a las cuales hace referencia en el texto.

En los "Primeros borradores", los libros 7 y 12, que por muchas razones suponemos fueron los primeros que se comentaron, aparecen iniciados por una letra capitular orlada con un dibujo a pluma distinto para cada inicial. Como el texto de estos libros es autógrafo de Hernández, no será muy aventurado suponer que el dibujo también le perteneció. Son dos bellas ilustraciones muy al estilo de la época, representando en una a una mujer dibujando sobre un caballete – probablemente la musa de la pintura–, y en la otra, una figura también femenina esculpiendo una escultura en piedra –con seguridad, la musa de la escultura–. De ser así, serían los dos únicos dibujos originales de Hernández conservados hasta hoy, lo cual aumentaría el valor del manuscrito y además nos daría una muestra de la disposición para el dibujo de nuestro médico quien, como sabemos, era un entusiasta defensor de los libros ilustrados.

En cuanto a sus trabajos filosóficos, han llegado a nosotros cuatro escritos, todos ellos dentro de una misma línea de trabajo, y casi podríamos decir que en su conjunto constituyen una unidad en la cual, el autor, recoge, interpreta y comenta ideas aristotélicas con un cierto prurito –muy frecuente en su época– de conciliarlas con la ideología cristiana. En conjunto nosotros preferimos denominar los cuatro trabajos bajo un título común que podría ser el de *Compendios aristotélicos*, con el único objeto de unificar y dar a entender mejor su contenido.

El primero de ellos se inicia con el siguiente título: *Compendio de philosophia moral según Aristóteles en las Ethicas que escribía a Nicomacho, por el D.F.H.M. de phi. 2o. libro primero.* De este trabajo aristotélico se encuentran compendiados seis libros que alcanzan hasta el folio 57 v., quedando incompleto, pues el trabajo original está formado por diez libros. En el folio 58 r. comienza otro trabajo con foliación primitivamente independiente, bajo el siguiente título: *Libro primero de los Phisicos que tracta de los principios de Sciencia natural.* De este trabajo, que en su original aristotélico consta de ocho libros, solamente aparecen compendiados cinco, y el último es un resumen del primer libro del alma. Comparando los originales de Aristóteles con lo escrito por Hernández, se observa que no llevan correlación precisa los temas de los libros aristotélicos con los temas tratados en los compendios de éste. Existen interpolaciones de cosas conexas, relatos de hechos de la época hernandina y comentarios y apreciaciones propias de Hernández. La mayor parte de los autores suelen reseñar estos trabajos considerándolos como traducciones, unas veces de las *Eticas*, otras de la *Física* y casi todos del libro *De Anima*. Nada más lejos de la realidad que esta apreciación, hecha indudablemente por desconocimiento de la materialidad de lo escrito por Hernández.

Suponemos que el presente trabajo debió de ser escrito entre 1565 a 1570. Nos basamos para ello en la noticia que da en el texto sobre el edificio que se está levantando en El Escorial. Como el primer planeamiento de esta construcción corresponde a 1562 y no hubo obra visible hasta el 1565, es de suponer que Hernández no pudo referirse a ella hasta después de esta fecha y tiene que ser anterior al 70, pues a partir de entonces ya conocemos su estancia en Madrid, ocupado en arreglar su viaje y sin tiempo para obras de este tipo.

Los otros tres trabajos, independientes, pero de tema relacionado se titulan: *Quaestionum stoicarum liber unus Francisco Hernando medico atque historico Philippi secundi Regis Hispaniarum et Indiarum et totius novi orbis medico primario authore*; *Problematum stoicorum liber unus eodem authore*, y *Problemata seu erotemata philosophica, secu(n)dum mentem Peripateticorum, et eorum principis Aristotelis. Doctore Francisco Hernando Protomedico, et historico Philippi secundi authore.*

En estas obras el autor muestra nuevamente su interés por la interpretación aristotélica. Con seguridad, son obras efectuadas en América, pues así lo expresa en el prólogo dedicatoria. Además, en los encabezamientos usa el título de protomédico. Pueden considerarse como complemento o continuación de la descrita en primer lugar, aunque en estas últimas varíe el idioma y no es difícil suponer que trató de continuar en ellas lo ya hecho en España que, con seguridad, tuvo que ser interrumpido al encomendarle el viaje a América.

No se trata, como ya hemos dicho, de una traducción castellana o latina de Aristóteles sino de un resumen comentado de su obra, o más bien de un compendio de las ideas aristotélicas. Ignoramos el destino que pensaba darle a este trabajo, que aparece sin prólogo ni dedicatoria y que está incompleto. Algún investigador ha puesto en tela de juicio la paternidad hernandina de este manuscrito. Para nosotros es indudable que se trata de un trabajo de Hernández, por el estilo de la redacción, la letra de las correcciones e incluso el modo de presentar los comentarios, principalmente en los que inserta datos cortesanos y autobiográficos. Desgraciadamente, el tema no se prestaba para ser convertido en una fuente de datos personales pero, así y todo, supo interpolar algunas anécdotas tan típicas de la literatura hernandina que resulta difícil dudar de su autenticidad.

Si nos atenemos ahora al aspecto histórico de sus trabajos descubrimos que en este tema sólo nos han quedado tres obras, todas latinas, y sobre las cuales existen discusiones cuando se trata de averiguar lo que es verdaderamente original y lo que Hernández tomó o copió de otros autores. Las tres están editadas y dos traducidas al castellano. La que primeramente llegó a las prensas fue la denominada: *De partibus septuaginta octo maximi templi Mexicani, fartis effuso sanguine, aliis ministeriis, generibus officiorum, votis, iureiurando, hymnis, ac feminis quae inserviebant*. O sea, como podemos ver, se trata de una descripción del templo mayor de México en tiempo de los aztecas y de los ritos y sacrificios en él celebrados. Su impresión se debe a que el jesuita Juan Eusebio Nieremberg descubrió el manuscrito y lo intercaló sin modificaciones en su obra: *Historia Naturae Maxime Peregrinae*, editada en Amberes en 1635. Desgraciadamente en fechas recientes el doctor Miguel León Portilla ha podido demostrar que esta obra hernandina no es otra cosa que una traducción latina de una parte de la obra de Fray Bernardino de Sahagún. No es difícil aceptar que el autor no tuvo nunca intención de plagio, sino que sus viajes por Nueva España coincidieron con las fechas en que los manuscritos sahagunianos originales fueron desperdigados por los conventos de la orden con el pretexto de que deberían ser conocidos y examinados por todos los religiosos. Probablemente durante sus viajes Hernández conoció el escrito y considerándolo de interés lo copió y tradujo al latín con sus otras obras, y el padre Nieremberg al encontrarlo junto con los originales hernandinos de la *Historia Natural*, como veremos más adelante, lo intercaló en su libro como de Hernández por desconocimiento de su verdadero autor entonces ignorado casi totalmente.

Los otros dos trabajos históricos están conservados autógrafos del propio Hernández en un solo tomo en la Biblioteca de la Academia de la Historia de Madrid. Sus títulos son: *De antiquitalibus Novae Hispanice authore Francisco Hernando medico et historico Philippi II et indiarum omnium medico primario*, y *De expugnatione Novae Hispaniae liber unicus Francisco Hernando medico et historico Philippi secundi regis Hispaniarum et Indiarum et totius Novi Orbis medico primario authore*. Es una historia de México en la antigüedad y un relato de la conquista. En 1926 el Museo Nacional de México, por iniciativa de Francisco del Paso y Troncoso hizo una edición facsimilar del volumen manuscrito en bella técnica fototípica, y en 1945 Joaquín García Pimentel tradujo ambas obras al castellano y fueron publicadas en México.

Son obras conocidas muy de antiguo. Hernández se refiere a ellas en sus cartas, y es trabajo indudablemente escrito a instancias de don Juan de Ovando, pues en dos de las cartas escritas a este funcionario Hernández le dice haber acabado "las antigüedades desta tierra que a contemplación de v.s. yllma. se ha scripto". El problema más discutido por los autores son las fuentes utilizadas por Hernández para la redacción de su trabajo. Para muchos autores es seguro que utilizó los escritos de Sahagún, Gómara, Motolinía y Hernán Cortés. Sin embargo, no es completamente aceptable esta afirmación, pues en la obra existen datos originales e interpretaciones que no se encuentran en otros autores.

Porreño, al tratar de Hernández en su libro[28], también hace referencia a los escritos de Hernández que tratan de las costumbres, leyes y ritos de los indios, dato que a su vez inserta Sigüenza, con la ventaja de que asegura haber visto unas láminas sobre los "vestidos de los hombres y los hornatos de sus galas, y de sus fiestas y la manera de corros y bayles y sacrificios, cosa que tiene sumo deleyte y variedad en mirarse"[29], las cuales con seguridad correspondían a las ilustraciones

---

[28] Baltasar Porreño, *Dichos y hechos del Rey D. Felipe II*, Cuenca, 1628. Nosotros utilizamos la edición de 1942, hecha en Madrid, dirigida y anotada por González Palencia. En este libro al hablar de la liberalidad del rey, cap. XII de la obra, relata las obras que llevó a cabo y entre ellas la expedición de Hernández. Describe los libros de éste y añade: "otro es el de las costumbres, leyes y ritos de los indios y descripciones del sitio de las provincias, tierras y lugares de aquellas regiones y nuevo mundo repartiéndolo por sus climas". Indudablemente Porreño se refiere a los libros de las *Antigüedades* y a la *Corografía* que siempre son citadas por Hernández de manera conjunta, sobre todo en las últimas cartas al rey.

[29] El padre José de Sigüenza, cuya relación y conocimiento con Hernández tienen extraordinario interés en otros aspectos, al describir la Biblioteca del Escorial en su libro *Historia de la Orden de San Jerónimo*, Madrid, 1600 (libro IV, discurso XI, fol. 778, columna primera) se extiende en detallar prolijamente los manuscritos de Hernández que entonces se custodiaban allí. Es el primero que habla de la célebre encuadernación de cuero azul labrada

de las *Antigüedades*, libro que se sabe estaba ilustrado, pues el propio Hernández lo dice en varias ocasiones[30].

Dejaremos para repasar en último término los trabajos sobre historia natural y por ello nos ocuparemos a continuación de los escritos geográficos, literarios y teológicos.

Respecto a los primeros se conservan tres manuscritos de su propia letra y referencias para suponer la existencia de otros tres. Sin embargo la labor original del protomédico en este campo es muy exigua y muy poco original. El más importante de todos los manuscritos es el titulado *Compendio breve de la división y partes de Asia según lo antiguo y lo moderno*. Son diez folios de letra del autor, intercalados dentro de la redacción de los "Primeros borradores" del Plinio y, en realidad, parecen notas o apuntes para preparar sus comentarios a la obra pliniana. El propio autor advierte que no se han de imprimir y en el texto afirma que escribe esto sobre Asia "según también en Europa y Africa los hesimos". Estos otros manuscritos no han llegado a nosotros ni existe ninguna otra referencia sobre ellos. Aunque es el escrito más importante dentro del aspecto geográfico, su valor es muy relativo, pero para nosotros hoy sirve para valorar el cuidado con que preparó su trabajo y además el interés de presentar los extensos conocimientos geográficos que poseía Hernández, quien recopiló todo lo que en su época se conocía de la remota Asia, tanto por escritores antiguos como contemporáneos. Tiene algunos comentarios curiosos, como uno sobre los judíos y otro que describe las costumbres hindúes y está escrito antes de su viaje a América, pues termina diciendo que no hablará de otras tierras recién descubiertas "pues pensamos hacerlo quando fuéramos a describir las cosas naturales de las indias occidentales".

---

en oro "con maneçuelas, cantoneras y bullones de plata muy gruesos y de excellente labor", que tanto se ha repetido más tarde y de quien toman los datos casi todos los biógrafos y comentaristas de Hernández hasta el siglo XVIII.

[30] Durante toda la lectura del texto de las *Antigüedades* se pueden encontrar referencias a los dibujos que ilustraban la obra, por ejemplo en el fol. 40, líneas 24 y 25, y en el fol. 74, línea 12. Esto no tiene nada de particular, pues todas las obras conocidas de Hernández fueron ilustradas, aunque desgraciadamente hoy estén perdidos todos los dibujos de ellas.

Los otros tres escritos no son de Hernández. Uno se titula: *De sine ex epistola Melchioris, societatis Iesu,* y basta leerlo para descartar la paternidad hernandiana de esta obra. Se trata en realidad de notas o trozos referentes a la geografía de la China, que Hernández toma de varias obras contemporáneas. Después de iniciar el escrito con un capítulo del jesuita Melchor –que no hemos podido identificar– recoge dos trozos de Nicolás de Conti, otro de Pigafetta, otro del portugués Juan de Barros, y uno final de Hayton el armenio, todos escritores bien conocidos del siglo XVI. Como en el caso anterior si bien es verdad que estos trozos no tienen en realidad valor hernandino, demuestran en cambio el interés de Hernández por la geografía de la China y la manera de documentarse sobre esa parte del mundo que indudablemente le atraería. Todavía se interesa en otro manuscrito por descripciones en relación con la China y se conserva un tercer manuscrito titulado: *De provincia Chinae seu Taibin quae 7 dierum navigatione distat a Philippicis.*

Este trabajo debió de ser uno de los últimos manuscritos en su estancia mexicana y, según indica al iniciarlo, consiste en una relación que desde las islas Filipinas le enviaron, en la nao que llegó a Acapulco el año de 1576, sus amigos los doctores Francisco Sandi y Sancho de Zeballos, y que al parecer estaba escrita por un fraile agustino de nombre Martín de Errada, de cultura poco común. Sigue diciendo que como el tema está relacionado en parte con sus trabajos y el autor es de tanta garantía, ha decidido recogerla y traducirla al latín para unirla al resto de las obras que llevará de América. A continuación sigue la descripción de la provincia señalada en el título, sin que vuelva a intercalar datos personales importantes en el texto.

Respecto al cuarto y último trabajo, aunque lo cita con frecuencia, en realidad no es una obra suya sino la *Corografía de Nueva España* que llevó a cabo Francisco Domínguez, geógrafo incorporado a la expedición hernandina. Pero aunque al regreso a España, Hernández anuncia en sus cartas que lleva la "corografía de esta tierra", encontramos que el geógrafo estaba trabajando en esta obra muchos años después de vuelto Hernández, y que éste, a lo sumo, lo que llevó entre sus papeles fueron borradores o esquemas del geógrafo pero no suyos.

En cuanto al único escrito de carácter religioso o teológico conservado, no podemos sino repetir lo que ya en otras ocasiones hemos escrito. Se titula: *Xpianae methodi libri tres, Francisco Hernando Philippi secu(n)di historico et medico primario authore, cum eruditissimis annotationib(us) ad marginem appositis illustrissimi reverendissimique viri Petri Moyae de Contreras, archiepiscopi mexicensis, quae loca explicant paido difficiliora*. Los dos primeros folios de este trabajo está ocupados por un prólogo de Moya de Contreras explicando las razones que movieron a escribirlo, y al comienzo del fol. 3, se inicia el poema, con el siguiente título: *Francisci Hernandi Philippi 2o. opt. M. historici, ac medici primarii, Chrystianae methodi liber primus*.

Se trata en este caso del escrito más extraño de toda la obra de Hernández. No tiene conexión con el resto de sus trabajos que, aun dentro del amplio campo en que se extienden, presentan una línea bastante uniforme de orientación filosófica y científica. En el prólogo de Moya de Contreras se dice que Hernández escribió este poema por indicación del propio arzobispo, que fue quien le instó a ello. Moya, por su parte, no escatima elogios para el médico, a quien llama "excelso", asegurando tenerle tierno afecto, como a un amigo íntimo, o más bien como a un hermano. La obra está en verso autógrafo de Hernández, y al margen se pueden leer las apostillas o anotaciones de mano del propio Moya. Es muy extenso, en contradicción con lo que en el mismo prólogo se indica al advertir que se trata de un compendio que pueda ser llevado en el bolsillo o aprendido de memoria ya que, para facilitar esto último, es por lo que se ha puesto en verso.

Considerando que algunos han creído ver en el comportamiento de Hernández marcados rasgos de erasmismo, resultaría interesantísimo estudiar esta obra detenidamente, enfocándola desde este punto de vista. Tal vez el encargo y las anotaciones de Moya de Contreras sean precisamente un método sutil de neutralizar toda suspicacia en este campo, liberando así a su amigo o casi hermano de las acusaciones o sospechas que pudieran dañarle, y que investigadores como Rioja consideran que es el fondo y razón del distanciamiento cortesano y la desgracia de sus últimos años. Desafortunadamente, no estamos preparados lo suficiente para emprender esta tarea por nuestros propios medios. Para ello serían menester conocimientos teológicos y filosóficos de que carecemos. Ojalá interese el tema a quien pueda desarrollarlo debidamente y contemos pronto con un estudio que permita aclarar este apasionante aspecto de la figura hernandina.

Y antes de entrar en el estudio de su obra sobre la historia natural nos referimos a las dos obras que podríamos llamar literarias. Una perdida e ignorada, es precisamente el proemio que Hernández escribió para preludiar su estudio sobre la naturaleza americana. Lo conoció Gómez Ortega, el botánico de Carlos IV en el siglo XVIII, y al parecer era una bella composición retórica con datos importantes y precisos para el conocimiento hernandino. La otra obra literaria es el poema, citado varias veces y en parte copiado en el texto, que se conoce con el título de: *Francisci Hernandi ad Ariam Montanum, virum praeclarissimum atque doctisimum, Carmen.*

Este poema en hexámetros latinos es un grito de angustia y desesperanza al verse abandonado por la corte a su regreso. Constituye la llamada de auxilio que en busca de protección lanza el Dr. Hernández, indudablemente después de su vuelta a España, cuando choca con la envidia, la murmuración y la indiferencia de la corte española. Aparte de su belleza descriptiva y literaria, es un valioso documento biográfico del autor, quien relata en él sus penalidades por las selvas de América. Fue encontrado por Muñoz entre los legajos de originales hernandinos aparecidos en la Biblioteca del Colegio Imperial de Madrid y entregado a Gómez Ortega con los demás originales. Considerando su belleza y su valor biográfico, Gómez Ortega resolvió ponerlo al principio de la *Historia Plantarum Novae Hispaniae*. Fue ésta una feliz iniciativa; gracias a ella, la preciosa pieza hernandina no se perdió junto con los demás trabajos que han dormido un sueño de siglo y medio en el anaquel de un archivo olvidado. El original manuscrito de este poema, recientemente aparecido, tiene algunas variaciones con lo impreso, que no alteran ni modifican la belleza del verso ni lo valioso de su contenido documental. Como único trabajo en que Hernández mira hacia sí mismo para darnos a conocer las penalidades y contratiempos sufridos durante la exploración americana, es un documento valiosísimo, de donde pueden obtenerse numerosos datos directos para el conocimiento del autor.

Terminaremos esta revisión de la obra hernandina refiriéndonos a la que por su tema y calidad consideramos primordial para la historia de México. No podríamos ni siquiera resumir su azarosa historia. Los diez y seis libros, bellamente encuadernados, que fueron enviados al rey, los tuvo, como ya sabemos, Nardo Antonio Recco en su poder y con ellos hizo un resumen o epítome que más tarde, como ahora veremos, llegará a las prensas. Devueltos por Recco, son colocados en el monasterio de El Escorial, en la espléndida biblioteca que allí formó Felipe II, y en 1671 un incendio que se produce en el monasterio los reduce a cenizas.

Del resumen de Recco una copia, por "extraordinarios caminos", cayó en las manos del fraile dominico Francisco Ximénez que residía en el hospital de Huaxtepec, cerca de Cuernavaca. Ximénez traduce el original latino al castellano, le añadió algunas observaciones personales y en 1615 publica en México la primera de las obras de Hernández que recoge su enorme labor exploradora y hasta ese momento inédita. El libro se titula: *Qvatro libros de la Naturaleza, y virtudes de las plantas, y animales que están receuidos en el vso de Medicina en la Nueva España, y la Methodo, y corrección, y preparación, que para administrallas se requiere con lo que el Doctor Francisco Hernández escriuio en lengua Latina. Muy vtil para todo genero de gente que viue en estancias y Pueblos, do no ay Médicos, ni Botica. Traducido, y aumentados muchos simples, y Compuestos y otros muchos secretos curatiuos, por Fr. Francisco Ximenez, hijo del Conuento de S. Domingo de México, Natural de la Villa de Luna del Reyno de Aragón. A Nro. R. P. Maestro Fr. Hernando Bazan, Prior Prouincial de la Prouincia de Santiago de México de la orden de los predicadores, y Catedrático Jubilado de Theología en la Vniversidad Real*, (Escudo de Santo Domingo con adornos laterales), En México, en casa de la Viuda de Diego López Daualos. 1615 Vende(n)se en la tienda de Diego Garrido, en la esquina de la calle de Tacuba y en la portería de S. Domingo.

En el hospital de Huaxtepec la tradición y el nombre de Hernández eran bien conocidos y el fraile dominico consideró era de utilidad dar a conocer el original que había caído en sus manos. El libro es interesante, contiene las versiones hernandinas, filtradas y deformadas, pero reconocibles. En muchas de las descripciones, Ximénez añadió de su cosecha lo que él mismo había experimentado, y no es como se cree vulgarmente servil traducción de la de Hernández, porque abundan en ella pasajes y observaciones originales de no escaso mérito.

La rareza de este libro, del cual en la actualidad no se conocen arriba de media docena de ejemplares, dio lugar a que en 1888 se reeditase en dos ediciones distintas. Las dos están hechas a base de un ejemplar que probablemente poseía el padre Fischer, quien no alcanza a ver las ediciones publicadas. En primer lugar, aparece la de Antonio Peñafiel que sale a la venta en los últimos días de diciembre. Tipográficamente es una bella obra, pero el editor se limita a transcribir el texto original del siglo XVII sin notas ni comentarios. Le añade una "Introducción" corta y con escasos datos y un "Induce alfabético" que no existe en la edición original. Dos meses después, en marzo de 1889, Nicolás León termina la suya que, inversamente a lo que pasa con la de Peñafiel, es una importantísima fuente de noticias sobre Hernández y Ximénez. León compone un extenso prólogo, en el cual recoge todo lo que hasta su tiempo se conoce de Hernández y su vida. Tuvo más resonancia y difusión la edición de León que la de Peñafiel, y durante años ha sido muy utilizada por historiadores y farmacólogos.

Mientras en México Hernández era conocido a través de la modesta edición de Ximénez, otra copia del resumen de Recco, también por caminos, si no extraordinarios, sinuosos y extraños, vino a caer en el seno de la famosísima Academia dei Lincei, recién establecida en Roma por el príncipe Cesi y en la cual se agruparon los más notables hombres de ciencia italianos, incluido el propio Galileo. La Academia decidió editar por su cuenta, y como obra principal de sus trabajos en equipo, el original de Hernández resumido por Recco y a esa labor se entregan tanto el propio príncipe Cesi, mecenas y presidente de la Academia, como casi todos los especialistas interesados por la historia natural de la Academia donde encontramos nombres tan notables como Juan Fabre, Fabio Colonna y Juan Terrencio.

La obra se prolongó más de lo debido, murió el príncipe Cesi y, aunque el cuerpo central del trabajo ya estaba terminado, dificultades económicas impidieron que el grueso de la edición saliese a la venta antes de 1648. La historia de todo lo sucedido desde que la Academia adquiere la obra hasta que sale a la luz ocuparía un lugar imposible de presentar en este libro, por lo cual a los interesados les aconsejamos o bien la edición de las *Obras completas* editadas por la UNAM en gran parte de su primer volumen, o los trabajos específicos de Proja[31] y de Paoli[32], los cuales además se ocuparon de identificar y clasificar casi todos los ejemplares conocidos existentes en las bibliotecas importantes de su tiempo.

Y ahora pasemos a comentar lo que esta obra representa en la historia hernandina. Sin discusión, durante siglos este libro fue el mantenedor del interés por la figura de Hernández en toda Europa. A él acudieron todos los escritores cuando se trataba de hablar de la naturaleza mexicana y aparece citado en todos los tratados de historia natural publicados desde mediados del siglo XVII hasta casi nuestros días. Es un ejemplar bellísimo, verdadera obra maestra del barroco tipográfico. Su portada exuberantemente barroca, obra maestra del célebre grabador Juan Federico Greuter, y la belleza de las láminas, la mayor parte grabadas en madera y algunas en plancha de cobre, el tipo de letra amplio y bello y lo cuidado y elegante de su impresión, lo hacen ser un libro atrayente, que incita a conocerlo y estudiarlo por su sola presentación. El propio título, que copiamos a continuación, es por sí solo un verdadero monumento barroco perfectamente acorde con la calidad del grabado donde aparece encerrado. Dice así: *Rerum*

---

[31] Salvatore Ab. Proja, *Ricerche crítico-bibliografiche intorno alla storia naturale del Messico di Fr. Hernandez*, Roma, Tipografía della Belle Arti, 1860.

[32] Humberto Julio Paoli, "Vicisitudes de las obras de Francisco Hernández", en *Archeion*, XXII, 2, 1942, pp. 154-170.

medicarum Novae Hispaniae thesaurus seu plantarum animalium mineralium mexicanorum historia, ex Francisci Hernandez novi orbis Medici Primarii relationibus in ipsa mexicana urbe conscriptis. A Nardo Antonio Recco, Monte Corvinate Cath(olicae) Maiest(atis) medico et Neap(olitani) Regni Archiatro Generali // Iussu Philippi II Hisp(aniarum) Ind(iarum) etc. Regis collecta ac in ordinem digesta // A Ioanne Terrentio Lynceo Constantiense Germ(anic)o Ph(isic)o ac Medico Notis Illustrata. Nunc primu(m) in Naturaliu(m) rer(um) Studiosor(um) gratia lucrubationibus Lynceoru(m) publici iuris facta. Quibus jam excussis accessere demun alia quor(um) omnium Synopsis sequenti pagina ponitur. Opus duobus voluminibus divisum // Philippo IIII Regi Catholico Magno Hispaniar(um) utriuq(ue) Siciliae Indiaru(m) de Monarchee dicatum. (Mapa de la parte entonces conocida de la Nueva España), Cum privilegiis, Romae Superio(um) permissu: Ex Typographeio Vitalis Mascardi, MDCXXXXVIIII.

Impreso en folio, con más de 1.100 páginas de texto, constituye un impresionante monumento tipográfico característico de la época en que fue ejecutado. Sin embargo, debemos advertir que es tan poco lo que contiene original de Hernández que por su lectura nadie podrá llegar a saber más de las generalidades más comunes; es preciso divulgar y reconocer que la labor de Recco fue nefasta para la posteridad. Indudablemente, Recco no estaba preparado para la labor encomendada, desconocía América y no supo interpretar los libros de Hernández en su verdadero valor. Cercenó de ellos todo lo que era personal: las observaciones agudas, al pie de la planta, sobre el mismo terreno donde crece; los comentarios brotados al estudiar los elementos en su medio; las noticias recogidas de labios indígenas y de colonizadores experimentados. Todo esto le pareció superfluo, poco serio en un libro que tenía un mecenas real, y por ello suprimió párrafos y descripciones enteras sin más criterio que el de perpetuar solamente lo que tenía aplicación directa en la medicina. Todas las numerosas plantas que Hernández recoge sin objeto, aquellas en las que suele añadir: "no tiene que yo sepa ningún uso en medicina pero como es digno de verse por el color de sus hojas, juzgamos que debía representarse en pintura y descrito brevemente"; o de las que dice: "no tiene ningún uso ... (pero) por su hermoso aspecto cuidamos de pintarlo y describirlo", desaparecen de la relación de Recco, y con ello mata al hombre. Perpetúa la obra pero impide que en dos siglos nadie sepa cómo sentía quien llevó a cabo aquel trabajo.

Para colmo de desgracias, sobre el "resumen" de Recco caen los miembros de la Academia dei Lincei y, utilizando entonces lo que quedaba de Hernández como pedestal, se lanzan a una aventura literaria que de otro modo permanecería hoy ignorada. Sobre la base hernandina, los indudablemente cultos y sabios encargados de comentar a Hernández edificaron una obra que por su extensión es un aparador de su ciencia, pero muy poco beneficiosa a Hernández. El comentarista Fabre escribió 380 páginas para ilustrar 23 animales descritos por Hernández en poco más de diez páginas. Es cierto que el trabajo de Fabre es una maravillosa exposición de la zoología de su tiempo con ideas originales del autor, e incluso capítulos hablando de los dragones y de observaciones teratológicas. Pero la realidad hernandina queda tan diluida y envuelta en la bambolla de los comentarios que pasa casi inadvertida. Lo mismo podría decirse de Colonna y algo menos de Terrencio. Es más, el propio príncipe Cesi utiliza el libro para incluir su concepción del Cosmos en las *Tablas Fitosóficas*, que son el resumen de una extensísima obra que no llegó a realizar por su temprana muerte y que debía titularse *Theatrum totius Naturae*, importantísima por haber sido el germen de muchas obras posteriores, pero en realidad completamente ajena a Hernández y su labor. Finalmente, ni siquiera la iconografía es hernandina, como hemos demostrado recientemente: las bellísimas ilustraciones de la edición romana son dibujos de factura europea[33], probablemente elaborados sobre las descripciones de Hernández y sobre ejemplares americanos transportados a Italia. Así es que, aparte del valor que como monumento a la memoria hernandina tiene el libro que nos ocupa, no podemos encontrar en él nada vivo ni original que nos documente sobre la verdadera figura de Hernández.

---

[33] Germán SOMOLINOS D'ARDOIS, "Sobre la iconografía botánica original de las obras de Hernández y su sustitución en las ediciones europeas", en *Revista de la Sociedad Mexicana de Historia Natural*, XV, 1-4, 1954, pp. 73-86.

Por los mismos años en que los académicos italianos dedican sus trabajos al estudio y comentario de la obra hernandina, el padre jesuita Juan Eusebio Nieremberg, del cual ya nos hemos ocupado con motivo de los manuscritos históricos de Hernández que incluye dentro de su obra *Historia Naturae Maxime Peregrinae*, usa también para esa misma obra otras muchas descripciones de plantas y animales tomadas íntegramente de Francisco Hernández, las cuales obtiene de un borrador original al que nos referiremos más adelante, y añade también dos trabajos sobre historia natural ajenos a la exploración mexicana, aunque producto de su viaje a América, que son: el *De pisce quem vulgus navigantium septentrionales oceanum Romerico appellant*, y el titulado *De pisce tiburone*. Se trata en ambos casos de cortas descripciones, en el primero de la rémora y en el segundo del tiburón. Están con toda seguridad escritos durante su viaje a América y no tuvieron cabida en los libros de historia natural escritos en México, para poder ser considerados como elementos de la naturaleza de origen americano.

Todavía podemos encontrar fragmentos y resúmenes de la obra natural de Hernández durante los siglos XVII y XVIII en muchos autores de Europa y América que usan sus datos para enriquecer o completar sus trabajos. Revisar este aspecto, donde podemos citar nombres como Juan de Laet, John Ray, Vetancourt e incluso Clavijero, resultaría demasiado prolijo y sólo nos sirve pata indicar cómo la memoria de Hernández y su obra permaneció vigente en todos aquellos que durante esos siglos se interesaron por la naturaleza mexicana.

Un acontecimiento político, ajeno por completo a la medicina y la historia natural, como fue la expulsión de los jesuitas del territorio español en 1767, resultó trascendental para el conocimiento de Hernández y la perpetuación de su obra. En el Colegio Imperial que esta orden religiosa tenía en Madrid quedó íntegra la biblioteca que, al ser incautada por el gobierno y examinada por el Cosmógrafo Mayor de Indias don Juan Bautista Muñoz, reveló que en sus estantes "en lucha con la carcoma y las cucarachas", estaban "los borradores de Hernández ya elaborados y corregidos de su propia mano contenidos en cinco volúmenes"[34]. La noticia del hallazgo corrió como pólvora, produjo enorme entusiasmo entre los naturalistas contemporáneos y el rey Carlos III ordena se edite la obra de Hernández recién aparecida, encargo para el cual designa, específicamente, a don Casimiro Gómez Ortega, en aquellos momentos director y primer catedrático del Jardín Botánico de Madrid. La obra debió de encontrarse hacia 1770, pasaron varios años en estudios y preparaciones y sabemos que la orden definitiva de impresión llevaba fecha de 13 de diciembre de 1784. Por fin aparecieron los tres primeros tomos de la auténtica versión hemandina –todo lo referente a la botánica de México– en 1790, bajo el siguiente título: *Francisci Hernandi, Medici atque Historici Philippi II Hisp. et Indiar. Regis, et totius novi orbis archiatri, Opera, cum edita, tum inédita, ad autographi fidem et integritatem expressa, impensa et Jessu regio*, Matriti, ex typographia Ibarrae heredum, anno MDCCLXXXX.

Se trata de una obra en cuarto mayor de enorme limpieza y belleza tipográfica, e indudablemente, de todas las obras editadas de Hernández, ésta es la más personal aunque no la más trascendente en la historia. Su aparición coincidió con el enorme auge que los gobiernos ilustrados de España dieron al estudio de las ciencias y, en gran parte, al interés despertado por los naturalistas españoles para establecer un inventario general de toda la historia natural de América, tiene un remoto fondo común en el deseo de completar lo que el protomédico Hernández había llevado a cabo dos siglos antes. Todas las dilatadas gestiones efectuadas, así como la historia posterior de esta edición es muy conocida. Casimiro Gómez Ortega tuvo buen cuidado de considerarla en el prólogo y desde entonces a hoy ha sido ampliamente reproducida[35]. Debemos añadir, sin embargo, que la edición quedó truncada: de los cinco tomos previstos únicamente tres vieron la luz y los otros dos volvieron a dormir en manuscrito bajo el

---

[34] Casimiro Gómez Ortega, "Ad lectorem praefatio" de la edición de las obras de Hernández aparecida en 1790.

[35] Sobre la trascendencia que tuvo para toda la ciencia de América, y en especial de México, el descubrimiento de este manuscrito de Hernández por Muñoz, véase el trabajo de Germán Somolinos d'Ardois, "Tras la huella de Francisco Hernández: La ciencia novohispana del siglo XVIII", en *Historia Mexicana*, IV, 2, 14, pp. 174-197.

polvo de los archivos. Para el investigador interesado en el Hernández humano, esta obra es un filón inacabable de datos psicológicos y personales del autor, mezclados involuntariamente al tema botánico que ocupa toda la obra. Para el naturalista es la única descripción de la flora mexicana tal y como la sintió el autor, sin alteraciones ni recortes, expresada en lenguaje llano y personal.

Entre los especialistas, esta obra se conoce habitualmente con el sobrenombre abreviado de "edición matritense" para distinguir de la que estudiamos anteriormente elaborada por los miembros de la Academia dei Lincei, a la cual se designa como "edición romana" (algunos también la llaman el "tesoro"), ya que ambas son las dos obras que fundamentalmente han servido para perpetuar y conocer el nombre de Hernández. Desgraciadamente no está ilustrada, pues las láminas deberían formar parte de los tomos que quedaron inéditos, pero así y todo es necesario reconocer que esta edición tuvo una importancia trascendental como estímulo para el estudio sistemático y científico de la naturaleza americana, empresa que a partir del último tercio de siglo XVIII se inició en diversos lugares de América, mediante expediciones y exploraciones dirigidas y orientadas desde el Jardín Botánico de Madrid por el propio Casimiro Gómez Ortega.

Esta edición matritense de las obras de Hernández sirvió de base para todas las traducciones que durante los siglos XIX y XX se han llevado a cabo con objeto de incorporar los datos hernandinos a la ciencia moderna. Refiriéndonos a México, ya fueron en gran parte utilizados por Leonardo Oliva, cuando, en 1857, publicó sus *Lecciones de Farmacología* en Guadalajara. En México la traducción e identificación de las plantas citadas por Hernández fue labor muy concienzuda de Fernando Altamirano en el Instituto Médico Nacional, primer centro de investigación científica pura que se establece en territorio americano y que lamentablemente quedó inédita. Durante la década de los años cuarenta del presente siglo el Instituto de Biología de la UNAM intentó una edición de la *Historia Natural*, con comentarios e identificaciones, que desgraciadamente no se pudo terminar y la parte aparecida está plagada de errores de toda clase. Finalmente en 1959 apareció por primera vez completo todo lo que en la actualidad se conoce como escrito por Hernández para componer la *Historia Natural de la Nueva España*, donde además de las plantas, única parte que alcanzó a publicar Gómez Ortega en 1790, se añadieron los libros sobre animales y minerales, algunos resumidos en el compendio de Recco y otros tomados de manuscritos inéditos conservados todavía.

La *Historia Natural de Nueva España* podría ser suficiente para inmortalizar a un hombre. Para México constituye la mayor riqueza documental de su tema, sólo comparable con los escritos del padre Sahagún, más polifacéticos, de mayor amplitud en sus objetivos, pero menores en extensión cuando se refiere al tema específico médico y naturalista que dirige a Hernández: es una obra monumental.

Pero no podríamos terminar esta rápida revisión de la obra hernandina en América, si no señaláramos todavía una lista bastante copiosa de trabajos y libros que fueron escritos como acompañamiento de la obra principal, en la actualidad desgraciadamente perdidos e ignorados. Todos se identifican fácilmente pues en la obra conocida existen referencias continuas a ellos y, al parecer, fueron primeros ensayos para buscar la forma definitiva en que se trataba de presentar y redactar el libro sobre México. Debieron de ser tres pequeños libros dedicados a las floras de las Islas Canarias, de la Isla de Haití, y de la Isla de Cuba. Se escribieron durante el paso del protomédico por todos esos lugares. Sólo tenían texto, pues, como advierte en alguna ocasión, cuando compuso estos libros "no tenía pintores". Los otros cuatro libros que también salen como consecuencia de la exploración por tierras de Nueva España y que también se han perdido son el *Método para conocer las plantas de ambos Orbes, Las plantas de Europa que crecen en América, Experiencias y antidotario del nuevo Orbe* y el *Tratado de sesenta purgas naturales de América*. Todos están perdidos, pero a todos hace referencia en sus cartas y en su obra. Probablemente debieron de ser pequeñas monografías donde se desglosaron partes observadas o incluidas en la obra magna, pero de todos modos muestran una vez más el enorme tesón y empeño con que el protomédico cumplió la labor encomendada.

II. TRABAJOS SOBRE OTROS MÉDICOS Y CIENTÍFICOS ESPAÑOLES

MIGUEL SERVET, EXILIADO REBELDE

Indiscutiblemente la figura española de trascendencia universal, más atrayente por el halo romántico que rodea su vida, es Miguel Servet. Servet encarna en su vida y en su obra factores tan castizamente españoles y tan representativos del espíritu liberal español del siglo XVI, que, independientemente del valor positivo de su descubrimiento médico, de la certeza o falsedad de sus teorías teológicas y de la obra literaria y geográfica que lega a la posteridad, la sola trayectoria de su vida es ejemplo e imagen del español exiliado, en voluntario y doloroso destierro, por mantener incólume su libertad de pensamiento y acción.

No se ha hecho todavía, aunque algunos la hayan esbozado, una historia de las emigraciones españolas. De ella, surgirá patente un hecho único y sorprendente en la historia de un pueblo. España, desde tiempos muy remotos, se desprende periódicamente de lo más florido y avanzado de su intelectualidad enviándola a rodar, desvalida y desconectada, por países extraños e inconexos. Pocos de estos españoles vuelven a su patria, y sin embargo, ¡eh aquí lo maravilloso del español!, estos expulsados o huidos son los que más han laborado y con mayor eficacia por el conocimiento universal de España y a quienes se deben la mayoría de los hechos universales de la historia española.

Hay, en la historia de España, emigraciones tumultuosas y nutridas como la expulsión de los judíos o la salida de los Jesuitas; hay otras independientes y forzadas como la de Antonio Pérez, el bribón traidor que se jugaba la cabeza quedándose en España. Pero hay también los éxodos callados y tranquilos, los voluntarios, los puramente ideales, movidos únicamente por el sentimiento de justicia y libertad que, al abandonar España, lo hacen con el alma transida de dolor en busca de una atmósfera más tolerante y más libre.

En este tipo de emigrados, que hacen legión a través de la historia, unos brillan por su valer intelectual propio, otros pasan inadvertidos en la tristeza profunda de la lejanía y sin más recompensa que la satisfacción personal de su recto comportamiento. En estos emigrados voluntarios es donde se han reunido los valores más altos de la intelectualidad emigrada. El ejemplo de siempre es Vives. Exilado voluntario, instado a volver con promesas de bienestar y honores, que sabe resistir firme en su rebeldía, con la conciencia clara de sus hechos y el dolor profundo por la patria abandonada.

Marañón, en su época de exilado transitorio, escribió un ensayo sobre Luis Vives. Lo escribió en París y el lector percibe que D. Gregorio, mientras dejaba correr la pluma modelando sus ideas, se sintió también un poco Luis Vives. Sin embargo al prologarlo con una rápida visión de los españoles exilados olvidó a Servet. Olvido tal vez premeditado y forzado por la situación. Servet no era el tipo que convenía glosar en aquellos momentos. Era tal vez demasiado heterodoxo para una España como la actual que llega a concordatos inadmisibles por vergonzosos. Y sin embargo Servet es una figura heroica de exilado español; tan heroica, que a los cuarenta años, después de más de veinte apartado de su patria, cuando ya es hora de que las pasiones se serenen y la vida se contemple sosegada y reflexivamente, abandona una posición desahogada y honrosa para entrar a luchar en el cubil del enemigo hasta perder la vida en defensa de sus ideas.

Está fuera de nuestro objeto describir a Servet. Hay tantos libros que lo han hecho; han sido tantos los investigadores de uno y otro lado que se han ocupado de su figura, que resultaría vano lo que nosotros dijésemos sobre su vida. Existen monografías extensas, documentadas en fuentes originales, que han permitido rehacer la trayectoria vital de este iluminado idealista desde sus orígenes españoles hasta su infausta muerte en holocausto a la libertad. Sin embargo el tema Servet es tan amplio, tan debatido y tan profundo, que siempre es interesante volver sobre él.

La familia Servet tenía un apodo. De padres a hijos añadían a su nombre el *alias* familiar. Las escrituras del notario de la villa de Xixena, padre de nuestro héroe, aparecen firmadas muchas veces como Antonio Servet *alias* Revés. Miguel, el hijo, firma sus primeras obras teológicas y antitrinitarias como *Micaele Serveto, alias Revés.* Tener un apodo entre la población rural de España, y más en la época casi medieval en que nace Servet, no tendría ninguna importancia, si no fuese que ese apodo nos resulta dato fundamental para comprender a Servet y su espíritu. Revés, Rebes o Revec, en algunas partes de Cataluña quiere decir literalmente *bofetón*, pero en sentido figurado se aplica para calificar a una cosa o persona de enrevesada, difícil, contradictoria o aviesa. Y aquí tenemos algo muy valioso para empezar a descifrar a Servet y explicarnos, en parte, su carácter. Carácter que debía venirle de raza ya que su padre también mantenía el mismo sobrenombre familiar.

Servet, lo vemos en sus obras, es enrevesado, persistente, contradictor de todos y avieso. Pero avieso en el verdadero y primitivo sentido de la palabra, que quiere decir: desviado, torcido, fuera de regla. Así se nos presenta toda su vida. Es difícil encauzarlo por los caminos manidos. En religión hace su propia interpretación bíblica y la sostiene hasta la muerte. En medicina se aparta del saber tradicional y describe algo importantísimo. En geografía se arranca contra Ptolomeo dejándolo irreconocible, aunque naturalmente tan desviado de las creencias tradicionales que algunos de sus párrafos pasaron a la Inquisición.

Tan independiente y enrevesado resultó Servet el *Revés* y tan poco amigo de seguir a ojos cerrados la ciencia tradicional y las creencias oficiales, que pronto tuvo necesidad de abandonar su patria y hogar. España nunca ha sido un lugar propicio para que progrese el libre pensamiento, máxime si éste florece en el siglo XVI y en materia religiosa. Desconocemos si tuvo algún tropiezo antes de salir o si lo hizo espontáneamente en busca de espacios menos cargados y atmósferas más libres. Lo que sí está comprobado es que al abandonar España, a los diez y siete años, ya era docto en leyes e idiomas y había desertado de la fe católica. Entonces es cuando empieza a crear por su cuenta una nueva interpretación de las Escrituras, tan desconectada de todas las demás, que le hacen decir a Menéndez y Pelayo (biógrafo puntual pero poco afectivo) Servet, "ni fue ortodoxo, ni luterano, ni anabaptista, sino heresiarca sui generis con aires de reformador y profeta".

Y aquí tenemos retratado a Servet, no es hombre que pueda unirse a un grupo; no puede seguir apegado a una ortodoxia que no siente y se lanza sólo con el fuego de su dialéctica y la espada de su pluma a luchar contra todo y contra todos para imponer sus ideas. Tiene su criterio propio, a veces erróneo, sobre las interpretaciones bíblicas pero no cede ante nada ni ante nadie. Casi todos sus biógrafos han empleado el símil de considerarlo un auténtico Alonso Quijano. Un español al que se le ha despertado el Quijote que todos llevamos dentro y lo ha arrastrado movido por la fuerza espiritual de sus ideas, a una existencia inverosímil. Hasta la misma imagen que de él nos ha quedado lo representa extenuado, pálido, estático y con la barba corta y puntiaguda que sabemos usara el imaginario, pero real, Hidalgo castellano. El mismo Menéndez y Pelayo pierde por un momento la severidad con que siempre lo trata como enemigo de su fe para prodigarle un piropo y llamarle "espíritu franco y abierto, especie de caballero andante de la Teología".

Servet fuera de España lleva una vida novelesca y novelada. Inquieto por naturaleza no puede quedar inactivo frente al tremendo choque y rotura de la espiritualidad que se está produciendo. Quiere meter baza en la Reforma. Pero otra vez es el *Revés* quien le impide unirse a ninguna de las tendencias ya esbozadas o estatuidas. Entonces él inventa la suya y la pasea triunfante por Europa. Lutero, Zwinglio y Calvino le parecen muy moderados en sus ideas; sus iglesias las encuentra poco nuevas. El punto de batalla por el cual mide a los demás reformadores, es el dogma de la Trinidad. Mientras una Iglesia lo siga admitiendo, será para Servet tibia e indecisa su Revolución. En su intransigencia y rebeldía de los veinte años no tiene reparos para afirmar categóricamente que todo lo acordado en el Concilio de Nicea varios siglos antes es nulo y sin valor.

Y como su aviesa naturaleza (recordemos lo que quiere decir avieso) le empuja, no encuentra inconveniente en visitar uno por uno a los mayores reformadores para aconsejarles eliminar el dogma trinitario de la nueva iglesia evangélica. Esta tenacidad le pierde. Martín Bucero, Capiton, Ecolampadio son visitados[1], pero no convencidos, y naturalmente entre ellos se avisan y avisan a los restantes del peligro que el español representa para sus ideas. Servet apenas ha cumplido 21 años cuando ya Bucero ha declarado desde el púlpito, con la más tolerante caridad cristiana, que merece "le sean arrancadas las entrañas de su cuerpo viviente". Zwinglio por su parte ha escrito a Ecolampadio que "es indigno de respirar quien así blasfema" y Servet obstinado y rebelde, al conocer estas amenazas, lanza a la imprenta un libro conteniendo sus ideas y teorías. El libro se llama *De Trinitatibus erroribus*[2]. No podemos ni sabríamos analizarlo, pero sí podemos afirmar un hecho cierto. Desde el momento de la aparición del libro no queda un solo reformador o católico que no esté en contra de Servet y vea en él un auténtico demonio suelto en la tierra.

Un episodio de esta lucha de Servet contra toda la cristiandad por imponer sus ideas ha pasado inadvertido por casi todos sus biógrafos. Nos referimos a las relaciones de Servet y Erasmo que tan sagazmente ha sabido describir Bataillon. Cuando en 1552 la corte de Carlos V se reúne en Ratisbona, la atención de todos los presentes es para el libro de Servet. El autor, ignorado por casi todos los asistentes, es en cambio conocido del Dr. Quintana, el confesor real, de quien fue paje en Italia. Este al examinar el libro cree encontrar en él una clara

---

[1] Se refiere al teólogo Wolfgang Capito (1478-1541) y al teólogo suizo Juan Ecolampadio (1482-1531), respectivamente (N. del Ed.).

[2] *De Trinitatis erroribus,* publicado en 1531, es la obra más conocida de Servet donde condensa todo su pensamiento teológico (N. del Ed.).

influencia o colaboración alemana. Erasmo se aterra, ya sabemos que su carácter es bastante pusilánime, y en el acto declara y hace saber que no tiene nada de común con el hereje Servet. Pero, y esto es lo más importante por ser lo que no encontramos en ninguna biografía servetiana, Erasmo advierte que Servet ha querido ir a visitarlo y someterle su obra, pero él se ha negado a recibirlo y oírlo. Dice Bataillon: "El hecho de que Servet haya buscado la aprobación de Erasmo es infinitamente curioso". Y nosotros añadimos: ¿Hubiera cambiado en algo la trayectoria espiritual de Servet si llega a tener la ocasión de hablar con Erasmo? Indudablemente, Servet, como otros muchos de sus contemporáneos españoles, debió de recibir el estímulo de la rebeldía teológica a través de las obras erasmianas y al tratar de exponerle sus ideas buscaba con seguridad un apoyo moral en el viejo maestro. ¿Quién sabe? El hecho real es que Erasmo esquiva a Servet tratando con seguridad de no comprometerse más de lo que hasta entonces estaba.

La atmósfera estaba muy caldeada. Servet es perseguido por tirios y troyanos. La posición de *heresiarca sui generis* es difícil mantenerla en un clima cargado de pasiones y resentimientos. Entonces decide desaparecer, esfumarse, cambiando de nombre y de país para despistar a sus enemigos. Así es como nace Michel de Villeneuve. Surge una mañana en la universidad parisina para comenzar la que pudiéramos llamar época fecunda de su vida. Su profundo conocimiento de lenguas y humanidades le abre las puertas del trabajo más adecuado a su saber, y se traslada a Lyon para corregir y comentar la obra de Ptolomeo que van a editar los hermanos Gaspar y Melchor Trechel. El resultado es grandioso. De su pluma sale el Ptolomeo irreconocible; ha modificado conceptos, nombres, distancias, le ha añadido notas aclaratorias y un largo prefacio. Los mapas son explicados, una nueva tabla sirve para convertir todos los grados en equinocciales, otra indica las distancias y un copiosísimo índice ayuda al lector en la busca de datos. Servet queda consagrado desde entonces como el geógrafo más distinguido de su tiempo y considerado hasta hoy como *Padre de la Geografía comparada*. Pero al acabar la edición se acaba el interés geográfico. Nuevos libros entran a las prensas y nuevos temas pasan, para ser corregidos, sobre la mesa de Servet.

Abundan los libros médicos y Servet se aficiona a ésta, para él nueva ciencia, donde encuentra argumentos con que afirmar sus dormidas teorías teológicas.

En Lyon ejerce la medicina Sinforiano Champier, hombre mediano y vanidoso, con buena erudición, una ambición sin límites y autor de innumerables obras médicas e históricas. Servet se aficiona a su trato y termina por servirle de ayudante y amanuense. De él recibe las primeras nociones de ciencia médica, dictadas en una ortodoxia galénica pura, pues Champier es un furibundo galenista. Ya veremos cómo Servet también se aparta pronto de Galeno.

De esta estancia en Lyon, y en casa de Champier, tenemos otro dato que tampoco ha sido recogido por los biógrafos servetianos. Servet en sus años lyoneses traba conocimiento, precisamente en casa de su maestro, con un joven a quien acaban de nombrar médico del Hotel Dieu de Lyon. Es también de erudición vastísima y acaba de iniciar por su cuenta la recuperación de los textos hipocráticos y galénicos adulterados en su paso medieval. Este joven, antítesis espiritual de Servet no obstante la comunidad de algunas de sus inquietudes, es Francisco Rabelais. Ignoramos con exactitud la realidad de su trato. Pero la imaginación nos lleva a suponer cómo sería el choque entre espiritualidades tan opuestas. El idealismo de Servet frente al realismo de Rabelais debieron producir verdaderas chispas al ponerse en contacto.

La inquietud de Servet le impide seguir en Lyon. Ya conoce algo de la medicina. Lyon le viene estrecho y el *Revés* no se siente a gusto, no es su campo, no tiene ocasión de polémicas y discusiones. Nuevamente emigra a París. En París se doctora en Medicina, escribe un libro de terapéutica importantísimo por las aportaciones originales que contiene y las divergencias con Galeno, cuyo sistema sigue en lo fundamental. También se dedica a la Astrología escribiendo un tratado que como todo lo de Servet es una válvula de escape para su rebeldía y naturalmente termina en la Inquisición y su autor amonestado. El *Revés,* que ahora está oculto, sigue rebullendo y Servet a duras penas puede acallarlo. En París tiene la desgracia de tropezar con Calvino, discuten y, naturalmente, no se entienden. Desde entonces, traidoramente Calvino le acechará y durante más de veinte años acumulará documentos y pruebas que, sagazmente utilizados, servirán para encubrir su asesinato legal dictado por unos jueces sometidos a su voluntad.

Pero no adelantemos los acontecimientos. De su estancia en París surge otro de los grandes y tal vez el más importante hecho de su vida. Nos ha quedado un testimonio inestimable de cómo Servet en París colabora con los anatómicos más famosos de la época. Silvio, Fernel y Winter[3]. Este último es quien nos ha legado la referencia de Servet, dice así: "tuve por auxiliares a Andrés Vesalio, joven (¡por vida de Hércules!) muy diligente en la anatomía, y a Miguel Villanovano, varón de todo género de letras, eminente y a ninguno inferior en la doctrina de Galeno. Con la ayuda de éstos examiné en muchos cuerpos humanos las partes interiores y exteriores, los músculos, venas, arterias y nervios, y se los mostré a los estudiosos".

Aquí está el origen de los conocimientos sobre la circulación sanguínea, tema que ha hecho verdaderamente inmortal a Servet por encima de todas sus lucubraciones teológicas. Como este es el punto más debatido de su vida y la razón fundamental de que hoy nos estemos ocupando todavía de él, creo que merecer tratarla con algún detenimiento. Además mis ideas sobre ello discrepan en algunos puntos con lo que muchos historiadores admiten y por ello quiero fijarlas.

Los médicos por deformación profesional tenemos frecuentemente una visión unilateral de muchos problemas. Y en el caso de Servet han sido principalmente los españoles aquellos que han querido convertirlo en el descubridor de la circulación sanguínea. Esto no es verdad más que a medias. Algunos llevados de su entusiasmo incluso

---

[3] Se trata, respectivamente, del médico y anatomista francés Jacques Dubois, también conocido como Jacobus Sylvius (1489-1555); del médico, matemático y astrónomo francés Jean Fernel (1497-1558), y del médico alemán Johann Winter von Andernach (1505-1574) (N. del Ed.).

han llegado a afirmar que sus teorías sobre este tema fueron la causa de su martirio y muerte. Esto sí es completamente falso. Pero además debemos considerar que reducir la figura de Servet a un simple campo de investigación médica es empequeñecerla. Servet es un espíritu tan por encima de este problema que tratar de polarizarlo en un solo sentido es achicar y disminuir la grandeza de su figura.

Cierto que Servet conoció y describió la llamada circulación menor. No la totalidad de la circulación sanguínea como también han afirmado muchos de sus biógrafos. Probablemente, la estudió y observó en París en sus tiempos de anatómico mientras trabajaba con Vesalio y Winter. No dio momentáneamente publicación a sus observaciones considerando, tal vez, que con ellas no modificaba ningún concepto de aplicación inmediata. Sin embargo Servet conocía perfectamente el alcance anatómico y fisiológico de sus nuevas teorías, pues antes de exponerlas como argumento teológico para explicar la acción del Espíritu Santo sobre la Naturaleza humana, advierte que con ello "va a explicar los principios de las cosas ocultas antes a los mayores filósofos".

El atisbo de Servet es genial. Es una descripción exacta de un hecho hasta ese momento ignorado y, lo que es peor, admitido de manera falsa y sostenido por siglos en su concepción errónea. Que la sangre pasaba desde las cavidades derechas del corazón a las cavidades izquierdas, venía diciéndose desde los remotos tiempos de Galeno, quien tal vez recogió la idea de Erasístrato. Nadie dudó nunca que tal cosa ocurriese. Lo peregrino e inexplicable es cómo, durante siglos, se aceptó, con Galeno, que esta sangre pasaba de uno a otro ventrículo filtrándose a través del tabique o septo interventricular del corazón. O sea, atravesando precisamente la pared más compacta y maciza de todo el órgano y la única en que no hay vasos visibles. Muchos anatómicos anteriores a Servet dudaron de la veracidad de esta afirmación galénica. Unos, como Mundinus[4], sin negarla, la creen difícil; otros, como Berengario de Carpi asientan en sus obras que los poros de comunicación interventricular *in homini cum*

---

[4] Se trata del médico italiano Mondino de Luzzi (1270-1326) (N. del Ed.).

maxima difficultate videntur. El propio Vesalio, tampoco encuentra esas comunicaciones interventriculares pero sin embargo termina por admitir la posibilidad del paso de la sangre.

Es Servet, quien por primera vez, sin titubeos ni claudicaciones, afirma, como siempre en todas sus cosas, fuera de lugar y en texto inadecuado, que la sangre no pasa por el tabique, que antes de llegar al ventrículo izquierdo ha recorrido un largo camino por la vena arteriosa, el pulmón y la arteria venosa, y que es durante este "magno artificio" cuando se repurga y cambia de color. Un resquemor galénico, de cuya teoría nunca intentó ni quiso apartarse en este caso, le hace escribir una frase conciliatoria, que han utilizado sus enemigos para restar importancia al descubrimiento. La trascendencia de esta observación está ya detenidamente estudiada en muchos tratados y nosotros mismos le hemos dedicado un estudio reciente.

Lo que ocurre después con la idea, desde el momento en que Servet la lanza, hasta el día que Harvey ofrece al mundo su genial y revolucionario descubrimiento de la circulación sanguínea, no es este el momento de describirlo. Servet descubrió que la sangre circulaba a través del pulmón; modificó el tradicional tránsito sanguíneo intracardiaco. No dio pruebas de sus observaciones ni siquiera las publicó en un texto médico. Es por tanto el precursor más importante y primero del descubrimiento de la circulación sanguínea, a quien se debe el germen original del descubrimiento y, si queremos, el despertar de la duda científica. Pero, cuidado, no es el descubridor del verdadero mecanismo circulatorio, labor que corresponde a Harvey con métodos y técnicas mucho más adelantados de lo que Servet podía utilizar.

Un día el inquieto Servet desaparece de París. El torcido *Revés* parece estar dormido y Servet se acoge a la vida fácil y blanda de médico del arzobispo de Vienne del Delfinado. Allí es respetado, querido, gana dinero a manos llenas y ningún burgués de los que acuden a su consulta sospecha el terrible germen que aquel médico bondadoso y sabio lleva dentro de su alma. Pero la inquietud le bulle por dentro, la rebeldía dormida estalla, y Servet se lanza nuevamente a exponer sus teorías teológicas y antitrinitarias. Escribe un nuevo libro, en el que hemos visto cómo describe la circulación, lo edita y lo envía precisamente a sus enemigos.

La continuación es bien sabida; interviene la Inquisición, se le busca, se distrae el asunto que no pasa a mayores y Servet sin que conozcamos la causa abandona su casa y la protección arzobispal para irse a meter precisamente en Ginebra y en la iglesia donde Calvino, su mayor enemigo y el más enconado, está predicando.

La detención irregular, el proceso anómalo, la exigencia de pena de muerte, y todos los demás detalles de este bochornoso acto de la iglesia calvinista están en la mente de todos y hay documentados libros que los describen puntualmente. No tiene objeto repetir aquí el martirio de Servet. Voltaire, Tollin[5], Menéndez Pelayo, etc., se ocuparon de consignarlo. Zweig lo ha descrito recientemente con la elegancia de su pluma y el hondo sentido humano de su imaginación. Gener le ha dedicado un libro novelado pero sentido[6]. Nosotros mismos también nos ocupamos de él en un reciente libro de historia médica y además está en la conciencia de todo hombre culto y ávido de justicia.

Cuando las llamas apagaron la vida del mártir sin hacerle abjurar un ápice de sus ideas y destruyeron las páginas de su obra, allá en España, en la patria querida donde nunca volvió, encontramos un eco. Allí también enmudeció la pluma del escribano Antonio Servet. Desde esa fecha no vuelven a encontrarse documentos firmados por el notario de Xixena. Tal vez la misma hoguera en que murió el hijo hizo morir de pena al padre. Al viejo *Revés*, que ansioso seguiría el proceso rezando para librar el alma de aquel hijo querido a quien había transmitido el germen de la inconformidad y la rebeldía.

Un altar con retablo valioso aparece mandado construir aquel mismo año por la familia Servet en el monasterio de Xixena. Probablemente fue obra expiatoria levantada para ayudar al perdón divino de aquella

---

[5] Se refiere a Henri Tollin (1833-1902), biógrafo de Servet (N. del Ed.).

[6] Se alude a la obra de Pompeyo GENER, *Pasión y muerte de Miguel Servet* (N. del Ed.).

alma inquieta que con su muerte humana nos supo demostrar cómo los más llamados a comprender y tolerar suelen ser los más intransigentes y vengativos; pero nos enseñó también cómo muere un español en defensa de la libertad de sus ideas mantenidas hasta el último suspiro aunque éste sea entre llamaradas purificadoras y humo asfixiante.

EL JARDIN BOTANICO, EL MUSEO DE MADRID Y LAS EXPEDICIONES DE AMERICA[1]

Un día del año 1781, el primitivo Jardín Botánico de Madrid, fundado años antes a orillas del Manzanares en el Soto de Migascalientes, es trasladado a la que será su sede definitiva en el paseo del Prado, entonces llamado el Prado Viejo. La nueva casa y la puerta habían sido encomendadas al arquitecto Juan de Villanueva. El terreno, amplio y suficiente, estaba cercado por una espléndida reja de hierro forjada en Tolosa, por herreros vascos, bajo la dirección de Arrillaga y Muñoa. Ese día el director de tan flamante obra, erigida "para diversión y salud de los ciudadanos", según la elegante oración latina de la entrada, era Casimiro Gómez Ortega, respaldado por todas las facilidades que proporciona la confianza y el favor real.

El hecho relatado no tendría mayor importancia ni hubiera trascendido demasiado en la historia de la ciencia española si no fuese por la enorme repercusión que representa en el movimiento científico universal. España es un país con rica tradición en jardines botánicos. Desde aquel de Aranjuez que propugnara y consiguiese Laguna hasta el que acabamos de referir, son muchos los jardines botánicos españoles de que se tiene noticia. Recordaremos el de Franco de Sevilla, que competía con el de Simón Tovar en la misma ciudad, y

---

[1] Artículo en coautoría con Enrique Rioja.

el de Juan Castañeda que se llevó el Guadalquivir en una riada para desesperación de Clusio, el cual recibía a través de estos botánicos la mayor parte de su información americana. El propio Monardes también cultivaba las plantas exóticas que le llegaban de América en un jardincillo propio. Y el protomédico Hernández sembró por su propia mano en el alcázar sevillano las plantas mexicanas que consideraba no podrían sobrevivir al rudo clima de la meseta castellana. Diego de Cortavila, poseedor con anterioridad a Barberini del famoso códice mexicano *Libellus de medicinalibus indorum herbis*, tenía también en Madrid un jardín botánico alabado varias veces por Jerónimo de la Huerta en sus comentarios a Plinio. Y en los mismos años en que se funda el jardín madrileño se crea otro en Valencia, mientras la Sociedad Vascongada organiza el suyo en Azcoitia.

Estamos en la segunda mitad del siglo XVIII, cuando en España cristaliza definitivamente el movimiento ilustrado que, incorporado al país con la llegada de los Borbones, no había podido arraigar hasta el reinado de Carlos III. Los monarcas anteriores, Felipe V y Fernando VI, preparan el camino, luchan con las fuerzas reaccionarias y tradicionales que tratan de socavar el enorme esfuerzo de los gobernantes cultos, y su labor no se traduce en hechos tan patentes como los que consigue Carlos III. Felipe V instituye las Academias que ya tenían con anterioridad vida precaria en reuniones particulares; Fernando VI consolida la labor de su padre y en su corto reinado impulsa las artes y las ciencias en España facilitando la implantación de lo que ya hacía años era habitual en otros países. Precisamente durante su reinado se crea el Jardín de Migascalientes, a la vera del camino de El Pardo, el cual dirigido por Quer inicia la enorme labor de que queremos ocuparnos.

Como apuntábamos, un jardín más en la larga tradición española no hubiera representado nada. Pero este jardín tiene otra función, no es sólo la recolecta y cría de plantas curiosas o medicinales. No se trata de conservar especies y clasificar géneros. Se busca la forma de incorporar al país la filosofía y el movimiento ilustrado que, como sabemos, en uno de sus más elementales principios busca el conocimiento de la naturaleza. Conocimiento indispensable para que el espíritu humano pueda progresar y que al mismo tiempo implica un nuevo concepto en la manera de comprender el mundo que nos rodea. Es necesario abandonar el sistema medieval que había presidido hasta entonces, con un criterio descriptivo, teológico, rígido y ordenancista, la descripción del mundo. Hay ciencias nuevas que modifican totalmente el curso del pensamiento. Filósofos como Descartes, Spinoza y Leibniz han abierto nuevos cauces a la manera de pensar. Newton ha revolucionado la ciencia y cuando el siglo XVIII quiere conocer su propia imagen, necesita hacerlo mediante la observación, el experimento, la medida y el cálculo. Es habitual entre los pensadores considerar al siglo XVIII como el siglo de la ciencia natural y en sus décadas y en sus hombres tomarán origen todos los grandes movimientos científicos que, evolucionando y progresando sin cesar, han llegado hasta hoy.

El jardín botánico de Madrid obedece a esta manera de concebir la vida. Trata de impulsar en España la difusión de esas ciencias nuevas indispensables para que el pensamiento se remoce y adquiera modernidad en el concierto universal. Por eso, apenas iniciado, cuando todavía es modesto y lejano empieza la enseñanza de la botánica encomendada a dos notables conocedores: Quer y Minuart. Faltaba método, había mucha tradición y Quer, siendo el más notable conocedor de la botánica en España, no se atreve todavía a abandonar el sistema de Tournefort anticuado para entonces.

Linneo brillaba en el campo de la historia natural de la misma manera que Newton lo había hecho en el de la física. Su sistema, tal vez la única feliz y perdurable sistemática que se obtiene en todo ese siglo, había modificado el estudio de las ciencias naturales. Y el gobierno español, que lo sabía, llama al maestro para que imparta sus conocimientos dentro del territorio de España. Linneo no puede abandonar Suecia, pero envía a su discípulo Loefling, el cual queda asombrado ante el elevado número de españoles "eminentes que tenían inclinación a la botánica" y entre los cuales introduce y enseña el sistema de su maestro incorporándolo a la ciencia española antes de embarcarse para los territorios americanos, destino final de sus exploraciones y estudios.

Loefling es un antecedente directo de la formación del Jardín; es la introducción del sistema universal en la botánica española y representa al mismo tiempo el primer lazo que se establece en este movimiento de renovación cultural entre España y América. Desgraciadamente su labor queda interrumpida por una muerte prematura que le impide casi iniciar los trabajos, pero alcanza a efectuar algunos descubrimientos importantes como la descripción que en una carta a su maestro hace de los primeros anelidos encontrados en la Península Ibérica, mientras esperaba el barco en el puerto de Lisboa.

La traída de Loefling es una faceta más del espíritu renovador que, si bien en este momento nos interesa especialmente por lo que para nuestro tema representa, no tiene menor importancia en el movimiento cultural del país que la llegada de químicos como Chavaneau y Proust, o de investigadores polifacéticos de la talla de Bowles, cabezas principales de un extenso grupo de técnicos de toda Europa enterados de problemas económicos o científicos que son llamados a España para colaborar en el resurgimiento nacional.

Los directores del Jardín Botánico de Madrid comprenden pronto que su proyección ha de ser mucho más amplia de lo que limita la verja de hierro y las propias fronteras del país. España es mucho más que su territorio nacional. Administra y mantiene unas colonias inmensas en la materialidad física de su extensión e inmensas en la capacidad de sus recursos naturales, casi totalmente inexplorados. La sombra del protomédico solitario que recorriera México dos siglos antes se proyecta sobre ellos invitándolos a completar su obra. Y todos aquellos hombres que herborizan por las campiñas españolas sueñan con repetir sus correrías exploradoras por los dilatados campos de América.

Así se inicia el enorme esfuerzo científico que movido desde el Jardín Botánico de Madrid emprende la exploración científica de toda la América española. Quer, el primer director, muere todavía apegado a Tournefort; pero Barnades, el segundo director del jardín, ya enseña el método de Linneo y es su discípulo José Celestino Mutis el primero del grupo que consigue dar el gran salto hasta las costas de América.

Mutis viene como médico de un virrey, tendrá que ejercer su profesión muchos años antes de poder dedicarse a lo que su vocación le pedía. Pero por otro lado es el primero que prende la mecha de la Ilustración en América del Sur. En marzo de 1762 inicia sus conferencias públicas sobre filosofía newtoniana, matemáticas, física y astronomía. Es la primera vez que en el virreinato de Nueva Granada se habla de estas ciencias haciendo que la juventud bogotana cobre afición por estos estudios.

Pero no fue sólo Nueva Granada donde el movimiento ilustrado empezó a tener adeptos. En todos los virreinatos, en Lima, y sobre todo en México, encontramos espíritus atentos a buscar en la nueva concepción filosófica la solución de sus inquietudes. Se habla de lo mucho que España hizo en América como producto de la Ilustración. Tal vez sea en el campo de las ciencias naturales donde mayor repercusión tuvo esta labor. Pero no todo vino de España y muchas de las cosas que aquí y allá se producen están elaboradas por americanos. La lista es larga. Muchos permanecieron en sus ciudades trabajando, estudiando, persiguiendo esa utopía fundada en la razón, que si no llegó a producir todo lo que de ella se esperaba, fue más que suficiente para sacudir desde sus cimientos la inamovible mole de tradición medieval que aplastaba al pensamiento español.

Otros saltaron el mar para beber la idea en sus fuentes de origen y colaborar con los ilustrados de Europa. Tal vez el primero de esa larga lista de americanos que marchan a Europa sea don Pedro Franco Dávila. Para nuestro tema de hoy resulta una figura inolvidable. A su tesón y empeño debemos la fundación del Museo de Ciencias naturales de Madrid. Y si fue el primero en llegar, también fue el primero de los ilustrados americanos que acabaron su vida lejos de sus hogares, laborando por la ciencia española. Sólo conocemos su imagen por un busto fundido sobre una mascarilla mortuoria, pero en cambio contamos aún con lo que fuera su esfuerzo de treinta años en la recolección y búsqueda de elementos relativos a la Historia Natural. Aposentado en París, el guayaquileño, rico y curioso, reunía con la patológica pasión del coleccionista obras de arte, piezas arqueológicas y libros bellos, pero todo quedó semiolvidado cuando desvió sus aficiones hacia las ciencias naturales. Pronto su casa fue depósito de los más bellos minerales, de las mejores colecciones de insectos, de las osamentas más extrañas hasta que su fortuna, agotada por el esfuerzo, le hacía caer envuelto en deudas y acreedores. Su colección, sin duda la mejor del momento, alcanzaba tal precio que resultó inasequible para ningún comprador ordinario. Los tres volúmenes que ocupaba el catálogo de sus preciosidades fueron enviados al rey de España, único comprador posible. Hubo sus más y sus menos, sus regateos y sus altibajos, antes de que el rey, aconsejado por sus ministros, decidiese aquella compra que lo convirtió en poseedor del más copioso gabinete de Historia natural que había en Europa. Cuando don Pedro, separado de sus tesoros preparaba su vuelta al Perú, se encontró que él también estaba incluido en la compra. El rey había dispuesto instalar el gabinete en un museo público, y nombraba organizador y director de ese museo al propio don Pedro, asignándole mil doblones anuales.

Así nació el Museo de Ciencias naturales de Madrid. Su aparición era parte del mismo programa de renovación general emprendida por el gobierno. Junto al Jardín Botánico era necesario contar con un museo y en el proyecto aparecía dentro del grupo original un observatorio astronómico. Las tres obras se realizaron. Todavía hoy pueden verse los tres edificios, modificados en forma y función, pero tal y como la idea original los concebía.

El jardín y el museo se complementaban. El jardín era el lugar activo, de donde salían las expediciones, donde se formaban los nuevos valores que habían de partir por todos los campos de España y América, buscando especies desconocidas o datos ignorados. En el jardín se había instalado una especie de cuartel general desde donde se dirigían los negocios relativos a la historia natural de más de la mitad del mundo, se nombraban corresponsales, se organizaban expediciones en lejanas tierras, se atendían las demandas, no siempre científicas, de los naturalistas dispersos por miles de kilómetros y se llevaba un archivo central de datos obtenidos en los más variados climas y en los más diversos territorios. Todo era actividad y acción. Continuamente se recibían cajones con plantas, documentos, animales y escritos que era preciso catalogar y estudiar.

El museo por el contrario fue el lugar pasivo donde toda aquella actividad se remansaba para deleite y admiración del público. En sus salas se reunía lo más valioso de lo que se podía obtener en los más remotos lugares. Una comunicación circular a todas las autoridades de América pidiéndoles elementos extraños o exóticos fue su única actividad impresa.

El local del museo tiene una historia curiosa. Cuando llegaron los cajones de don Pedro se acordó convertir la casa que fuera de Goyeneche, junto a la Puerta del Sol, en museo mixto de Arte y de Historia Natural. En la planta baja quedó la Academia de Bellas Artes de San Fernando, que todavía sigue allí; en los pisos superiores el Real Gabinete de Historia Natural y las habitaciones de don Pedro. En la puerta se colocó un elegante rótulo latino que decía: "El rey Carlos III ha unido bajo un mismo techo las ciencias naturales y las artes para utilidad pública", y el día 4 de noviembre de 1776 fue festejado el onomástico real con la inauguración del museo, que quedó abierto al público.

Pronto el local de la calle de Alcalá resultó estrecho. Y como la tendencia era unificar los lugares de estudio, el conde de Floridablanca –al cual no le agradaba mucho la hermandad de ciencias y artes– convenció al rey de la utilidad de fundar una Academia de Ciencias e instalarla junto con el Museo en lugar cercano al Jardín Botánico. El arquitecto Villanueva volvió a entrar en escena y con don Pedro Franco de asesor científico, proyectó en 1785 un edificio grandioso, en tres órdenes arquitectónicas, para recordar los tres reinos de la Naturaleza, con salas espaciosas y una gran columnata al frente que más tarde desapareció. Pero las obras fueron lentas y en la espera murió Carlos III y murió don Pedro Franco. Apenas estaba listo en 1808 y entonces la invasión napoleónica convirtió aquel maravilloso edificio en cuadras de un batallón de caballería. Cuando pasada la invasión pudo reconstruirse, dejó de ser museo de historia natural. Desde entonces, 1819, hasta hoy es el Museo del Prado. Aquellas salas primitivamente destinadas a contener esqueletos prehistóricos, animales disecados y muestras geológicas, ostentan por inesperado designio los Grecos, Velázquez, Murillos y Ticianos de la más valiosa y variada pinacoteca del mundo.

Pero volvamos a nuestro tema. Organizado el núcleo central la proyección externa no se hizo esperar y pronto nacieron las famosas expediciones americanas de las cuales debemos ocuparnos. No creo tenga objeto relatar aquí el desarrollo de aquellas expediciones. Son bien conocidas en detalle por historiadores y naturalistas. Sus historias parciales ocupan muchos y excelentes libros escritos por cronistas e investigadores durante los dos siglos transcurridos desde que se realizaron. En cambio consideramos que todas ellas forman una unidad que es necesario estudiar en conjunto. De la misma manera que el descubrimiento de América, independientemente de sus historias parciales, constituye una unidad histórica y filosófica. La exploración de la naturaleza americana, también verdadera epopeya de descubrimientos que se lleva a cabo desde los últimos años del siglo XVIII hasta el momento de las independencias, debe ser enfocada por el historiador actual como la sucesión de hechos encadenados a una misma idea, a un mismo propósito y con un fondo filosófico común. Epopeya que si bien se origina y brota en el pequeño recinto del jardín botánico de Madrid, en su desarrollo no siempre queda ligada a dicho centro –como en el caso de Azara– e incluso dentro de la cual y con personalidad propia queda comprendido el viaje de Humboldt, tal vez el de mayor trascendencia ulterior entre todos los que forman el ciclo.

Todas ellas pasaron por momentos de éxito y de penuria, de esplendor y de miseria. El encuentro de Mutis y Humboldt representa en la Expedición de Nueva Granada un momento de gloria similar al que obtuvieron Ruiz y Pavón al publicar sus libros después de diez años de exploraciones por Chile y Perú asombrando al mundo científico europeo[2]. El Jardín Botánico de México y la pléyade de sabios que colaboran en la expedición de Nueva España marcan el momento de

---

[2] Los autores se refieren a *Florae Peruvianae, et Chilensis prodomus, sive novorum generum plantarum Peruvianarum, et Chilensium descriptiones, et icones. Descripciones y láminas de los nuevos géneros de plantas de la flora del Perú y Chile*, por Don Hipólito Ruiz y Don Joseph Pavón, Madrid, Gabriel de Sancha, 1794. Accesible en la Biblioteca Digital Hispánica (N. del Ed.).

la mayoría de edad científica en las colonias españolas de América. Mayoría de edad que alcanza también otros muchos aspectos de la vida americana y cuya manifestación y resultado más importante es la independencia colectiva de toda América.

Resultaría imposible repasar nombres. Cada uno de aquellos que integran el enorme grupo expedicionario diseminado por América tiene su personalidad propia y su historia individual. Muchos caen en la empresa. Pineda en Bulacán; Castillo en México agotado por las penurias de la Tarahumara; Longinos en el puerto de Campeche. Sin embargo, tal vez el más interesante y a la vez más representativo de todo el grupo de exploradores ilustrado sea Mociño. Incansable en la búsqueda, cubre en sus exploraciones extensiones de tierra inconcebibles para un hombre solo. Trata de obtener en los hospitales una utilidad inmediata y precisa de sus descubrimientos, y finalmente se convierte en símbolo y héroe de la botánica mexicana, cuando una vez emigrado, colabora con los ilustrados de Europa. Allí recibe su apoteosis de manos de De Candolle y muere cumpliéndose una vez más el triste sino de estas exploraciones sin que sus tesoros sean publicados. Su contra figura la encontramos en Pablo de la Llave. Igualmente ilustrado y naturalista notable en su labor de colaboración alcanza a desempeñar el cargo de director del Jardín Botánico de Madrid. Con él se cierra el ciclo de sabios americanos que intervienen en la obra emprendida por Carlos III y sus ministros.

El descubrimiento científico de la naturaleza americana constituye una de las más valiosas conquistas humanas del siglo pasado. Sin este conocimiento, la ciencia no hubiera podido progresar. Desde la medición geográfica del grado de latitud que treinta años antes de la época que nos ocupa llevan a cabo La Condamine, Jorge Juan y Ulloa, hasta los viajes románticos de Darwin, veinte años después de iniciarse la independencia de América, la mayor parte de los intereses científicos de Europa están puestos en los descubrimientos americanos. Aquí está la clave de casi todos los problemas biológicos y científicos que apasionaban a los hombres de ciencia de la vieja Europa. ¡Pero era tan difícil arrancárselos! Las penurias de la exploración eran infinitas, los países estaban casi inexplorados, sin caminos, la naturaleza inmensa, inhóspita en su mayor parte. La población humana escasa se encontraba alejada por completo de la civilización. Hasta en ocasiones era hostil. Hacía falta tener la vocación y la energía de conquistadores y misioneros para internarse en las selvas, remontar los ríos o atravesar las sabanas.

Y sin embargo la obra se llevó a cabo. El esfuerzo y las penurias quedaron compensados ampliamente con los resultados obtenidos, cada día fueron más los exploradores que surcaban mares y tierras de América movidos por el ideal científico. El núcleo más compacto, más coherente en sus trabajos, fue el del Jardín Botánico de Madrid y aunque no es el que obtiene mejores resultados inmediatos, constituye dentro de la historia científica universal, una de las gestas más gloriosas emprendida por una misma voluntad real, por una misma idea filosófica y con un solo propósito: tratar de conocer y catalogar todos los aspectos de la inmensa naturaleza de América.

EL DR. DON FEDERICO OLÓRIZ

Siguiendo esta serie de semblanzas de ilustres médicos españoles cuya iniciación ha constituido un éxito para la revista *Benéfica Hispana*, me ha parecido, al requerir un trabajo mío, que sería adecuado recordar en sus páginas la figura del profesor Don Federico Olóriz y Aguilera, anatómico insigne y antropólogo a quien la generación médica actual debe gran parte de sus conocimientos.

Todo estudiante de medicina de la facultad madrileña recordará, con más o menos detalles, unos armarios llenos de cráneos que, ocupando el local del Museo Anatómico, se extendían rebosándose por pasillos y rincones lóbregos de la facultad. Estos cráneos, perfectamente disecados y etiquetados con un número negro en el hueso frontal, aparecían hasta completar más de 2.000 alineados en los entrepaños de los armarios invisibles a través de un sucio cristal y cubiertos en general por una gruesa capa de polvo histórico cuya limpieza no entraba en ninguna de las ocupaciones de los mozos de disección. Eran los cráneos de Olóriz. Todo el mundo lo sabía y los miraba como se mira una reliquia o las ruinas, a punto de desaparecer, de una obra arqueológica. Un compañero mío robó uno, lo llevó a su casa en triunfo, como hubiera llevado la espada del Cid o el yelmo de Mambrino y pronto los remordimientos y las apremiantes súplicas de los compañeros le obligaron a depositarlo de nuevo en su lugar. Había algo supersticioso alrededor de aquellos cráneos, que inmóviles, fríos y cubiertos de polvo, recordaban a todos los vientos la imagen vívida, activa y grandiosa de un hombre bueno y sabio que consagró su vida al estudio y a la ciencia en beneficio de los demás.

Era D. Federico Olóriz un granadino y como el ser granadino es por sí solo patente de gracejo e inteligencia, D. Federico no quedó atrás y entró con derecho propio en la larga lista de granadinos célebres donde ya estaban Fernández y González, Manuel del Palacio, Pedro Antonio de Alarcón, Ganivet y otros tantos cuya serie cerró el inolvidable García Lorca. La Andalucia se prodigaba en Olóriz, de inteligencia grande y fantasía pomposa, hacía gala de palabra fácil y extraordinariamente hermosa dirigida por una gran claridad y agudeza de entendimiento. Escribiendo era todavía mejor y su obra, prodigio de probidad científica, perdura todavía y perdurará sin envejecer muchos años.

D. Santiago, que fue gran amigo de Olóriz, a quien admiraba sinceramente, describe al sabio granadino diciendo:

> Era D. Federico, como le llamábamos amigos y admiradores, el *Maestro* por excelencia. Lo que en muchos es oficio, constituía en él vocación irresistible. Asiduo, formal y concienzudo, cumplía con insuperable celo su ministerio docente. De un exterior algo vulgar, encerraba un espíritu refinadamente aristocrático. Escribía tan maravillosamente como hablaba, y era dueño de palabra fácil, elegante, agilísima, puesta al servicio de clarísima inteligencia. No se prodigaba, sin embargo. Replegado en su modestia, limpio de todo estimulo vanidoso, rehuyó siempre la popularidad, como desdeñó la política, campo donde sus dotes de formidable polemista hubiéranle traído triunfos resonantes.

Sigue la descripción de Cajal, que volveremos a tomar más adelante, y con ella los elogios y las frases de admiración se prodigan merecidamente.

Olóriz fue a Madrid desde su tierra natal, donde ya era célebre, para opositar a cátedras. En Medicina era Granada por aquella época una modesta escuela con profesorado de primera calidad y daba hombres sabios y callados. En la historia médica española son muchos los profesores granadinos que han sobresalido por su formación originada en suelo andaluz. Por no excederme citaré solamente al extraordinario Don Benito Hernando, que más adelante colaborara con Olóriz en la enseñanza madrileña. Hernando, de quien se ha ocupado recientemente con la autoridad acostumbrada nuestro maestro el Dr. Márquez (que a su vez fue discípulo predilecto de D. Benito), escribió en Granada su célebre trabajo sobre la lepra que le valió recibir allí, en su provincia, la visita de dos sabios mundiales tan importantes como Virchow y Neisser que atraídos por la obra de D. Benito fueron a conocerlo, estudiar sus trabajos y compenetrarse con el hombre en su propia tierra en su medio exuberante de luz, de tradición y naturaleza.

De ese medio llegaba Olóriz donde ya había sido interno de la facultad y traía un buen caudal de conocimientos anatómicos cuando en 1880 opositó a la cátedra de Anatomía de Granada, entonces vacante. Fueron estas oposiciones célebres en toda España. Opositaban tres nombres: Cajal, Olóriz y Aramendía. Presidía la oposición D. Juan Calleja, "dictador de San Carlos y arreglador de jurados médicos", como le llama Cajal, y desde antes de los ejercicios se sabía que el elegido para la cátedra era Aramendía. De nada sirvió la "intensa preparación anatómica" de D. Santiago; de nada valieron la superioridad de conocimientos anatómicos de Olóriz, expuestos de modo incomparablemente bello y exacto. Las trincas entre Olóriz y Cajal se hicieron célebres; Olóriz atacaba a D. Santiago, reciamente persuadido de que era el único adversario, y asegurándole que con toda su ciencia y talento tendría que volver a Granada a servir de ayudante al desconocido e ignorantón de Aramendía, como efectivamente resultó. Sin embargo, fue tan sonada la injusticia del fallo que cuando tres años después salieron a oposición las cátedras de Madrid y Valencia y volvieron a presentarse Cajal y Olóriz, el Ministerio tuvo buen cuidado de nombrar un tribunal imparcial que naturalmente colocó por unanimidad a Olóriz en la cátedra de Anatomía de Madrid, y a Cajal en Valencia.

Era el claustro de la Facultad de Medicina madrileña en estos últimos años del siglo XIX, un pintoresco conjunto de ignorantes totales y sabios verdaderos. Se unían para formarlo los desgraciados restos de aquella Universidad desmedrada y raquítica donde las luchas políticas tenían más importancia que las docentes, y de la cual habían hecho coto cerrado la intransigencia y ferocidad de los absolutistas españoles. Y junto a ellos, ganando las oposiciones con trabajos inauditos, estaban los verdaderos sabios, los que con amplio horizonte y formación moderna, veían en la Universidad una función rectora y orientadora de la juventud. Este problema, del cual fue víctima y apóstol D. Francisco Giner, a quien debemos el resurgir del pensamiento español en sus líneas de libertad, ha sido recientemente tratado con gran maestría por D. Alberto Jiménez en su libro *Ocaso y Restauración* (México, 1948).

Naturalmente Olóriz venía a formar parte del grupo de sabios, y estaba formado por hombres tan eminentes como Don Alejandro San Martín, cirujano de extraordinaria finura, gran experimentador con ideas geniales; D. Benito Hernando de quien ya nos hemos ocupado; Calleja, el anatómico indiscutible cuyo defecto estaba en la facilidad de adaptarse a todas las situaciones políticas con tal de conservar su cacicato en la facultad, y destacando sobre todos ellos, por su fama y originalidad, Letamendi. Recientemente se ha ocupado el Dr. Puche, con gran agudeza, del problema de Letamendi en la historia médica española. No quiero ahora repetir sus conceptos; fue un hombre que motivó las más grandes controversias y del que, desde luego, hay que admitir no era tan falso y vacío como nos lo presentan sus detractores, ni tan genial como lo pintan sus panegiristas. Cajal lo describe con exactitud y cariño y lo califica de asombroso con manía enciclopédica que fue realmente lo que más daño le hizo en la vida.

Entre estas figuras tenía que moverse Olóriz, y lo que más lamentaba era que no obstante su perpetua colaboración en la misma obra, los profesores de San Carlos tenían un hosco alejamiento espiritual que en su caso contrastaba más por llegar de una Universidad donde todo era unión y efusión entre el cuerpo docente. Respecto a este alejamiento espiritual hay una frase que se hizo célebre en San Carlos donde uno de sus profesores decía del grupo que "vivimos sin conocernos y morimos sin amarnos". Este profesor era D. Félix Guzmán, campeón del grupo de los ignorantes enciclopédicos, que encargado de la cátedra de Higiene no pudo nunca aprender ni retener el nombre de un solo microbio.

D. Federico Olóriz tomó el camino que ya habían emprendido otros profesores de su mismo grupo: aislarse y trabajar; organizó su laboratorio, y empezó a planear sus trabajos. No era hombre que gustase de lo que ahora se ha dado en llamar "cientifismo", o sea la publicación porque sí, sin fondo ni base. Todo lo contrario, meditaba el plan de sus trabajos antes de emprenderlos, fijaba toda su atención hasta en los detalles más nimios, y no los emprendía hasta no haber asegurado y definido los motivos y objeto de la investigación. Entonces laboraba intensamente pero despacio, sin escatimar tiempo a ningún detalle, comprobaba una y otra vez cada dato antes de asentarlo como definitivo y corregía escrupulosamente todos sus trabajos antes de darlos a conocer. Esto ha motivado que sus obras, casi todas de la última década del siglo XIX, continúen vigorosas, actuales, y sean punto de partida indiscutible para todo aquel que quiera ocuparse de los mismos temas.

Desvió D. Federico su atención hacia el estudio de la antropología, rama de la medicina prácticamente inexistente en aquella época entre los médicos españoles, y su primera publicación, titulada "Recolección de cráneos para estudios antropológicos", vio la luz un año después de su traslado a Madrid en 1884. En ella se daban las normas fundamentales para iniciar el estudio de la antropología. Con paciencia de benedictino, comenzó su colección de datos antropológicos formando el Museo Craneológico a que aludimos al principio, y que es orgullo de nuestra Facultad. En su época, esta colección fue la más completa del mundo, y la constituían, según la información que sobre ella da Hoyos y Sáinz, 2.250 cráneos, todos ellos filiados, de sexo conocido, de edad concreta, y se acompañaban de una detallada historia fisiológica y patológica del sujeto, con datos de genealogía, biográficos e incluso de comportamiento psíquico en la vida. El resultado de esta colección fue uno de los trabajos antropológicos más fundamentales que se han publicado en España y tal vez el que más fama dio a su autor. Se titula *Distribución del índice cefálico en España* (1892) donde da a conocer el estudio de sus cráneos y el de 8.368 más adultos examinados en vida. Un año después publica otro trabajo titulado "El valor de las medidas de la cabeza en los estudios antropométricos", con los cuales quedó fundada en España la escuela de antropómetras, antes inexistente.

Esta actividad antropológica no impedía sus funciones docentes a las cuales se le veía acudir presuroso todos los días enfundado en un chaqué muy mal cortado, con el clásico sombrero de copa distintivo de los catedráticos, y unos pantalones acordeonados por falta de relaciones con la plancha. Su clase (y conste que estos datos son verídicos pues se los debo a D. Julian Aguado, que fue discípulo suyo), era, aunque resulte inexplicable, de lo más ameno de toda la facultad. Los alumnos preferían perder cualquier cosa antes que faltar a la lección de D. Federico, hombre que, gracias a su gran inteligencia y don de maestro nato, conseguía hacer atrayentes las explicaciones, por lo general tan áridas, de la anatomía descriptiva. Conocía a todos los alumnos, los llamaba por su nombre y se interesaba por ellos. Cajal describe esta actitud pedagógica con palabras exactas diciendo que

> Olóriz era maestro en todos los momentos de su vida. Dotado de genio dialéctico y de exquisita sensibilidad para percibir hasta las más tenues refracciones con que la pasión o la palabra desfiguran la verdad, no podía oír un desatino sin corregirlo en el acto. No era acritud de su carácter ni deseo de zaherir, sino tendencia innata a edificar. Era un instinto irresistible, que se explayaba lo mismo en familia que en la calle; igual con sus discípulos que con sus compañeros.

Y con la fina sensibilidad de Cajal para captar situaciones, comprendió enseguida que esta actitud de D. Federico no era grata a la gente de fuera; por eso se expresa diciendo: "Por desgracia, hay excelencias que no se perdonan. Nos recuerda demasiado nuestra inferioridad y acaso infunden temor. Por eso a Olóriz se le estimaba más que se le quería y dejó muchos admiradores y pocos amigos". Esta animadversión hacia Olóriz por parte de sus envidiosos compañeros era notable en D. Julián Calleja, resentido contra él por los sucesos oposicionales, y cuentan los discípulos de ambos cómo espiaban sus encuentros por los pasillos de la Facultad donde ambos se cruzaban un saludo formulario, frío y malhumorado.

Resultado de su actividad profesional fue la publicación de un manual de *Técnica Anatómica* aparecido en 1890 y la *Anatomía descriptiva* de D. Julián Calleja apareció en alguna edición con unos capítulos de D. Federico sobre embriología, que con el tiempo desaparecieron en ediciones sucesivas.

Era tanto el ardor con que emprendió los trabajos antropológicos y tanta la resonancia de ellos, que el Ministerio de Gracia y Justicia creó una cátedra especial de Antropología Criminal que, dada la autoridad indiscutible de Olóriz, le fue adjudicada de origen. En ella D. Federico aplicó por primera vez en España los métodos de identificación que en Francia había recientemente descubierto Bertillón y fue tanto su interés por este aspecto de la antropología que aparte de múltiples publicaciones y conferencias como la dada en Zaragoza sobre la Dactiloscopia en el Congreso de la Asociación Española para el progreso de las Ciencias, publicó un libro titulado *Manual de identificación de los delincuentes*, donde asentó las bases de un nuevo e ingenioso método clasificador con tanto éxito que fue traducido al francés por Borgerhoff en 1911.

De su actividad antropológica son fruto también las monografías sobre *La longevidad extrema en España* (1898 y 1913), *La talla en España* (1896) y otras muchas publicaciones más reducidas, así como conferencias y clases numerosas. Pero no sólo se ocupaba de la Antropología pura. Espíritu cultivado e inquieto supo poner sus conocimientos científicos al servicio de la historia y de otras ciencias, y son célebres su trabajo minucioso sobre *El analfabetismo en España*; el estudio de una momia egipcia, que llevó a cabo intrigado por la civilización de aquel pueblo; el estudio completo que llevó a cabo en un cráneo encontrado en las excavaciones de Itálica altamente interesado por la antropología de tiempos pasados, y finalmente un trabajo de tipo literario donde se dedicó a relacionar los caracteres psíquicos y morfológicos de los personajes del Quijote.

Todas estas actividades, junto con su prestigio y buen saber, hicieron que se le abriesen las puertas de la Academia de la Historia y de la de Medicina, donde hizo labor perdurable, y se le otorgasen honrosas distinciones como el Premio Fauvelle de la Academia de Medicina de París.

En familia era D. Federico abierto, sencillo y campechano; gustaba del hogar, donde la mala suerte le arrebató dos hijos en la flor de la edad, y llevaba una vida modesta y tranquila. D. Santiago recuerda en sus memorias unas vacaciones (precisamente las del fatídico año de 1898) transcurridas con D. Federico en el serrano pueblo de Miraflores, cerca de Madrid, y dice:

> Vecinos eran los pequeños hoteles en que nos albergábamos, y así nuestras familias formaban como una sola. A menudo, fatigados de paliquear o de leer, nos entregábamos al juego del ajedrez, al que D. Federico era muy aficionado. Al atardecer, ahítos de lectura o vibrantes con las peripecias del juego, solíamos descongestionar el cerebro paseando por la carretera que, serpenteando al pie de la Najarra, remóntase a la Morcuera, para morir en el maravilloso Monasterio del Paular. Durante tan saludables correrías, placíame comunicar a mi compañero el fruto de mis meditaciones, y alentado y autorizado con la aprobación del amigo, estaba a punto de terminar la redacción de mi trabajo, cuando en nuestro apacible retiro cayó como una bomba la nueva horrenda y angustiosa de la destrucción de la escuadra de Cervera y de la inminente rendición de Santiago de Cuba.

De la personalidad interna de Olóriz se conserva un hecho que, aunque no podemos en este momento presentar con los datos concretos, demuestra sin embargo algunos rasgos de su carácter. Tenía D. Federico un hermano de escasos recursos económicos que se ganaba la vida como agente de una Compañía de Seguros. Al morir dejó en la más espantosa miseria a su mujer e hijos, y como la situación de Olóriz tampoco permitía ocuparse de esta rama de su familia, no encontró mejor solución que presentarse a la Compañía solicitando el puesto de su hermano con lo cual pensaba simultanear las dos profesiones y entregar a la viuda el sueldo de la Compañía. Naturalmente la gerencia de los seguros quedó atónita. ¿Cómo iban a emplear a uno de los más prestigiosos profesores de España en una función tan anodina como la contratación de pólizas de seguros? Entonces le propusieron, y él aceptó encantado, una especie de inspección de la Compañía por toda España, nombrando y asesorando los médicos necesarios para el desarrollo de la labor aseguradora. Él cumplió su cometido y además aprovechó sus viajes para de modo íntimo describir literariamente los paisajes españoles en párrafos bellísimos dignos de figurar en las antologías de la mejor prosa castellana.

Joven todavía, a los cincuenta y siete años de edad, cuando se esperaban de él los frutos óptimos de un trabajo ininterrumpido de más de treinta años, una neolasia intestinal segó su vida, después de quebrantar cruelmente sus fuerzas con penosos sufrimientos. Murió en 1912 y su memoria perdura en todos los que le conocieron a través de los tiempos con fervor y agradecimiento, y en los que no llegamos a conocerle por la tradición de su obra humana, sabia y perenne, orgullo de la medicina española.

CAJAL A LOS OCHENTA AÑOS

Por culpa de la inmutable ley del tiempo tuve la desgracia de no ser discípulo directo de Cajal en su cátedra. Cajal estaba ya jubilado cuando mi carrera comenzó. Sin embargo la feliz coincidencia de mis gustos y aficiones me llevó a pertenecer al grupo de trabajadores que rendían culto al Maestro en su laboratorio de la Facultad.

Pensé al ponerme a escribir que podía hablar aquí, haciendo un resumen de la vida de don Santiago, de su labor, de su obra y de sus estudios, señalando la gran importancia y trascendencia biológica y médica que han tenido. Pero después de meditarlo no lo he creído oportuno. Solamente ha existido una persona capaz de hablar sobre Cajal con el conocimiento de causa necesario. Alguien que haya pasado sus triunfos y sinsabores intensamente, conociéndolos a fondo. Y esa persona ya escribió su libro. Era el propio Cajal. Su obra *Recuerdos de mi vida* es tan exacta, tan jugosa y tan íntima que nadie, por muy allegado al Maestro, podrá superarla. Si se escribe basándose en ella saldrá siempre peor que el original; si al coger la pluma se la desconoce no se podrá tener una información verídica de su vida y trabajos. Respecto a su obra, es tan conocida, está tan estudiada por los especialistas y se ha escrito tanto sobre ella por plumas autorizadas que no me considero capacitado para comentarla.

Estas razones son las que me movieron a ocuparme del Cajal que yo conocí. De aquel Cajal que ya no era el de los *Recuerdos de mi vida*, libro anterior a mi época, sino de un Cajal casi desconocido, en la senectud de su vida, lejos ya de los momentos de gloria y triunfo y cuya imagen era de vejez, cansancio y muerte. En estos momentos alcancé a conocerle; tuve la fortuna de tropezarlo en mi vida durante la última década anterior a su tránsito. Poco tiempo en realidad, y en mal momento, pero suficiente sin embargo para que la imagen luminosa de su espíritu perdure en mí imborrablemente.

Don Santiago era, para todos los que convivíamos en aquel laboratorio de la Facultad, algo que nos impregnaba intensamente. Además de haber sido el fundador, el animador y el maestro, era el ambiente. Todo allí era suyo. Desde don Francisco[1], su sucesor en la cátedra y discípulo predilecto, tan identificado con el Maestro que su voz y modo de expresarse eran iguales, hasta el último de los rincones del laboratorio, todos eran recuerdos de don Santiago. Sobre mi mesa estuvo siempre un microtomo de parafina tipo Minot que él usara durante muchos años y del que con seguridad salieron preparaciones capaces de transformar muchas ideas universales. Nuestros maestros no perdían ocasión de hablar de él y alguno de sus colaboradores más jóvenes, pero ya también en el declive de la vida, como don Domingo Sánchez, venían a menudo por el laboratorio animándonos a perseverar en la labor del camino emprendido. ¡Qué emoción repasar los primeros protocolos del laboratorio y encontrarlos manuscritos por el propio don Santiago! ¡Cuántas veces al rebuscar en un viejo armario lleno de frascos o preparaciones han salido con indicaciones autógrafas del Maestro!

Sin embargo todo quedaba pálido con la dicha de ver aparecer al propio Maestro por la puerta del laboratorio. Lo hacía muy de tarde en tarde; la escalera, su vida retraída y el revuelo estudiantil que provocaba su aparición, le cohibían siempre un poco en sus visitas. Sin embargo con relativa frecuencia su gran humanidad, bamboleante en el paso inseguro de la vejez, aparecía en la puerta interrogándonos con su voz

---

[1] Se refiere al discípulo de Cajal Jorge Francisco Tello (1880-1958) (N. del Ed.).

de trueno pero afable sobre lo que veíamos en el microscopio. Estoy seguro que nunca llegó a conocer a todos los que ahí estábamos, como tampoco nunca esperó a que nadie le contestara su pregunta; seguía andando y comentando hasta salir del cuarto camino del laboratorio de don Francisco. Sin embargo su presencia y sus frases alentadoras eran bastantes para dejarnos impresión duradera y un deseo de trabajar con ahínco e interés.

En una de estas visitas presencié un hecho divertido por lo ingenuo y que retrata el carácter de don Santiago. Se acababa de incorporar a nuestro grupo un médico joven, creo que argentino, de los muchos que continuamente atraídos por la escuela llegaban a visitarla. Al ver entrar a don Santiago le abordó directamente explicándole que había iniciado una serie de trabajos sobre no sé qué detalles de la corteza cerebelosa. Don Santiago de pie en el centro del grupo que se formó con todos nosotros, le dejó hablar, le rectificó algunas opiniones y le aconsejó algunas técnicas. Mas de pronto el recién llegado sin previa preparación exclama: "y por cierto don Santiago, que creo haber descubierto unas células que no están descritas". Don Santiago le miró fijamente, le puso una mano en el hombro y le preguntó: "¿Cuántos cerebelos ha examinado usted?". "Cuatro humanos y uno de perro", fue la respuesta. "Está bien, siga usted mirando; yo he examinado cinco mil y nunca las he visto". Se comprobó poco después que los nuevos elementos eran unos vulgares artefactos de tinción y el osado investigador en ciernes desapareció del grupo como si lo hubiera tragado la tierra.

Con la edad los achaques de Cajal aumentaban y se hacían más frecuentes. Las visitas se fueron espaciando hasta desaparecer totalmente. Sin embargo don Santiago seguía siendo para nosotros un símbolo y un ejemplo. Acordamos entonces los estudiantes erigirle una estatua en el patio de la Facultad. No pudo asistir por su estado de salud aunque me consta que hizo grandes esfuerzos para acompañarnos. Don Francisco leyó unas cuartillas que don Santiago enviara para el acto en donde con ironía y gracia se excusaba de la falta de asistencia quejándose también del poco parecido con que el escultor le había retratado. Aquel acto, tal vez el último homenaje público que en vida recibiera don Santiago, fue una afirmación rotunda de todos los estudiantes hacia el sabio que supo poner la ciencia española a la misma altura que la del resto del mundo, conquistando para su país todos los honores, la atención mundial y un premio Nobel.

Cuando los achaques de Cajal le impidieron totalmente visitar el laboratorio, yo ya no era el zangolotino estudiante de primeros años y empezaba a tener vida propia dentro del grupo. Entonces la decoración cambió. Don Santiago nos recibía en el Instituto Cajal, aunque tampoco trabajaba ya allí y sólo iba de visita frecuentemente. En este centro y en ese sitio tuve con don Santiago una de las conversaciones que más influyeron en mi destino de entonces. Yo, dentro de la escuela de Cajal era una oveja negra. Tal vez esto ocurriera por ser el más ignorante del grupo, pero era así. Mientras que toda la masa de investigadores jóvenes y viejos, don Francisco, don Pío, Fernando Castro, don Domingo Sánchez, Julián Sáenz Martínez-Pérez, Paco Tello, Juan Herrera, Pedro Pérez Rodríguez, etc., seguían la ortodoxia de la escuela estudiando neuronas, neuroglias y conexiones nerviosas, yo me desvié y en lugar de las fibras nerviosas me interesaron más las fibras cardíacas, y en lugar de los núcleos centrales me atrajo el nódulo de Keitt Flack y me lancé sobre el fascículo de His cuando los ortodoxos se ocupaban de fascículos nerviosos. Esta desviación, que ocasionaba críticas, estaba influida por mi afecto hacia el Dr. Calandre y su especialidad cardiológica. Entonces decidí consultar a don Santiago sobre ello. Entré en el Instituto Cajal esperando, si no una reprimenda, sí por lo menos un consejo de retorno al buen camino. Mi asombro fue enorme; el consejo de Cajal era inverso a mi suposición: "Siga en sus trabajos y déjese guiar en ellos por Calandre". Yo sé que Cajal admiraba a Calandre y que le cita en sus textos de histología y en sus memorias. Desde entonces siempre que he podido investigar lo he hecho en el terreno cardiológico sin embarazos de escuela.

En los últimos años de Cajal la arterioesclerosis avanzaba produciéndole molestias continuas; su vida se retrajo todavía más y casi no salía de la casa. Pasaba largas horas en cama escribiendo. Así fue como terminó aquel su último libro sobre su visión octogenaria del mundo. Una elegía a las facultades perdidas. Una descripción del mundo visto a través de los agotados sentidos de un hombre de acción; la recopilación de lo poco que sabemos sobre el más allá y una colección de recetas para distraer la vejez, forman el texto de esta obra aparecida pocos días antes de su muerte. También se ocupaba por entonces en algunos trabajos científicos como aquel titulado "¿Neuronismo o Reticularismo?", verdadero testamento científico donde reafirma y defiende su teoría cerebral de la neurona en un trabajo monográfico. Fernando Castro recuerda también de aquellos momentos unos ensayos filosóficos sobre la muerte y sus misterios que hoy están inéditos y creo que perdidos.

Estos últimos momentos de Cajal fueron muy serenos. Don Santiago esperaba la muerte con tranquilidad. Con la conciencia segura de su labor. Con excepción de sus más allegados los demás dejamos de verle. En el retiro de su casa escribía infatigable y pretendió dejar una descripción de cómo evolucionaba su enfermedad. Así le sorprendió la muerte. Existe una última cuartilla donde con letra cada vez más insegura hasta convertirse en indescifrable, escribe su sensación subjetiva de la uremia por deshidratación que acabó con su vida.

Quiero ahora para acabar, pues el tiempo apremia, recordar la última experiencia de mi contacto con don Santiago. Creo tenga interés relatarla fielmente por un testigo como yo, pues no he leído ni visto nada donde se describa con la veracidad trágica del suceso. Me refiero a su entierro. Cajal dejó de existir en las primeras horas de la noche del 17 de octubre de 1934; las fuerzas con que describía su agonía, en trazos que la muerte desfiguraba por momentos, se agotaron y cayó en coma rodeado de sus familiares y sus más queridos discípulos. Yo no estaba en Madrid; llegué de una misión pedagógica en Zamora después de una terrible experiencia revolucionaria. España entera estaba bajo los efectos de la revuelta popular conocida como "Revolución de octubre del 34". El gobierno la había reducido a fuerza de sangre. En Sanabria se daba el trágico contraste de que mientras nosotros laborábamos en una obra de paz y reconstrucción, en el viejo castillo la guardia civil encerraba cientos de campesinos torturándolos brutalmente. Al descender del tren esa mañana con el ánimo deprimido por el espectáculo revolucionario, supe la noticia y corrí a la casa. Allí estaba don Santiago, dentro de un negro féretro imponente por su tamaño. Casi no lo miré; siempre he tenido horror a ver muertos queridos, y salí de la habitación reuniéndome con el grupo de colaboradores y amigos que velaban fuera.

El entierro fue a las cuatro. Una tarde plomiza entristecía más aún el ambiente. A la puerta de la casa y en las piezas mortuorias nos reunimos todos los que le seguíamos y admirábamos. Pero he aquí lo extraño; la única que no asistió fue aquella a quien Cajal le había dado todo: su patria. Me refiero naturalmente a la patria oficial. Por las circunstancias del momento se eliminaron los honores oficiales, por el mismo motivo se prohibió el entierro ostentoso. El Presidente de la República se limitó a enviar un delegado y el del gobierno a su vez delegó en el Ministro de Instrucción Pública para hacer llegar el pésame a la familia. Nadie más con representación oficial acudió al momento.

Decidimos el grupo de colaboradores jóvenes que ya que se le negaban los honores de primer ciudadano de España, por el elemento oficial, no podrían evitar que nosotros como último homenaje lo lleváramos en hombros hasta el cementerio donde se había dispuesto su tumba. (El panteón de hombres ilustres ni siquiera fue recordado en aquella ocasión. No olvidemos que este sitio se destina en España, inexplicablemente, a generales y políticos casi siempre vergüenza del país). Pero ni siquiera el humilde homenaje de unos pocos estudiantes fue permitido. No había avanzado la comitiva 200 metros de la calle de Alfonso XII, cuando policías de asalto y guardias civiles interrumpieron el cortejo advirtiendo a la presidencia que estaban prohibidas las aglomeraciones callejeras y que era preciso subirlo al furgón automóvil para su traslado. Así se hizo. Al cementerio llegamos unas cien personas; una fosa ordinaria esperaba al féretro. La caja grande y pesada no cabía en la boca de la sepultura que le habían preparado. Fue preciso mutilarla a golpes arrancándole ornamentos y molduras para poder introducirla. Tello con los ojos humedecidos contemplaba al frente del pequeño grupo la triste escena y daba órdenes para acortarla. De su mano salió el primer puñado de tierra que cayó a la fosa. Y así, humildemente, en un cementerio popular rodeado de tumbas del mismo pueblo para quien vivió y dio su ciencia, quedó sepultado con las últimas luces de aquel día plomizo, el cadáver de don Santiago, dentro de una pesada caja que contenía el cerebro más luminoso que ha producido España.

Pasó algún tiempo; la normalidad se restableció totalmente, los cursos académicos que se habían suspendido reanudaron sus labores. Entonces brotaron los homenajes. Academias, Sociedades, Universidades, etc., rivalizaban en actos. El gobierno decidió reeditar sus obras completas. Inesperadamente un día fui llamado al despacho de don Francisco quien me entregó dos libros: *Recuerdos de mi vida* y *Reglas y consejos sobre la investigación biológica*, según se lee en ellos, de letra del propio don Francisco; me correspondían por disposición expresa de don Santiago quien, próximo a su fin, quiso que todos los que formábamos parte de la escuela que él creara, los recibiéramos en su recuerdo. Así fue como, cuando menos podía suponerlo, resulté heredero de don Santiago.

De estos hechos han pasado ya dieciocho años. Los que entonces formábamos el grupo nos hemos dispersado; don Francisco fue alejado de la cátedra por sus ideas liberales. Don Pío murió en Buenos Aires; algunos jóvenes de entonces son hoy catedráticos como Julián Sáenz y Martínez-Pérez; otros muchos vegetamos en el destierro. Sin embargo el espíritu de la escuela se continúa. Habrán cambiado los nombres y las caras, pero la llama inmortal del espíritu de don Santiago luce y lucirá para siempre entre sus seguidores con la luz propia que le sirvió de guía y cuyos resplandores iluminarán eternamente el camino en pos de lo incógnito que sin descanso recorre la humanidad.

III. SOBRE LA FUSIÓN DE CONOCIMIENTOS
INDOEUROPEOS EN MÉXICO

EL CÓDICE DE LA CRUZ-BADIANO. ESTUDIO HISTÓRICO

La hierba curativa es el elemento farmacológico más antiguo de la humanidad. Su uso marca el momento en que la medicina pasa del estado más primitivo al primer estadio de su evolución, y también indica la aparición del médico. Cuando el hombre primitivo aprendió a usar una planta para actuar sobre la enfermedad, con sólo este acto pasó de ser un simple espectador del enfermo, a convertirse en curandero, en actor de la medicina, en médico.

De aquí que todas las Medicinas, hasta las más elementales, las más simples, las más primitivas, tengan, apenas aparecen, dentro de sus componentes mágicos, sobrenaturales, demoniacos o divinos, un acervo empírico y efectivo de hierbas medicinales cuyo conocimiento y uso es patrimonio de la casta diferenciada que actúa como médico.

No nos extrañará, por tanto, que los herbarios sean los libros de medicina más antiguos. Aparecen antes de que los médicos establezcan una teoría científica de la enfermedad. Son anteriores al momento de estructuración médico-filosófica que se produce en el siglo V antes de nuestra era, y siguen siendo, durante siglos y siglos, los únicos libros de medicina que circularon entre aquellos núcleos de población a los cuales no podía llegar la ciencia que, escrita en latín, permaneció tantos siglos encerrada en escuelas y monasterios.

Se conserva un herbario asirio que apareció en lo que fue biblioteca de Asurbanipal. Tenemos herbarios chinos de varios milenios de edad. Teofrasto escribió uno tres siglos antes de Cristo. Galeno nos ofrece otro en su *De simplicibus*. Y, finalmente, Dioscórides compone el herbario que más trascendencia ha tenido en los veinte siglos posteriores a su vida.

El herbario de Dioscórides, copiado y recopiado cientos de veces, tiene su más bello ejemplar, y tal vez el más antiguo, en aquel llamado *Códex constantinopolitano* que une a su belleza la romántica historia de haberlo escrito y dibujado delicadamente, con sus propias manos, Julia Anicia, la hija del emperador Flavio Anicio. Otras copias más o menos completas se conservan en museos y bibliotecas. Algunas son famosas, como el *Códice Napolitano*, o el atribuido a Antonio Musa. El llamado *Pseudo Apulei*, con fuerte influencia pliniana, tiene también diversas copias y en general toda la Edad Media está llena de Herbarios que en su texto y en su ilustración amplían paulatinamente el contenido hasta convertirse en verdaderos manuales médicos. Los herbarios recorren el mundo y se traducen a lenguas diversas. Dioscórides es vertido al árabe y ampliado por los médicos marroquíes. Tal vez el más interesante herbario árabe sea el de Al-Baytar, médico malagueño del siglo XII; y, en el norte de Europa, el texto griego del Dioscórides primitivo pasa al germano y a los latines bárbaros que entonces se hablaban.

Pronto vemos cómo aparecen animales, figuras humanas, historias, no siempre médicas, e incluso, como en los basados en el libro de Nicandro, encontramos la preparación de los medicamentos. Similares en contenido son los bestiarios dedicados a animales y los *Lapidarium* donde se describen piedras preciosas, muchas veces incluidas en la terapéutica.

Cuando termina la Edad Media, estos tres tipos de libros se han fundido con frecuencia. Y la imprenta recoge entre sus primeras tareas la edición de estos herbarios, tan solicitados por el público. Los herbarios impresos a fines del siglo XV y principios del XVI contienen en sus páginas animales, plantas y piedras que pueden ser útiles en medicina.

Junto con los libros religiosos, los herbarios constituyen uno de los temas más tratados por los primeros editores del siglo XV. Pasan de veinte los incunables aparecidos en el último tercio del siglo. El primero en 1477, en Nápoles, sin ilustraciones. Los siguientes ya ilustrados. Entre ellos sobresalen el famoso *Herbario Maguntino* de 1484; el de Juan de Petri, un año posterior, iluminado a mano; el *De Virtutibus herbarum*, y otros muchos más en los que se marca su carácter popular pues los encontramos traducidos a las lenguas vernáculas más usadas entonces y llevan por nombre *Le Grand Herbier, Das Buch der Natur, Gart der Gesundheit, Arbolayre*, etc.

He hecho esta rápida exposición de lo que eran los herbarios, también llamados *hortulis* y *hortus sanitatis*, para hacerles ver que a principios del siglo XVI, y durante toda la primera mitad del siglo, eran los libros que usaba el vulgo. Y dentro del vulgo es necesario incluir a los médicos indoctos, a los cirujanos barberos, a los flebotomistas y sangradores y, finalmente, a los frailes de aquellas órdenes que vivían y convivían con el pueblo. Entre ellas, principalmente, los franciscanos.

Las grandes aportaciones médicas del siglo XVI se producen en campos limitados, en universidades lejanas, por hombres excepcionales cuya labor no trasciende de inmediato a la calle. Además, todas son posteriores al medio siglo. La medicina práctica, la que se tiene que llevar a cabo a la cabecera del enfermo, la que realmente tenía utilidad para el pueblo y sus enfermos, la practicaban curanderos, médicos menores y frailes. Era empírica, fantástica, con mucha magia y su único aspecto real y posiblemente efectivo estaba en lo que podían aprovechar de esos herbarios populares, no siempre inútiles.

Esta es la medicina que llega a México, no nos hagamos ilusiones. Ni los aficionados, hombres y mujeres, que curaron durante la conquista; ni esos flamantes doctores que encontramos citados en las primeras actas de Cabildo: licenciado Pedro López, Maese Diego de Pedraza,

Hojeda y otros varios más, que ahora escapan a la memoria, eran poco más que vulgares curanderos. En realidad, hombres de buena voluntad y cortos de conocimientos. Tal vez probadores de fortuna, pero desde luego practicantes de una medicina medieval y atrasada que era la imperante en su tiempo y en el medio de donde fueron venidos.

Además, fueron muy pocos; apenas sabemos de media docena en la primera mitad del siglo. Y los frailes, los franciscanos en su mayor parte, tuvieron que suplir por poblados y caseríos la insuficiencia de médicos apoyándose en los viejos *hortulis* medievales y en los conocimientos de la medicina prehispánica que, desde el primer día, se había acreditado como eficaz y útil. Las epidemias complicaron más el problema; la insuficiencia de remedios y remediantes llegó a situaciones angustiosas. Por eso se pedían médicos a España, y por eso los frailes de Tlaltelolco decidieron capacitar algunos indígenas en el arte médico de sus mayores que tenía tradición y abolengo.

Mientras tanto, en Europa los asuntos de España no marchaban todo lo bien que debían. Carlos V, el Emperador, se había enredado en una inacabable guerra religioso-política, que lo tenía en jaque continuamente. No había dinero bastante en las Indias para pagar usureros y prestamistas. Los Fúcares, con sus intereses usurarios, se llevaban casi todo el oro que descargaban los galeones de España en el puerto de Sevilla y, naturalmente, como ocurre siempre en estos casos, sufrieron los gastos pequeños, los que no eran indispensables y, sobre todo, las obras de cultura. Desgraciadamente desde que el hombre existe se da más importancia a la destrucción ajena que al cultivo propio. Por eso los primeros que resintieron las guerras y la bancarrota española fueron los colegios, los artistas, los hombres de ciencia. Y una de las víctimas fue aquel colegio de Tlaltelolco, que cuando se organizó en 1536 contaba con el apoyo del arzobispo Zumárraga, del virrey Mendoza y el patronazgo real traducido en bienes para su sostenimiento. Quince años más tarde estaba en completa decadencia, arruinado por una terrible epidemia de *cocoliztle*, y por los oficiales de la Real Hacienda que no entregaban el subsidio prometido por el Emperador. Viajes, cartas, recomendaciones, todo se puso en práctica para salvar el Colegio que se desmoronaba por momentos.

Su viejo edificio de adobes estaba en mala situación. Sus alumnos escaseaban y la extraordinaria labor cultural allí desarrollada venía paulatinamente a menos. En otro momento hemos descrito esta situación que intentó ser arreglada por el virrey Mendoza y que, sin ninguna duda, motivó la elaboración del Códice que hoy admiramos.

Se necesitaba mover el ánimo real y, para ello, surgió la idea de hacerle un "regalo-recordatorio", pero un regalo para el rey más poderoso de la tierra es siempre cuestión difícil. Y ni los medios del Colegio ni las circunstancias permitían grandes dispendios. En cambio, pensando inteligentemente, se consideró que una obra elaborada por alumnos del propio Colegio, que mostrase la realidad de lo que allí se había alcanzado en materia educativa, y llamase la atención por su belleza y calidad de exótico, era asequible a los escasos medios del Colegio y llamaría sin ninguna duda la atención. Así nació el famoso *Libellus* de Martín de la Cruz.

Las plantas mexicanas, la medicina mexicana, desde los primeros momentos habían sido motivo de asombro para los conquistadores. Por toda Europa se extendían cada día más los nuevos medicamentos llegados de América y los viajeros, los cronistas, los navegantes, todos ellos insistían en el efectivo valor de la botánica terapéutica indígena. Y fue un libro de plantas, de medicina mexicana, lo que se decidió gustaría más a Su Majestad. El virrey lo encomendó a los frailes y Jacobo de Grado, guardián del convento, recibió el encargo de preparar con premura el obsequio real.

Naturalmente, cuando los frailes recibieron el encargo, el modelo tuvo que ser necesariamente alguno de aquellos *herbarios* como los que citamos antes y que con seguridad habían consultado y usado toda su vida. Por eso el libro de plantas mexicanas que se encargó a los indios del Colegio resultó un herbario. Tal vez, como ya hemos dicho en otra ocasión, "el último herbario medieval que se escribe", y el que cierra la larga tradición secular de estas obras. Pues, para ese año de 1552 en que se compone la obra, ya han aparecido los primeros grandes botánicos del Renacimiento y lo que antes fueron herbarios se convierten en las manos de Fuchs, Mattioli, L'Ecluse y Tragus, en verdaderos y bellísimos tratados de botánica.

Como auténtico herbario medieval, la obra de Martín de la Cruz tiene plantas, describe sus usos, intercala la magia que pudo escapar a los vigilantes ojos franciscanos, y añade las imágenes de algunos animales, como serpientes y hormigas. Entre los remedios utilizados están los vegetales, los productos animales, las piedras y los minerales. No me ocuparé de ellos, ni tampoco de las bellísimas ilustraciones, casi siempre superpuestas a glifos ecológicos típicamente mexicanos. Estos glifos también aparecen en los herbarios europeos. Recordemos la mandrágora siempre crecida sobre una raíz humana que determina su sexo, y veamos también algunos, como el de un manuscrito de Pavía, cuya interpretación, evidentemente mágica, no se nos alcanza.

Pero sigamos la historia. El encargado de escribir la obra fue Martín de la Cruz. Sólo sabemos que era médico indígena del Colegio de Tlaltelolco. Seguramente educado en la tradición de sus mayores, de conocimientos empíricos y, para mi manera de pensar, hombre de edad, cargado de experiencia. No insisto en la explicación de estos hechos pues están ampliamente discutidos en el *Estudio histórico* del libro en cuestión. Su colaborador fue Juan Badiano, antiguo alumno, y entonces lector del Colegio, que puso en latín lo que de la Cruz le dictaba, o había escrito, con seguridad en idioma náhuatl, aunque hoy desgraciadamente no tengamos la constancia de este primer original. Badiano tenía que ser joven y noble; era uno de los primeros productos del interés franciscano por inculcar a los niños mexicanos la misma formación humanística que se daba a los europeos, y como es sabido el ensayo se hizo sobre hijos de la vieja nobleza azteca. La edad máxima posible en el momento de escribir su libro es de 32 años.

El libro escrito con premura, sin terminar de resolver en algunos puntos, y bellamente encuadernado, fue llevado, en propia mano, por el hijo del virrey Mendoza a la corte. Carlos V no debió de alcanzar a verlo, y es seguro que a Felipe II le hizo el efecto apetecido, pues pocos meses después se ordenó desde España pagar al Colegio la subvención debida. Pero, como no era un libro escrito con fines médicos, ni las hierbas allí descritas se podían encontrar en España, perdió su utilidad y pasó a la biblioteca de palacio, como una curiosidad exótica más.

No sabemos quién lo sacó de palacio, pero cincuenta años más tarde es seguro que lo poseía Diego de Cortavila y Sanabria, el farmacéutico de Felipe IV, hombre eminente en su tiempo y suficientemente osado para profanar el manuscrito con su firma en la primera página.

Volvemos a perderle la pista, y en estos años con seguridad pasa a ser propiedad del cardenal Barberini, legado apostólico en España durante los años 1625 y 26, en cuya biblioteca apareció tres siglos más tarde. Pero también es posible que antes que Barberini lo poseyera Casiano Del Pozzo. No hay ninguna constancia de ello, pero existe en Windsor una copia aproximadamente de esas fechas que tiene las armas de Del Pozzo y que ha hecho que los investigadores divaguen y lucubren sobre si Del Pozzo se lo vendió a Barberini o si Barberini se lo prestó para copiarlo a Del Pozzo. La historia antigua de este libro acaba cuando Barberini murió (1679) legando con anterioridad su biblioteca, enorme y valiosísima, al Vaticano.

Desde entonces, hasta 1929, el libro durmió en los anaqueles de la biblioteca pontificia sin que nadie lo perturbara. Y ese año de 1929 tres investigadores le descubren y se ocupan de él. Un sueco, Thorndike, lo examina de pasada y lo reseña en su trabajo; un italiano, Gabrieli, lo cita como antecedente del ejemplar de Windsor, que acababa de descubrir, y un norteamericano, Clark, es el único que se da verdadera cuenta de su valor y transmite la noticia al historiador Sigerist, tal vez más competente historiador médico de los tiempos modernos.

Todo lo que ocurre después ya es más conocido. El entusiasmo en los Estados Unidos de Norteamérica cristaliza en dos obras que popularizan y permiten conocer la obra en el mundo entero. Gates, la traduce, la comenta y la publica en blanco y negro, mientras la doctora Emmart hace un colosal esfuerzo para interpretarla, traducirla y comentarla. Sus resultados son una magnífica edición facsimilar en colores que apareció en 1941, a cuyo estudio y contemplación se debe el entusiasmo y el empeño que se produce en México por contar con una edición de este libro.

Aunque el país más interesado por este libro tenía que ser México, su aparición no tuvo la repercusión inmediata que era de esperar. Se compraron algunos ejemplares, se publicaron escasos artículos en la prensa, y hubo un fugaz entusiasmo entre varios escritores e historiadores que, encabezados por Aragón Leyva, emprendieron una campaña con el objeto de conseguir la edición oficial de la obra en este país. Fracasadas las gestiones en la Secretaría de Educación, formaron, por su cuenta, un *Comité pro Badiano*, cuyos proyectos e iniciativas se presentaron en un folleto anónimo, de enorme interés, donde se habla de crear un *Instituto Badiano* con las más diversas dependencias. Los autores, guiados por la noble ilusión, soñaron olvidándose de poner los pies sobre la tierra y, naturalmente, el proyecto, para el cual no contaban con los más elementales medios económicos, fracasó.

En 1952, cuatricentenario del libro, un nuevo Comité se impuso la tarea de reeditar el libro al castellano y colocar una placa en Xochimilco que recordara a los autores. Nuevas ideas hicieron pensar en la erección de un monumento, y con ese objeto se talló una estela monolítica que nunca llegó a ocupar el lugar que se le había destinado, pues en ese sitio el Departamento Central colocó el viejo pedestal de la estatua de Bolívar sobre el cual se colocó un bronce de gusto muy dudoso, con una leyenda latina equivocada. El libro no llegó a imprimirse hasta tres años después, en que el doctor Francisco Guerra consiguió publicar, reformada, una traducción castellana que había hecho en 1942 don Demetrio García. El libro, del que sólo se hicieron 200 ejemplares, tipográficamente es una catástrofe; no tiene láminas, y el propio texto de la traducción contiene innumerables errores, tanto en la versión latina como en la española.

Así pasaron otros varios años, hasta que en 1959, por iniciativa del doctor del Pozo, se hicieron las gestiones necesarias para emprender por cuenta de la Universidad de México una edición como la que ahora estamos presentando. Se reunió el grupo que había de estudiarla, se hicieron las maquetas tipográficas y se consiguió el permiso del Vaticano para la reproducción. Pero al terminar la gestión administrativa del doctor del Pozo en la Universidad, el proyecto quedó en suspenso.

Finalmente, fue el Seguro Social, en 1963, quien, a iniciativa del propio doctor del Pozo, recogió la idea y, de sus resultados, no tengo nada que decir, pues están en este momento delante de ustedes. Por primera vez se ha conseguido editar esta obra con la dignidad necesaria, tomándola del original, con estudios adicionales que sitúan y estudian la obra en todos sus aspectos y, aunque parezca paradójico, podemos afirmar que en la actualidad, cuando la terapéutica y la medicina tienen una orientación completamente diferente a la que podía soñarse en el siglo XVI; cuando los médicos actúan movidos por una ideología filosófica totalmente distinta a la que movió a sus antepasados, y cuando la química y la farmacología han revolucionado y ensanchado de manera infinita al acervo medicamentoso, aún se pueden encontrar en este viejo herbario, el único herbario americano, detalles y observaciones de valor actual que unidos a su importancia histórica hacen que ningún investigador de historia de la medicina, o de cualquier rama médica que tenga sus raíces en la medicina prehispánica, pueda prescindir en adelante de lo que el *Códice* y sus comentaristas han encerrado en este bello e indispensable volumen.

SOBRE LA FUSIÓN INDOEUROPEA EN LA MEDICINA MEXICANA DEL SIGLO XVI

Por un fenómeno muy frecuente en la historia, cuando dos pueblos se funden, uno de ellos absorbe al otro y le impone por la fuerza sus costumbres. El caso de México no es una excepción. Los españoles imponen al pueblo mexicano su idioma, su religión, sus instituciones políticas, su organización social y económica, sus fundaciones culturales, su arte e incluso la manera de vestir. Es un caso típico de imposición cultural total con destrucción y aniquilamiento de cuanto pudiera recordar la civilización sometida.

Ahora bien, es preciso establecer que este aniquilamiento no trataba, como en otras conquistas, de acabar con el pueblo vencido, sino todo lo contrario, de liberarlo de lo que consideraban sus errores, para incorporarlo a su propia esencia, dándoles una fe, para ellos la única y verdadera, y unas leyes que los igualaran en derechos a todos los demás constituyentes de la nación española. Si en la práctica no se llegó a tanta hermosura, culpemos a las pasiones humanas y no a la intención original[1].

---

[1] Sobre la veracidad de esta afirmación, que desgraciadamente con frecuencia se ignora o se olvida, consúltese el cuidadoso y bien pensado cuerpo de *Leyes de Indias* dictadas durante todo el siglo XVI y en las cuales se trata como objetivo primordial de procurar el bien y la utilidad de los indios y no de los españoles. Caso insólito en la psicología de un pueblo conquistador.

Pero en el caso de México la fuerte personalidad del pueblo conquistado y la rápida fusión física de ambas razas evitó que el aniquilamiento se llevara a cabo, y así, apenas terminada la conquista, cuando la espada y la ballesta habían cedido el paso a los religiosos y juristas que debían edificar el nuevo país, nos encontramos con una amalgama cultural en la que los elementos indígenas se infiltran en la mentalidad dominadora modificándola en muchos aspectos.

Este proceso es tal vez en la medicina donde se puede seguir con mayor claridad y donde alcanza mayor trascendencia. México recibe a raíz de la conquista, a través de los médicos españoles, todo el legado ideológico de veinte siglos de práctica de curar. La medicina española del siglo XVI fue, como conjunto cultural, la más avanzada del momento. El equipo médico de España regía sobre el mundo de entonces con el más alto nivel cultural medio de toda Europa. Sus representantes fueron llamados a otras cortes y países, donde eran estimados y considerados. A través de España, que celosamente guardaba su monopolio, se filtraban al resto de Europa las novedades terapéuticas y de todas clases que ofrecía el entonces Nuevo Mundo, y, sin embargo, no se produjo durante el transcurso de esa preponderancia médica, que duró más de un siglo, un solo descubrimiento que se deba a un médico español y que sea comparable con los contemporáneos de Vesalio o de Harvey.

Fue una labor conjunta de mucho más trascendencia universal sobre la cultura médica del momento que los descubrimientos citados, cuya influencia se deja sentir bastante tiempo después.

Tal vez esta homogeneidad cultural, con grandes médicos bien preparados, con una práctica médica elevada, con un profundo sentido filosófico, que se traduce en casi todas las obras de la época, fue uno de los factores más beneficiosos para el desarrollo de la medicina en México. Desgraciadamente ninguno de los grandes médicos españoles del siglo XVI –con excepción de Hernández– atraviesa el océano, camino de América. Pero esa misma homogeneidad cultural a que nos referimos, permite que una vez pasados los primeros momentos de lucha y de inestabilidad, cuando el país empieza a consolidarse y se establece una incipiente vida intelectual, los médicos con inquietud espiritual que acuden al llamado de aquellas *maravillas de América*, tan pregonadas por toda Europa, sean hombres bien preparados, de una sólida cultura humanística, capaces de entender y colaborar en el proceso de fusión cultural indoeuropea que se está gestando inconscientemente, pero con fuerza y trascendencia suficiente para llegar a influir sobre la milenaria cultura científica del Viejo Mundo.

Si recordamos los nombres de médicos famosos de México en el último tercio del siglo XVI y primeros años del XVII, cuando se establece la verdadera medicina mexicana con sus características propias, que ya hemos analizado en muchas ocasiones, encontraremos en todos ellos –De la Fuente, Bravo, Cisneros, Barrios, etc.–, una fuerte solera de conocimientos tradicionales, adquiridos en las más notables universidades españolas, los cuales, sin embargo, no son impedimento, sino más bien motivo, que les empuja a tomar el decisivo papel que juegan en el proceso de fusión médica producido en esos años y que se transmite a todos los ámbitos de la medicina universal.

En la historia médica de la Humanidad, tal vez sea la única ocasión en que se ha producido un fenómeno cultural de tanta trascendencia y sin posibilidades de repetirse. México entrega a los conquistadores, en este caso, simples representantes de otra lejana y distinta manera de pensar, un inmenso acervo de elementos y conocimientos terapéuticos y nutritivos con los que desinteresadamente aumenta el caudal de estos materiales en el Viejo Mundo; recibe a cambio, y también en forma desinteresada, el reconocimiento universal de sus conocimientos y la admiración para muchas de sus prácticas originales.

El representante plástico de esta fusión, de este ensamble, y de sus consecuencias universales, podemos situarlo en el extraordinario *Libellus de medicinalibus indorum herbis*, comúnmente mal llamado *Códice Badiano*[2]. Es el libro de medicina más antiguo de América.

---

[2] Martín DE LA CRUZ, *Libellus de medicinalibus indorum herbis*, manuscrito azteca de 1552 según traducción latina de Juan Badiano. Versión española con estudios y comentarios

Está escrito en latín, en letra redondilla, tiene formato europeo, y sin embargo su contenido, con muy ligeras excepciones, es netamente indígena. Yo me he permitido en alguna ocasión presentarlo como el ejemplo más puro en medicina de lo que en arte, según frase feliz de Moreno Villa, se ha venido a llamar el *tequitqui*[3], lo vemos monumentalmente en las obras arquitectónicas del siglo XVI: envoltura, forma y apariencia europea con recio contenido indígena que les imprime su carácter y aspecto único en el mundo.

Reconociendo que esta obra no puede aceptarse más que como símbolo ideológico, ya que no tuvo repercusión médica inmediata, encontramos que los documentos plásticos de esta fusión cultural los tenemos en la literatura médica del siglo XVI. En México se editan durante ese siglo algunos libros de medicina, pocos en número, pero ricos en contenido interesante. Mientras tanto se publican en Europa otros libros donde el componente americano juega un primerísimo papel. A estos dos elementos tendremos que referirnos siempre que queramos conocer lo que fue la medicina mexicana que se establece después de la conquista.

Los libros de México inauguran la serie con la famosa *Opera medicinalia* de Francisco Bravo, libro hoy rarísimo, apenas quedan dos ejemplares en todo el mundo[4]. Su latín es clásico, su forma ortodoxa, su autor imbuido de teorías galénicas e hipocráticas, diserta a la manera tradicional del Viejo Mundo. Sus intereses recaen en temas clásicos de la medicina: la esencia del tabardillo, la vena que

por diversos autores, Ed. Instituto Mexicano del Seguro Social, México, 1964. Además de los documentados estudios que acompañan a este libro es conveniente conocer los trabajos complementarios del doctor Efrén C. DEL POZO, "La botánica medicinal indígena de México" (*Estudios de Cultura Náhuatl*, vol. V, pp. 57-73, México, 1965) y la larga serie de comunicaciones presentadas a la Academia Nacional de Medicina de México en el "Simposium sobre el Códice de medicina azteca de Martín de la Cruz y Juan Badiano", que se celebró el 18 de noviembre de 1964 y aparece publicado en la *Gaceta Médica de México*, tomo XCIV, núm. 12, pp. 1155-1201, diciembre de 1964.

[3] José MORENO VILLA, *La escultura colonial mexicana*, Ed. El Colegio de México, México, 1942.

[4] Francisco BRAVO, *Opera medicinalia* (por Pedro Ocharte), México, 1570. El único ejemplar completo que se conoce está en la Biblioteca Universitaria de la ciudad de Puebla.

debe sangrarse en casos de pleuresía, diserta sobre los días críticos de algunas enfermedades y, cuando menos se espera, intercala un cuarto capítulo dedicado a la zarzaparrilla, la planta mexicana que tanta impresión causaría en Europa y cuyas propiedades describe por primera vez. A partir de este momento se produce en la medicina mexicana lo que el doctor Comas ha llamado "aculturación inversa", refiriéndose con ello a la penetración que en la medicina tradicional de Europa tuvieron los elementos de la cultura indígena de Nueva España.

Lo que en el libro de Bravo es una inesperada referencia, corta en extensión y monotemática, en los restantes libros aparece cada vez con mayor volumen y evidencia. López de Hinojosos, en sus dos ediciones de la *Summa y Recopilación de cirugía*, utiliza ampliamente la farmacología indígena íntimamente ligada a los productos terapéuticos tradicionales en Europa. Lo mismo ocurre en los textos de Agustín Farfán, el fraile médico agustino que escribe en varias ocasiones. Sus libros, que obtienen mucha difusión por toda América, llevan ya completamente establecido el producto de la unión medicamentosa de ambos orígenes, y más tarde aparecen obras como la de Juan Cárdenas, donde, en mezcla pintoresca, se estudian problemas médicos, nutritivos, de historia natural e incluso de herencia biológica y psicológica buscando características especiales y diferentes a las de Europa para los individuos y productos de México.

Mientras estos hechos suceden en México, todos los países del otro lado del mar han recibido con asombro y admiración los primeros productos medicamentosos que de toda América afluyen al puerto de Sevilla. Aunque son desconocidos, y falta en realidad el conocimiento de sus propiedades, se utilizan ampliamente. Pero son tantos los elementos recibidos y tantas las leyendas y relatos que los acompañan que es necesario emprender el estudio serio, selectivo y profundo de todos ellos, y apenas ha pasado el medio siglo cuando encontramos que el médico sevillano Nicolás Monardes publica en su ciudad un libro que *Trata de todas las cosas que traen de nuestras Indias occidentales que sirven al uso de la medicina*. Allí se describen los más famosos productos mexicanos, la raíz de Michoacán, el tabaco, el palo santo, la raíz de Jalapa y otros muchos elementos que el autor pacientemente experimentaba en sus enfermos y cultivaba en un jardín botánico, que, preparado para ello, había creado en su casa. Su libro, que tuvo muchas ampliaciones y ediciones, fue traducido al latín y a otros varios idiomas. Monardes tuvo imitadores, y a Sevilla acudieron por carta o personalmente todos los médicos y naturalistas europeos interesados en conocer estas maravillas americanas, que rápidamente tomaron carta de naturaleza en la medicina tradicional de Europa.

Si como decíamos, el Códice de Martín de la Cruz y Juan Badiano representa el símbolo de la fusión, bien pronto encontramos otro símbolo que nos muestra la difusión. Los conocimientos médicos de México invaden Europa y se incorporan definitivamente a la ciencia médica de entonces por la mano de Hernández. Es verdad que todo lo que llega a Europa no es exclusivo de México, los otros territorios también aportan nuevos elementos; sin embargo, la mayor parte de todo lo que enriquece la farmacopea y la medicina a raíz del descubrimiento de América es mexicano. No es nuestra la afirmación. Cuando en enero de 1570 Felipe II envía un herbolario –Hernández– a estudiar todo el nuevo caudal de cosas médicas que América ofrecía, le dice: "La orden... que habéis de guardar... es la siguiente: Primeramente partiréis para la Nueva España... porque se tiene relación que en ella hay más cantidad de plantas, hierbas y... semillas medicinales conocidas que en otra parte"[5]. Demuestra con ello que ya en la conciencia de Europa y de sus clases directoras era conocido el enorme valor de todo lo que México atesoraba y ofrecía en materia médica.

Hernández europeíza la cultura médica mexicana. Los elementos curativos indígenas al llegar a su libro quedan transformados en "simples", semejantes a los tradicionales de Dioscórides, con los cuales se hermanan, y en su nueva envoltura de corte europeo se difunden por todo el Viejo Mundo. En varios capítulos de un libro, en cuya elaboración he gastado muchos años de mi vida, he tratado con detalle

---

[5] *Instrucciones del rey Felipe II al Dr. Francisco Hernández*, segundo párrafo, Archivo General de la Nación, Reales Cédulas, vol. 47, foja 482.

esta peregrinación de las obras de Hernández, extendiéndose tras aventuras y peripecias sin cuento como fuente única de conocimiento de la naturaleza y la medicina de América, por todos los ámbitos de la cultura universal. Todo lo que Hernández recoge es mexicano y la mayor parte de todo lo que Europa conoce y utiliza de la medicina americana durante los siglos XVII y XVIII lo obtiene por Hernández.

Y ésa es la razón por lo que hoy, 395 años después de que aquel protomédico viejo y cansado recorriera el territorio mexicano, cuando la Universidad de México quiso elevar un monumento a la cultura médica precortesiana, editamos las obras del hombre que supo fundir, en un solo molde, los conocimientos indígenas y la forma tradicional de la medicina europea, dándoles vigor y fuerza suficiente a aquellas modestas pero efectivas adquisiciones de la terapéutica autóctona, para que proyectadas durante cuatro siglos continúen hoy lozanas, incólumes y todavía con interés científico actual por encima del histórico[6].

Son muchos –y faltan todavía muchos más– los estudios dedicados a esta época gloriosa de la medicina mexicana, el momento de su difusión, de su incorporación al concierto médico universal y también de su reconocimiento efectivo dentro de la línea médica tradicional. Precisamente en estos días se ha producido un nuevo interés por el tema de la medicina precortesiana de México, estudiándola desde puntos de vista que presentan facetas, en muchos casos, ignorados o mal interpretados con anterioridad. No es aventurado suponer que si el ritmo de trabajo en este campo sigue la marcha actual tendremos en breve tiempo una visión mucho más completa de este aspecto de la cultura médica mexicana, origen y punto de partida de todos los acontecimientos médicos que individualizan y dan carácter específico a la medicina mexicana dentro de la historia médica universal.

---

[6] Francisco HERNÁNDEZ, *Obras completas*, Ed. de la Universidad Nacional de México. México, 1960.

IV EL HISTORIADOR DE LA MEDICINA Y DE LA CIENCIA

EL IMPERIO DE LOS CUATRO HUMORES[1]

INTRODUCCIÓN

Hace ya muchos años, publicamos una Historia de la Medicina más somera que ésta que hoy presentamos[2]. Estaba destinada a informar sobre los hechos básicos de la historia de nuestra profesión tanto al médico de vida apresurada, como al público ajeno a la medicina pero con intereses amplios. Recibió, inesperadamente para mí, una acogida entusiasta principalmente entre los alumnos de la cátedra de Historia de la Medicina de la Facultad, que al parecer encontraron en ella un compendio de su disciplina más fácil de dominar y a precio más asequible que los grandes tratados habitualmente usados.

Aquella edición se agotó, y hoy, cuando gracias a la gentileza de la Editorial Pormaca, S. A. de C. V., volvemos sobre el tema con mayor extensión y profundidad que entonces, repetiremos de nuevo que la

---

[1] Recogemos a continuación uno de los capítulos con el que Somolinos ilustró su *Historia de la Medicina,* publicada en México, Pomarca, en 1964. El volumen se abría con una "Introducción", que hemos conservado en nuestra selección, y contenía los siguientes capítulos: "Medicina prehistórica y primitiva", que antecede al que nosotros publicamos, "Renacimiento médico"; "El barroco en la medicina"; "El siglo XIX" y, finalmente, "Medicina actual y futuro de la medicina" (N. del Ed.).

[2] Germán SOMOLINOS D'ARDOIS, *Historia de la Medicina,* México, Editorial Patria, 1952 (Colección "Cultura para Todos", núm. 7).

medicina, tan antigua como la vida y al mismo tiempo tan actual, está formada por una asociación compleja de elementos científicos puros, restos mágicos cuyo origen se pierde en la lejanía de los tiempos y, sobre todo, de una fuerte tradición de investigadores que, dedicados a ella, la pulen, la perfeccionan y la hacen avanzar continuamente, entre mil vicisitudes y contratiempos, hacia su meta única y definitiva, que es la salud del género humano.

Hablar de Historia de la Medicina en término general es tanto como querer abarcar toda la historia de la humanidad, pues muchos hechos y factores del desarrollo de la civilización, en apariencia desconectados con el arte médico, tienen en la medicina sus raíces y su razón. Casi todos los cambios paulatinos o radicales de la vida de los pueblos aparecen fundamentados por una determinada y precisa alteración patológica de los seres humanos ligados a ese momento de la historia. Las plagas, las pestes y las epidemias han modificado más activa y profundamente el curso de la civilización que los innumerables preceptos y leyes dictados por los legisladores. No digamos nada de los intentos de conquista bélica fracasados ante el desconocimiento de la patología del país invadido, y las muchas veces, como ocurrió en la conquista de México, en que plagas y epidemias favorecieron hazañas y conquistas de otro modo inconcebibles. Finalmente recordemos que una enfermedad tan fácil de combatir actualmente como el escorbuto, paralizó las expansiones de la humanidad durante cientos de años, costando la vida a miles de anónimos y abnegados héroes.

Medicina es el factor que permitió, en gran parte, el formidable desarrollo industrial de nuestra época al establecer un conocimiento preciso de las necesidades nutritivas en relación con el trabajo a desempeñar, y una asistencia médica adecuada al trabajador, sin lo cual, las fábricas verían paralizada frecuentemente su producción, y así y todo son muchos los millones de pérdidas ocasionadas por enfermedad en la organización industrial de los países.

Como medicina deben considerarse también los adelantos higiénicos de los pueblos, las obras de saneamiento, las traídas de agua, la edificación de locales y viviendas de acuerdo con los requerimientos del individuo y capaces de protegerle contra el peligro de una contaminación. Medicina son las leyes que obligan a tomar medidas preventivas contra determinada enfermedad o peligro y, en resumen, casi todas las actividades de la humanidad, tanto en sus primitivos estados como en los actuales, están fundamentalmente encaminadas a mejorar el nivel de vida, consiguiendo un estado de salud colectiva más satisfactorio y mayor longevidad, finalidades esencialmente médicas.

De lo anterior se desprende que una Historia de la Medicina puede ser tan amplia que se escape de los hechos puramente médicos o de la técnica médica, para diluirse en estudios sociales, antropológicos, etnológicos, legales, industriales, etc., siempre con ella relacionados y de gran interés. La mayoría de las Historias médicas toman una de estas tres actitudes: historia de las ideas, historia de los individuos e historia de los hechos. Algunas abarcan dos o más de estos aspectos que, a nosotros, por lo limitado del espacio, nos es imposible desarrollar. Por ello, nos limitamos en este estudio a presentar una síntesis de la evolución de la Ciencia o Arte médico y de su importancia social, desde la antigüedad hasta nuestros días, eliminando todo lo accesorio, de modo que al lector interesado pueda servirle de estímulo y conocimiento previo para lecturas más documentadas y extensas sobre las cuales trataremos de orientarlo en la somera, pero fundamental, bibliografía con que acompañamos el presente trabajo.

G. S. d'A.

***

I. La antigüedad

Los primeros documentos históricos de la Medicina datan de unos dieciséis siglos antes de Cristo y recogen tradiciones médicas muy anteriores. Pertenecen a las florecientes civilizaciones que simultáneamente se desenvuelven entre las cuencas del Eufrates y el

Tigris, por un lado, y el valle del Nilo por otro; si bien la mayoría de la documentación conservada no es anterior al siglo XVI (a. de C.), se puede, en cambio, afirmar que la cultura médica que describen existía ya en el mismo estado tres mil años antes pues, sin duda alguna, estos documentos son transcripciones posteriores de otros muchos más arcaicos. Los pueblos mesopotámicos poseían cuatro mil años antes de nuestra era, una concepción médica sistematizada y valiosa, anterior a la desarrollada entre sus vecinos los egipcios. No importó para este florecimiento médico el ajetreo de la Mesopotamia, en continua guerra de conquista, ni la invasión de asirios y babilónicos sobre el pueblo sumerio reducido a su tutela. Los conquistadores, como sucede tantas veces en la historia, se adueñaron de la cultura de los vencidos, perpetuando sus doctrinas. Es una medicina mezclada, fuertemente impregnada de prácticas mágicas y adivinatorias, pero que, sin embargo, contiene observaciones positivas de patología y terapéutica que han llegado hasta nosotros escritas en caracteres cuneiformes sobre innumerables tablillas de arcilla cocida.

El concepto patológico de estos pueblos era puramente demoníaco. Los seres sobrenaturales agentes de la enfermedad, constituyen probablemente la más rica gama de demonios mitológicos de la historia, en su mayoría de gran belleza y fantasía, y están conservados hasta hoy en numerosas representaciones escultóricas.

Una mente actual no puede casi concebir la situación vital de los pueblos asirio-babilónicos, en sus relaciones con la medicina. Su vida giraba en torno y, exclusivamente pendiente, de los presagios y artes adivinatorias. Todo era motivo de interpretación, desde la conformación orgánica del individuo, sus defectos y características, su comportamiento psicológico, sus sueños, las perturbaciones ambientales que le rodeaban, las interferencias con otros individuos o animales hasta los resultados de los ritos y maniobras mágicas como la hepatoscopía o la lecanomancia[3]. Todos los hechos y actos de la

---

[3] La hepatoscopia consistía en examinar el hígado y otras vísceras de animales sacrificados para predecir el futuro o comprender la voluntad divina. La lecanomancia en Mesopotamia era una forma de adivinación inductiva, practicada por sabios y sacerdotes, que consistía en

vida eran de inmediato considerados y clasificados como favorables o agoreros para el desenvolvimiento posterior de su estado orgánico. El médico actuaba en este medio psicológico de una manera poco definida: su labor debía encaminarse por un lado a la expulsión del demonio causante de la enfermedad, y por otro, como en toda medicina mágica, a la aplicación de remedios efectivos con cabida en una terapéutica racional. Una ciencia adelantada, con un concepto definido del cosmos, con rudimentos de aritmética y astronomía, estableció en conjunción con la medicina, una de las concepciones médicas que más se ha perpetuado a través de los siglos; nos referimos a la doctrina que considera similitud y correspondencia entre el universo (macrocosmos) y el individuo (microcosmos), con dependencia de éste e intensa influencia del primero sobre el segundo. Esta doctrina médica constituyó, más adelante, en épocas muy posteriores, la medicina astrológica y el origen de la iatromatemática[4].

El ejercicio médico estaba en manos de una casta profesional específica, en algunos casos con carácter sacerdotal, que la administraba y monopolizaba. El médico llegó a tener educación científica sólida con conocimientos eficaces y en muchos casos, con una bien definida especialización. Sin embargo, ejercía su oficio mezclando las actuaciones efectivas con los exorcismos y prácticas mágicas que imponía el concepto patológico general de una medicina demoníaca en todo su esplendor.

Han llegado hasta nosotros diferentes representaciones gráficas de las ceremonias de exorcismo representadas en bajorrelieves, como la placa de bronce de la Colección Clercq o la arcilla del Louvre. Son miles las tablillas describiendo enfermedades y remedios y en el importantísimo códice de Hammurabi ejecutado en 1900 (a. de C.), existen disposiciones referentes a las intervenciones quirúrgicas, donde se especifican las condiciones para ser profesional de dicha

---

interpretar presagios observando el comportamiento de aceite, harina o piedras sobre el agua en un cuenco (N. del Ed.).

[4] La iatromatemática es un antiguo sistema pseudo médico que asocia varias partes del cuerpo, enfermedades y sustancias a la influencia del Sol, la Luna y los planetas (N. del Ed.).

práctica e incluso se establece, por primera vez en la Historia, el concepto de la responsabilidad penal y civil del médico ante la sociedad. Se han conservado los nombres de algunos médicos célebres, como Urlugaledin, cirujano del rey Gudea y Arad Nanai, de fama extraordinaria, que era llamado a Egipto como consultor, y del cual se encontraron escritos importantísimos. Resulta inútil, por tanto, después de conocer estos hechos, insistir sobre la falsedad histórica que, transmitida por Heródoto, aseguraba que el pueblo de Babilonia carecía de médicos y cuando alguien caía enfermo, se le exponía en la calle un día de mercado y los que pasaban tenían la obligación de preguntarle sobre su dolencia para aconsejarle, en caso de haber padecido otra similar. Tal vez fuese esta una práctica popular, pero el hecho es que los pueblos mesopotámicos poseían ya en los albores de la Historia un extraordinario caudal de conocimientos médicos, mantenidos por un cuerpo profesional bien diferenciado, cuyas técnicas y observaciones han servido de base para el desarrollo de la ciencia médica posterior.

Simultáneamente con el desarrollo de la medicina mesopotámica, en el valle del Nilo se producía otra floreciente escuela médica. El investigador actual cuenta para el conocimiento de este período de la historia con muy pocos elementos que, sin embargo, bastan para dar una imagen clara del esplendor alcanzado por los egipcios en materia de medicina. Tenemos como únicas fuentes históricas: los restos humanos que informan de algunos datos de la patología; los documentos indirectos de pinturas, murales, vasos, objetos e inscripciones; el relato, no siempre seguro, de historiadores como Heródoto y, sobre todo, los papiros médicos conservados.

Son estos papiros aproximadamente una docena, y de ellos hay tres fundamentales para el conocimiento actual de la medicina egipcia. Se les conoce como papiro de Brugsch, de Eberth y el de Edwin Smith. Su fecha se ha fijado en quince siglos (a. de C.), pero igual que en el caso de la medicina babilónica, recogen tradiciones médicas ya establecidas muy anteriormente y, no obstante hallarse incompletos y constituir una documentación relativamente exigua, han permitido obtener un panorama bastante real del estado de la medicina en Egipto.

Es indudable que la medicina sigue en esta época manteniendo un fuerte componente mágico, pero descartando este factor irreal encontramos en los datos conservados la existencia de un acertado concepto médico y de una práctica estimable. Los egipcios, cuya concepción patológica general no era tan estrictamente demoníaca como en las tribus mesopotámicas, aceptaban como etiología universal la parasitosis, consecuencia del ambiente cálido y húmedo en que se deslizaba su vida. Por derivación natural, se admitía que las enfermedades internas no atribuibles a un parásito evidente, estaban producidas por parásitos invisibles, lo cual no impedía que tuviesen una idea clara de las diferencias entre diagnóstico, pronóstico y tratamiento, con un alto sentido de especificidad. A diferencia de los asirios que consideraban al hígado como el centro vital, los egipcios asientan el centro de la vida en el corazón, alcanzando a percibir, con bastante claridad, y algunas confusiones, el proceso circulatorio, y afirmando que quien mantiene la vida es la respiración, originándose con estas observaciones la primera hipótesis de la teoría neumática de la vida que, en siglos posteriores, tendrá gran importancia. Y según investigaciones modernas no parece muy descaminado pensar que ya existían en Egipto los rudimentos de la teoría humoral que tanto auge tomara más tarde al ser adoptada por los griegos.

Los papiros conservados tratan casi exclusivamente de temas clínicos, y llaman la atención por la perfecta y ordenada exposición de los temas científicos con un elevado sentido de la clínica. Se dice que un lector moderno que estudiase el papiro de Smith sin estar al tanto de los conocimientos médicos egipcios, dudaría de la veracidad de su antigüedad por el carácter actual de muchos de sus conceptos y la exactitud de la observación clínica expresada con escueta y perfecta plasticidad. Nos faltan conocimientos sobre el estado de la ciencia anatómica, al parecer bastante adelantada, pues tenemos conocimiento de más de cien nombres anatómicos, contribuyendo a ello tal vez, aunque no en la medida que se supone, la milenaria costumbre del embalsamamiento. En cambio, se posee una copiosa documentación sobre el diagnóstico, que llegó a ser muy exacto, estableciéndose numerosas relaciones sintomáticas y métodos exploratorios precisos y adecuados. Parece ser que llegaron incluso a practicar la auscultación y la percusión mediata, no descubiertas de nuevo hasta el siglo XVIII de nuestra era. Eran prácticamente usuales la palpitación, donde se incluía el examen del pulso, la inspección detenida, y el examen de los excretas. Respecto a la terapéutica, en gran parte se continúa utilizando en la medicina actual. Los egipcios usaron como elementos curativos extractos y pociones vegetales de valor positivo, como el opio, el cólquico, la mandrágora, la manzanilla, la menta, el ricino, etc., algunos minerales aún en uso y, en cambio, perdieron por completo su valor los productos de origen animal, que como la sangre de hipopótamo, el sebo de ganso, o los úteros de gata, basaban su efecto más en un poder mágico que en una acción farmacológica efectiva.

Los egipcios poseyeron también una cirugía adelantada –si bien no tanto como la medicina– y de sus intervenciones ha quedado constancia en las descripciones técnicas de los papiros y en numerosos instrumentos de aplicación quirúrgica conservados hasta hoy. En una cirugía puramente externa, en gran parte mutilante y con una característica original descrita magistralmente en el papiro de Smith, que consiste en el gran conocimiento adquirido sobre los tumores y su tratamiento. También sabemos cómo practicaban la circuncisión, trepanaban el cráneo e inmovilizaban con férulas los miembros fracturados.

La feliz costumbre de los enterramientos con embalsamado previo, y la fidelidad de sus reproducciones artísticas, ha servido para conseguir numerosos e interesantísimos datos sobre la nosología de los egipcios en sus tiempos de esplendor médico. Incluso nos ha permitido conservar hasta hoy cadáveres con procesos patológicos perfectamente reconocibles. La momia del faraón Siphtah de la XIX dinastía, tiene un pie equino; muchos esqueletos conservan espondilitis deformante; la momia de un sacerdote de Ammon durante la dinastía XXI, muestra un mal de Pott vertebral con un enorme abceso localizado en la región del psoas. Un elevado número de momias pertenecientes a muchas dinastías presentan avanzados procesos de arterioesclerosis con placas de ateroma calcificadas. Existen estatuillas que representan enanos acondroplásicos, niños raquíticos, jorobados, e incluso una estela de la dinastía XVIII que se conserva en Copenhague muestra un príncipe o sacerdote con la casi segura secuela de una parálisis infantil. Por esto, después de algunos estudios concienzudos, se puede afirmar una identidad bastante aproximada entre los procesos patológicos de los egipcios y de las épocas actuales.

Todo lo anterior viene a demostrar que, no obstante el inevitable factor mágico de la medicina egipcia que la acompaña en todo su desarrollo manteniendo una rica y variada mitología médica, el núcleo de verdadera ciencia es muy copioso, y tiene gran interés por haber servido de base inicial de conocimientos al desarrollo de la medicina griega. Respecto a las divinidades curativas, todos los dioses poseían en algún grado virtudes médicas: Toth era el dios de las enfermedades de los ojos, plaga endémica en el país; Sechmet curaba con habilidad especial a las mujeres en sus dolencias propias; Set, espíritu maligno, difundía las epidemias, pero también las curaba. Sin embargo, el gran dios médico, dedicado específicamente a esa rama de la sabiduría es Imhotep, individuo de existencia real en la tercera dinastía – la que construyó las pirámides–, donde fue visir del faraón Zoser. Su extraordinaria habilidad e intuición médica hacen que aparezca más tarde convertido en dios, representado en numerosas estatuas e imágenes, y que se eleven templos y santuarios a su memoria. Se supone que casi todos los papiros encontrados provienen de esta clase de centros de salud cuya sede principal estuvo asentada en Menphis y llegaron a tener un inusitado esplendor. También se conoce la existencia de grandes facultades médicas anexas, pero independientes de estos templos, donde se instruían los médicos que, aun con funciones sacerdotales, eran en realidad independientes y laicos. Heródoto describe la medicina egipcia habiendo alcanzado un alto grado de diferenciación con numerosos especialistas y Diódoro Sículo relata en sus obras una organización estatal de asistencia al enfermo con leyes para velar por el correcto proceder de los facultativos.

Es importante advertir que la medicina egipcia, durante los cuatro o cinco mil años de su florecimiento, tiene una curva de desarrollo e influencias muy interesantes. En sus comienzos se observa claramente influenciada por las corrientes científicas de los pueblos mesopotámicos e incluso orientales, pues con los persas mantenían relaciones comerciales continuas que se traducen también en intercambios culturales y, a diferencia de otros pueblos de la antigüedad, recibe también corrientes de influencia que provienen de los pueblos del África central donde se desarrollaban civilizaciones muy antiguas, como la de los pueblos de Nubia. Su inestabilidad interna, en guerra casi siempre con divisiones políticas mudables y variaciones ideológicas frecuentes, impide que el pensamiento médico pueda cuajar en el tiempo de las primeras dinastías, limitándose en este período a recoger y a asimilar ideas extrañas. Algo arbitrariamente, se ha fijado el año 3000 (a. de C.), como fecha a partir de la cual el reino empieza a sentirse en su propia esencia unificándose los ritos y constituyéndose en unidad política. Con esta época empieza el auge del esplendor científico que alcanza su máximo siglos después, coincidiendo con las dinastías más florecientes de la historia egipcia. Los papiros que, por su redacción pueden fecharse entre el 1900 al 1300 (a. de C.), recogen datos muy anteriores; el de Smith, describe indudablemente conocimientos ya obtenidos en el año 3000, mejorados con observaciones posteriores durante la época del florecimiento. A partir del año 1000 (a. de C.), empieza a declinar la medicina egipcia, coincidiendo precisamente con el desenvolvimiento griego que hereda, en gran parte, el legado científico de la antigüedad a través de sus relaciones con los egipcios. Posteriormente, los egipcios llegan a una decadencia científica total, acentuada por las continuas dominaciones extrañas que terminaron por aniquilar totalmente la ciencia egipcia.

Por ello pasaremos ahora a tratar de la medicina griega. Dice Jaeger: "Aunque no hubiese llegado hasta nosotros nada de la antigua literatura médica de los griegos, serían suficientes los juicios laudatorios de Platón sobre los médicos y su arte, para llegar a la conclusión de que el final del siglo V y el siglo IV (a. de C.), representaron en la historia de la profesión médica un momento culminante de cotización social y espiritual". Esto es exacto en cualquier aspecto que se analice. La medicina alcanza en este momento de la evolución cultural de la Humanidad una posición profesional, científica y social que no volverá a tener hasta tiempos muy actuales y, aún así, con modalidades muy distintas.

Independientemente de los descubrimientos puramente técnicos o científicos aportados por el florecimiento griego en materia médica, el hecho primordial que debemos a los griegos en medicina es de otro tipo. Hasta el momento a que se refiere Jaeger, la medicina había sido una simple profesión; el médico había ejercido su arte en sacerdocio o como laico independiente, pero sin que su oficio trascendiera más allá del inmediato beneficio al paciente y con alguna más extensión a la sociedad que le rodeaba. Con los griegos, la medicina entra a formar parte de la cultura universal. Los griegos –y esta es una de sus características más fundamentales y felices–, interpretan todo el saber de su tiempo con una visión unitaria del conocimiento; y la medicina, incluida dentro de este bloque de erudición, pasa por primera vez a convertirse de simple profesión, en verdadera ciencia con trascendencia cultural intensa sobre todas las demás manifestaciones de la vida del pueblo griego. Fue tal la posición que llegó a ocupar la medicina dentro del sistema cultural griego que, situada en uno de los más elevados escalones culturales, fue considerada como medio imprescindible para el desarrollo de los demás aspectos del conocimento. Jaeger insiste en que la ciencia ética de Sócrates hubiera sido inconcebible sin el procedimiento de la medicina. Este cambio de posición intelectual que toma el viejo arte de curar es el que convierte a la medicina de elemental y primitiva, en ciencia verdadera con energía suficiente y propia para perseverar hasta hoy en sus mismas líneas generales. Los factores que intervinieron en este cambio son varios y diversos: de un lado, el feliz encuentro con un grupo de hombres de elevado nivel espiritual; de otro, consecuencia de lo anterior, su fusión con la filosofía. De la filosofía recibió la incipiente ciencia médica un método, una técnica de desarrollo, y una ruta para desenvolverse –más adelante veremos lo que la filosofía recibió de la medicina. La educación griega orientada hacia la formación conjunta del cuerpo y del espíritu, era en la práctica el resultado también de la conjunción de la medicina y la filosofía simbolizadas en la gimnasia y la música. Junto al gimnasta aparece el médico, como el poeta y el filósofo –a veces uno mismo– están siempre al lado del músico.

Mas la medicina científica sólo se consolida cuando, en estos tiempos de su iniciación, produce una literatura propia capaz de revelar su verdadera esencia con tal fijeza que perdura hasta hoy en la primacía de los conceptos médicos fundamentales.

Fue la filosofía jónica de la Naturaleza la que, tratando de encontrar una explicación natural a todos los fenómenos de la vida, convirtió el primitivo arte de curar en una ciencia indagante, siempre en busca de la relación de causa a efecto, dentro de un orden general del universo. Esto explica por qué, aun teniendo los egipcios y otros pueblos primitivos –dos mil años antes de Cristo–, observaciones tan agudas y exactas como las de los griegos, no formaron una ciencia en su sentido actual. Estos pueblos estancaron su medicina en una profesión altamente diferenciada, con especializaciones marcadas y prácticamente eficaz. Los egipcios superaron la magia y la brujería, en muchos aspectos, incluso llegaron a superar también, en conocimientos, a los griegos del período arcaico; pero les faltó el punto de vista filosófico de los médicos griegos que, disciplinados por los filósofos, crearon un sistema teórico como base en que sustentar el movimiento científico.

El proceso de esta asimilación doble durante la cual la medicina toma conocimientos filosóficos y la filosofía acepta conceptos médicos, no es inmediata ni brota bruscamente, sino que se gesta con lentitud durante el siglo V (a. de C.). Lo llevan a cabo un grupo de filósofos médicos, entre los cuales destacan: Empédocles de Agrigento, el cual esboza la teoría de los cuatro elementos; Alcmeón de Crotona, que recoge la herencia pitagórica y Anaxágoras que, sin ser médico, asimila sin embargo ideas de la medicina en sus conceptos filosóficos. De este fructífero acercamiento en el que dos formas de conocimiento diferente se unen confundiéndose, nace la literatura griega más antigua sobre medicina que conocemos, en la cual ambos componentes se superponen y complementan de tal modo que, hasta el momento actual, continúan inseparables.

Tal vez lo más trascendental y básico para la medicina dentro de esta nueva orientación científica y filosófica del conocimiento médico, sea el concepto de la Naturaleza. El sentido de una naturaleza del universo y de una naturaleza humana inmutables en el tiempo, pero fuertemente relacionadas, donde existe una proporcionalidad de elementos cuyo conjunto da lugar al estado de salud normal. Este cambio de concepción en la medicina trae como consecuencia una revolución del saber y del actuar médico. Las enfermedades dejan de ser consideradas como hechos aislados de etiología más o menos precisa, y el enfermo pasa a ser una víctima del conjunto de alteraciones de la naturaleza propia y de la que le rodea. Idea que expresada grandiosamente, aparece iniciando la obra de Hipócrates *Sobre los aires, las aguas y los lugares*. Toda la medicina, convertida en ciencia, deriva precisamente de esta unión o conjunción de concepciones encadenadas.

Pero se habla de Grecia y de los griegos considerándolos casi siempre como una unidad, como una organización estatal compacta de tipo moderno, cuyo desarrollo cultural hubiese evolucionado uniformemente dentro de un cauce definido de antemano. No: los griegos son pueblos diversos de psicologías distintas que transcurren mucho tiempo en traslaciones diferentes de su sede cultural y administrativa. Las primacías se suceden desde la originaria civilización cretense. Más adelante, el centro es Micenas; el componente jónico, tal vez el más importante en cuestiones de cultura, se infiltra en todos los puntos, antes de que el antagonismo de Esparta y Atenas termine con la supremacía ateniense que es también el principio de su decadencia cultural.

La medicina griega sigue también este movimiento y tampoco puede ser considerada como una unidad histórica. Indudablemente, se origina entre los jonios, donde nace también la filosofía, pero su elevación depende, en gran parte, de las controversias y la movilidad de las escuelas diferentes, de las injerencias de unas en otras y de sus influencias mutuas, en gran parte inadvertidas por ellos mismos. La prueba más convincente de este estado de dispersión médica entre los griegos, la encontramos en sus propios escritos. Hemos tenido la suerte de conservar, hasta hoy, una copiosa literatura médica escrita en Grecia durante los años de su florecimiento cultural. De modo sistemático se colocan todos estos escritos, sin excepción, bajo la autoridad de Hipócrates y durante siglos, este *Corpus hipocraticus* ha sido la única fuente donde acudir en busca de conocimientos médicos originales.

Hoy está demostrado que el *Corpus hipocraticus*, en su mayor parte, no pertenece a Hipócrates; constituye el acervo de escritos médicos salvado por los eruditos alejandrinos del siglo III (a. de C.) cuando en su afán de legar a la posteridad una herencia literaria de los clásicos, lo encontraron en el archivo de la escuela médica de Cos.

De su examen se comprueba que existen en estas obras no sólo discrepancias de criterio, sino verdaderas polémicas sobre diferentes puntos de vista de un mismo hecho, razón por la cual resulta imposible pertenezcan a un mismo autor. Pero esta deshipocratización de las obras hipocráticas, en lugar de desvalorizarlas, ha venido a hacerlas más interesantes y valiosas. Resulta hoy que, con excepción de unos cuantos escritos, es casi imposible averiguar en la gran masa de obras conservadas, cuáles son las verdaderamente hipocráticas; cada día se llega a conclusiones diferentes sobre las que deben atribuirse a este autor y esta dificultad en la busca del verdadero Hipócrates, ha puesto de manifiesto un hecho mucho más importante que el que lo originó. Siendo evidente que los escritos conservados no son una *Opera omnia* de Hipócrates, sí, en cambio, es incuestionable que constituyen la biblioteca o archivo de la escuela hipocrática, en la cual se habían conservado las obras entonces clásicas de la medicina de un modo acumulativo. Junto a trabajos acabados, hay esbozos y notas incompletas, materiales sin elaborar, obras más antiguas conservadas y también obras de otros centros o círculos médicos diferentes, con los cuales existía, indudablemente, intercambio de ideas y trabajos, como medio de progreso para impedir el estancarse en sus propios conocimientos. El espíritu de escuela y la uniformidad de estilo objetivo, impersonal, son las barreras contra las cuales tropieza el investigador moderno cuando trata de establecer distingos entre las obras del maestro y las de los discípulos. Pero el problema es análogo al que se presenta cuando se quiere delimitar la autenticidad de obras de autores de campos diferentes como Platón, Aristóteles y sus seguidores, si bien en estos casos no suele estar tan enmarañado el problema como cuando se trata de los escritos hipocráticos.

De Hipócrates se sabe muy poco; pero con el tiempo se ha hecho un Hipócrates mítico, Padre de la Medicina, que si bien no tiene nada que ver con el histórico, sirve en cambio para satisfacer el anhelo romántico de un antepasado simbólico. La leyenda se ha infiltrado de tal modo en los datos ciertos de su vida, que hoy es casi imposible separarlas. Es evidente que fue un gran viajero que conoció diversos países; pero sobre todo, fue un prodigioso observador de la Naturaleza con gran agudeza interpretativa y dotes sobrenaturales de profundo razonador. Dotado de facultades pedagógicas extraordinarias, supo establecer en su isla de Cos una escuela donde se formó un numeroso grupo de discípulos que difundieron sus enseñanzas por todo lo que entonces era el mundo conocido. Su fama se inicia ya durante su larga vida y casi todos los escritores de la antigüedad se refieren a él rodeándole de una aureola de gloria. Platón le compara con Policleto y Fidias; Aristóteles le llama "el Grande"; Apolonio de Quito, "el Divino"; Galeno, "el admirable inventor de todas las cosas bellas". Toda la Edad Media ve en él al indiscutible oráculo de la medicina, inmutable, después de como él y sus obras la dejaron. Las efectivamente suyas –que son el documento más vivo que tenemos para conocerlo–, están escritas en forma sencilla, elegante, clara, divididas atinadamente y con una elocuencia comparable a la de los mejores escritores clásicos, revelando el espíritu superior que las concibió.

La nueva concepción filosófica de la medicina, su carácter estrictamente científico que tanta trascendencia tendrá en siglos posteriores, no impide que, en la práctica inmediata con el enfermo, se entrelacen ritos mágicos y actuaciones positivas. Conflicto técnico del cual no podrá desembarazarse la verdadera medicina científica en muchos siglos. Es esta diversidad de aspectos junto con la diversidad de escuelas y sistemas, lo que ha llevado a los historiadores médicos a perderse comúnmente cuando tratan de la medicina griega. Unos destacan más el carácter ritual litúrgico de los templos de salud que, para nosotros, no tienen ningún valor histórico, pues no contribuyen al progreso médico. Otros, en cambio, describen teorías y datos científicos aislándose del medio en que se produjeron, examinándolos con una objetividad falsa, a veces tendenciosa que, al valorarlos, incurre en errores groseros. Pero la culpa de esta diversidad de concepción histórica la tiene la propia esencia de la medicina griega, de orígenes dispersos con grandes influencias y desarrollo polimorfo.

Homero nos da ya una visión muy primitiva de la medicina griega; visión realista y visión mitológica. Realista cuando describe cuidadosamente la actuación de aquellos médicos que acompañaron a los héroes de sus poemas. Patroclo extrayendo la flecha del muslo de Eurypilus; Machaon llamado para aliviar a Menelao de su herida a través del cinturón; Agenor curando la mano de Helenus atravesada por la lanza de bronce de Menelao o Aquiles vendando el brazo de Patroclo, son escenas homéricas de medicina práctica que se han representado profusamente en cerámicas y frescos. Los médicos reciben en los versos de Homero frecuentes alusiones laudatorias. A Machaon le dice: "Dirige los caballos de sólidos cascos con toda rapidez hacia los barcos, porque un hombre médico es equivalente a muchos hombres más, porque él te quita las flechas y te aplica los remedios calmantes". Tampoco olvida a las mujeres médicas que, como Agamedes, la del cabello amarillento, "entendía bien de las muchas drogas que la inmensa tierra produce", y en su obras nos refiere más de cuarenta heridas diferentes y más de doscientos casos en los cuales el médico tiene que actuar, refiriéndose a él siempre con la más alta estimación.

La visión mitológica la encontramos al relatarnos el origen de los médicos. Apolo era el médico de los dioses del Olimpo, de quienes recibe el nombre de *Alexikakos* (el que aleja la enfermedad). Sus flechas llevan la peste o las epidemias a lo lejos; pero también podía impedirlas o evitarlas. En compañía de su hermana Artemisa, Apolo enseña la medicina al centauro Chiron, hijo de Saturno, versado en leyendas antiguas, música y cirugía. Chiron fue el preceptor de Hércules, Aquiles y Esculapio o Asclepio, este último hijo del propio Apolo con la ninfa Coronis. Mas Esculapio llegó a ser tan hábil en el arte de curar, que Plutón le acusó de haber disminuido el número de las almas que bajaban a los infiernos y Zeus, en venganza, lo mató con sus rayos. A su muerte, se le veneró como dios, originándose en su honor los Asclepios o santuarios médicos donde el pueblo griego acudía en busca de la salud perdida. Los poemas homéricos no hacen mención de estos santuarios que, indudablemente, se desarrollaron muy posteriormente y que no deben confundirse con las escuelas médicas laicas donde se opera la metamorfosis de la medicina en ciencia filosófica de la Naturaleza.

Así, por tanto, nos encontramos con dos tipos de centro médico en la antigua Grecia. De un lado, los santuarios dedicados a Asclepio, donde se desarrollaba una medicina sanatorial de carácter sacerdotal, cuya sede principal y patrón técnico era Epidauro, y de otro, las verdaderas escuelas laicas de medicina. En ocasiones, ambos centros médicos se unían formando una unidad conjunta, pero con más frecuencia eran independientes. El hecho de que los médicos, tanto laicos como sacerdotales recibiesen el nombre de *asclepíades*, ha dado lugar a confusiones y a la suposición de que todos dependían de los santuarios. Sin embargo, la medicina sacerdotal en Grecia es posterior a la formación de escuelas médicas, y los Asclepios laicos, fueron, con frecuencia, los que acogieron en sus recintos la medicina sanatorial de tipo sacerdotal. El caso más característico nos lo da la propia escuela de Cos, que fundada laica, sigue así en los tiempos de Hipócrates hasta que poco después de su muerte se eleva en la misma isla, cerca de la escuela hipocrática, un santuario al modo epidáurico. En sus comienzos, estos templos o santuarios tratan de imitar en su culto a Asclepio, los ritos de pueblos más antiguos, y así Esculapio, el héroe griego de la medicina que heredara su ciencia del propio Apolo, recibe en sus primeros tiempos un culto semejante al que se daba a Imhotep, el visir médico deificado en Egipto. El culto epidáurico, tal y como se llevaba a cabo en los santuarios griegos, era un tratamiento eminentemente sugestivo. El enfermo buscaba la relación directa con la divinidad mediante la provocación de un sueño, durante el cual el dios le aliviaba de su dolencia. Para propiciar al dios se le hacían sacrificios y ofrendas y las curaciones solían agradecerse y conmemorarse con la entrega de tablas votivas o exvotos, conservados hasta hoy en cantidad muy elevada. En ellas se pueden comprobar las curaciones milagrosas y las detalladas relaciones de enfermedades y de sus procesos curativos.

Pero, sin embargo, para el estudio del desarrollo de la medicina científica en Grecia, no son estos aspectos los que más nos interesan. Con pequeñas variaciones de técnica, este tipo de tratamientos los conservan hasta hoy casi todas las religiones, sin que hayan afectado ni ayudado al desarrollo de la medicina. Para nosotros, el interés histórico tiene que recaer sobre las escuelas laicas; de ellas surgirán ideas y teorías donde ha de basarse la medicina posterior. Son centros médicos importantes en este aspecto Cnido, Crotona y, sobre todo, Cos. Cada uno de ellos aportará a su debido tiempo un caudal de conocimientos importante, pero sobre todas, se encuentra la labor de la Escuela Hipocrática de Cos, donde se origina toda la medicina de los siglos futuros.

De la Escuela de Crotona, donde se desarrolla y florece el pitagorismo, la medicina obtiene aportaciones importantes llegadas a nuestro conocimiento a través de las citas sobre Alcmeón, que contienen las obras de los antiguos griegos. En general, se refieren siempre a la aplicación médica de la Doctrina de los Números, de tal modo que los pitagóricos de Crotona buscan siempre en la enfermedad una relación numérica entre los síntomas o períodos patológicos. Hipócrates recogerá algunos aspectos de este modo de pensar que aparecen en sus teorías sobre la Crisis y los Días Críticos.

De la Escuela de Cnido también se nutre la ciencia médica con notables adquisiciones. Establecida en territorio dórico, recibe las corrientes culturales de Mesopotamia y Egipto. Sus estudios tratan de sistematizar sus conocimientos buscando una terapéutica específica para cada enfermedad, mientras establecen una clasificación de tipos morbosos. No obstante los grandes adelantos de estas escuelas, no puede compararse su labor con lo logrado en Cos.

Cos es otra isla también dórica, cercana a Cnido. Allí existía una antigua escuela médica muy anterior –según está demostrado– a la introducción del culto asclépico en la isla. En ella, hacia el 460 (a. de C.) nace Hipócrates, hijo y nieto de médicos. Tras largos y repetidos viajes, vuelve a su tierra estableciéndose para ejercer su profesión con el destino ignorado de transformar en procedimientos científicos las tradiciones médicas que hasta él se habían ido acumulando.

Resulta indispensable, antes de entrar en detalles sobre la ciencia hipocrática, conocer el verdadero sentido de lo que era una escuela médica en tiempos de Hipócrates. No era una facultad en el concepto moderno, sino más bien una familia. El aprendizaje se llevaba a cabo en la comunidad de maestro y discípulos; éstos, con frecuencia, eran los propios hijos o considerados como tales. Durante varios años de convivencia en el *iatreon* el alumno ayudaba a preparar las drogas, sostenía al paciente durante las operaciones y curas, aprendía a observar los síntomas de la enfermedad y a valorarlos críticamente; se adiestraba en el pronóstico y ensayaba las dietas y tratamientos. Hasta que un día él mismo era maestro. Entonces podía independizarse; pero antes, solemnemente, prestaba un juramento. Hasta nosotros ha llegado el modelo. El llamado Juramento Hipocrático –con seguridad no hipocrático–, que todavía muchos médicos colocan a la cabecera de su mesa de reconocimiento y juran en el acto de su doctorado. Hoy no tiene ningún valor este juramento y el médico actual que lo llevase a cabo en su totalidad tendría que ser perjuro inconsciente desde el día siguiente de su práctica profesional; pero entonces era un código de moral que aseguraba un recto proceder científico y técnico en el nuevo médico, conservando el secreto de su doctrina.

Era frecuente que la familia-escuela estuviese formada por varios maestros casi siempre emparentados entre sí, pues los discípulos solían casarse dentro de la corporación. De los seguidores de Hipócrates, Tesalio era su hijo, y Polibos su yerno. La corporación médica celebraba reuniones, discusiones y clases donde se discutía la teoría lo mismo que se recibían los enfermos encaminándolos hacia su restablecimiento. En la Escuela de Hipócrates, lo que cambió fue el método. Hipócrates, en lugar de atribuir las enfermedades a dioses o a otras fantásticas causas imaginativas, aplica un criterio racional para su estudio: se buscan las leyes que rigen las reacciones del organismo frente a las fuerzas de la naturaleza, se experimentan los hechos y se anotan los resultados estudiándose éstos, tanto en estado normal como patológico. La base de sus conocimientos estriba en la observación directa del enfermo, eliminando las discusiones sutiles y buscando una relación del origen con el pronóstico y el curso. Por primera vez, se abandona la antigua concepción localista de la enfermedad referida a un órgano, para aceptar la enfermedad como una afección general de todo el organismo. De la observación de fenómenos análogos de enfermos diferentes, se forman las doctrinas hipocráticas fundamentales *De los Días Críticos* y *De la Crisis*, donde se pueden rastrear antiguos conceptos mesopotámicos y pitagóricos. Se establecen los diferentes estadios de la enfermedad y se fundan los principios de la patología humoral que continuará imperturbable hasta el siglo XIX y en la cual la salud debe considerarse como el estado de armonía y equilibrio entre los diferentes influjos de los varios elementos que constituyen el organismo.

Los elementos que forman la base de la patología humoral no son tampoco una creación hipocrática; pertenecen a la teoría física de Empédocles, quien supone que todas las cosas están en su esencia formadas por los cuatro elementos fundamentales e inmutables que son Aire, Tierra, Fuego y Agua. En el universo todo está formado y depende de la unión o separación de estos elementos, los cuales se movilizan arrastrados por dos fuerzas opuestas, que son el odio y el amor. Estas dos fuerzas en acción perpetua, construyen, destruyen y reconstruyen continuamente todas las cosas.

En medicina, la teoría se acepta en su totalidad; el cuerpo humano en su correspondencia con la Naturaleza, contiene también los cuatro elementos de Empédocles, que se identifican con los cuatro humores del organismo: Sangre, Bilis, Pituita o flema y Atrabilis o bilis negra. En relación con estos cuatro elementos hay cuatro calidades también contrapuestas: seco, húmedo, frío y caliente. Sus correspondencias con los elementos, son como sigue:

Caliente y Seco..Bilis
Caliente y Húmedo......................................Sangre
Frío y Seco.. Atrabilis
Frío y Húmedo..Pituita

Sus diferentes combinaciones y predominios daban lugar a los variados aspectos de la enfermedad. Su equilibrio perfecto era la salud.

Hipócrates nunca cita en sus obras curaciones milagrosas ni achaca las dolencias a seres sobrenaturales; él no admite que las divinidades puedan actuar como causa de dolencia, ni como elemento curativo. Su terapéutica es sencilla: consiste en ayudar a la Naturaleza con aire puro, régimen adecuado y un número muy reducido de medicamentos. Sus obras, escritas en lengua jónica, son un modelo de observación y perspicacia. Sobresalen en este aspecto los *Aforismos*, frases cortas y concretas donde se condensan observaciones y hechos que todavía, a pesar de los cambios y evoluciones científicas, continúan en muchos casos actuales.

Desaparecido Hipócrates, en la Medicina griega queda un vacío que no volverá a llenarse. Los seguidores médicos mantienen el espíritu, pero no la obra; cuidan más de conservar la doctrina rígidamente que de seguir investigando. En ramas conexas se salva Aristóteles, el cual cuando describe la Historia Natural en ocasiones trata de medicina. Aristóteles establece los fundamentos de la Anatomía comparada y de la Embriología, pero en ningún momento modifica ni altera la ruta científica iniciada por Hipócrates. Investigadores posteriores descubren hechos importantes. En el campo de la anatomía no podemos olvidar a Herófilo y Erasístrato, producto de la colonización griega en Egipto, a quienes se deben brillantes observaciones sobre el sistema nervioso. Pero nada de esto modifica la doctrina que, imperturbable, mantendrá por siglos y siglos el concepto exacto y preciso de lo que es la ciencia médica en sí y en sus conexiones con las demás ciencias de la Naturaleza. Todavía hoy, a los veinticuatro siglos de Hipócrates, cuando la Medicina ha tomado derroteros que nadie podía haber sospechado hace cincuenta años, se mantiene por el grupo de médicos más conscientes de la responsabilidad de clase y mejor orientados en el porvenir médico, el criterio de la necesidad de mantener, como fundamento de la unidad médica en sus numerosísimos y diversos aspectos, el carácter filosófico de ciencia natural que le dio Hipócrates, sin el cual terminaría disgregándose y perdiendo su verdadera esencia.

Después de Hipócrates hay poco que decir. Los griegos, en su decadencia, van perdiendo cohesión; se dispersan hombres e ideas, formándose nuevos centros del saber en puntos lejanos. El fugaz resplandor de la escuela alejandrina bajo el imperio de los Tolomeos, tiene para la medicina gran importancia por haber sido el elemento conservador de la ciencia hipocrática y su enlace con el período romano. Los médicos griegos emigran frecuentemente hacia Roma. La medicina romana es casi patrimonio de médicos de origen griego. Mas éstos, al transplantarse, pierden la elevada posición social que ostentaron en la Grecia de los tiempos platónicos y aristotélicos, convirtiéndose en médicos trashumantes mal considerados, pues los nobles y patricios romanos encontraban esta profesión como indigna. Mejora la situación en los primeros tiempos del imperio romano, cuando se otorga la ciudadanía romana a los médicos más sobresalientes, con lo cual se eleva su nivel social. Es a partir de este momento cuando entre los romanos se crean diferentes escuelas médicas. Asclepiades, médico griego que ejercía en Roma con gran prestigio, funda un sistema propio derivado de la vieja teoría atomista que enunciaran Leucipo y Demócrito. Posteriormente, se crea el grupo de los metódicos que, fundados por Temison, encuentran su máximo representante en Sorano de Éfeso; pero como ocurre en todas las escuelas de esta época, se tiende a encerrar la medicina en rígidos sistemas doctrinales, sin avance científico ni investigación eficaz. Más adelante, brota la escuela neumática, también inspirada en ideas antiguas; supone esta teoría que el "neuma" es la base y centro de la vida. El tono neumático lo conocemos a través del pulso, y la alteración del neuma depende de la pérdida del equilibrio humoral. Con esto resulta que la escuela neumática no es más que una modificación degradada de la doctrina hipocrática. Frente a estas escuelas aparece la de los eclécticos, que propugna por desechar todas las tendencias y teorías, escogiendo de cada una solamente lo que sea mejor.

No se obtiene en todo el período romano de la medicina, ningún progreso fundamental; la concepción científica se mantiene cerrada en los mismos dictados de la escuela hipocrática. Los médicos han dejado de observar y experimentar. La terapéutica continúa análoga a la de siglos anteriores y los médicos ilustres agotan su inteligencia en polémicas inacabables sobre aquellas mismas disquisiciones inútiles que Hipócrates había eliminado de su ciencia. En cambio, si hemos de ser sinceros, la medicina le es deudora a los romanos de un extraordinario avance en materia de higiene pública y de legislación sanitaria. Los romanos se ocuparon de las traídas de agua y de los alcantarillados, llevando a cabo obras monumentales con este objeto; cuidaron que sus casas fueran amplias, ventiladas e higiénicas; fundaron edificios dedicados exclusivamente a la higiene particular de los ciudadanos; elevaron locales para el almacenamiento del trigo por cuenta del Estado y nombraron inspectores de alimentos en los mercados. Reglamentaron los lugares de enterramiento aislando los cementerios de las poblaciones y establecieron como hábito la cremación funeraria. Su cuerpo de leyes sobre temas higiénicos o médico-legales sobrepasa, en detalle y valor jurídico, al de todos los demás países de la antigüedad, constituyendo la base de las actuales leyes sanitarias en casi todo el mundo.

El momento para nosotros más interesante de la medicina romana es el siglo II de la era actual, cuando aparece Galeno. La vida y personalidad de este médico nos es ampliamente conocida, pues él mismo tuvo buen cuidado de dejarla consignada en sus escritos. De origen griego, nació en Pérgamo. Estudió filosofía y luego se dedicó intensamente a la medicina, siguiendo en sus estudios la línea hipocrática. Viajó por Alejandría y otros países y a los veintiocho años era ya célebre en su profesión ostentando el estimado cargo de médico de los gladiadores. Pero su gran ambición le hizo marchar a Roma situándose rápidamente a la cabeza de todos los médicos de la ciudad, en una posición social que antes de él ningún médico había alcanzado. Escribiendo prolíficamente, dando clases públicas y llevando a cabo demostraciones de disección y vivisecciones en animales ante espectadores profanos, adquiere una fama extraordinaria y la enemiga de todos los otros médicos, quienes no ven en él más que al osado buscador de publicidad y gloria. La vida se le hace difícil en la capital y tiene que salir de ella, mas vuelve pronto llamado por el emperador, dedicándose desde entonces a escribir la monumental obra que ha legado a la posteridad y de la que vamos a ocuparnos.

Las obras de Galeno sobrepasan el número de cuatrocientas; sin embargo, la mayoría se han perdido y en la actualidad se conservan unas ciento veinte, no todas seguramente suyas. Recoge en ellas el saber médico de su época, más sus propias experiencias llevadas a cabo en una concepción hipocrática clásica. Pero también incluye todas las especulaciones pseudocientíficas de un dogmático seguro de su propia ciencia e infalibilidad. Supervalorándose a sí mismo, construye sobre fundamentos hipocráticos y aristotélicos, una estructura de medicina dogmática. Este carácter de vanidad y pedantería dañan, hasta casi destruir, la verdadera parte útil y original de sus obras, pues si en ellas se elimina la mediocre filosofía y el dogmatismo exagerado, encontramos positivos aciertos de investigador feliz. Distingue en sus experimentos anatómicos y fisiológicos muchos hechos antes inadvertidos. Enuncia principios esenciales en la práctica médica y distingue con claridad muchas enfermedades de cuadros entonces confusos. Entre las observaciones diagnósticas hay algunas que sorprenden por su extraordinaria agudeza; pero, como ahora veremos, él mismo en su afán doctrinal esteriliza toda su obra al impedirla florecer como debe, por los prejuicios y derivaciones filosóficas y religiosas que de ella se desprenden.

Las obras de Galeno recogen en su fecundidad singular todos los conocimientos médicos de la época, las doctrinas biológicas, la anatomía, casi toda la botánica, sus observaciones y teorías propias y sus polémicas con los colegas; relatan sus curaciones, exagerando los éxitos terapéuticos y se recrea relatándonos sus grandes ganancias y su popularidad. Es una obra de decadencia. Más decadente todavía que las recopilaciones de Dioscórides, de Plinio o de Celso; todas ellas estimables obras en las que se almacenan conocimientos sin añadir observaciones nuevas. Pero para nosotros, las obras de Galeno tienen el valor de haber servido de archivo de ideas y hechos que, de otro modo, hubiéranse perdido o dispersado. Galeno sostiene la teoría del neuma elaborando una doctrina propia en la que se explican todos los fenómenos orgánicos y que sería muy dilatado reproducir aquí. Pero, y esto es lo más importante de sus concepciones, la base filosófica en que sostienen sus ideas es, precisamente, la demostración de que todo lo que la Naturaleza hace tiene un objeto; que la Naturaleza es siempre sabia y siempre existe una perfecta correlación entre la causa y el objeto y esta relación sabia, perfecta y exacta, no prueba más que la existencia y la omnipotencia de Dios. Aquí está la razón de la supervivencia y vitalidad de las ideas galénicas. Galeno es monoteísta en ideas teológicas. Todo lo hace Dios con un fin, y este principio de su filosofía cuadra perfectamente con la mentalidad teológica de todas las religiones que dominaron la Edad Media. Cristianos, musulmanes o judíos, todos aceptan este principio en sus credos religiosos y todos recogen, sin discrepancia, los escritos galénicos asimilándolos durante cientos de años, sin interesarse por seguir investigando. La crítica y la curiosidad científica desaparecen para dejar sitio a la conformidad con los designios divinos y por largos siglos la autoridad de Galeno será un oráculo.

II. LA EDAD MEDIA

Si las clasificaciones de los períodos históricos son por lo general arbitrarias, ninguna lo es tanto como aquella que clásicamente se ha venido llamando, desde antiguo, Edad Media. Bajo este nombre genérico se definen como sucesión los hechos acaecidos durante unos mil años aproximadamente. Pero si en la lejanía del tiempo, 1000 años prehistóricos pueden ser considerados por nuestra ignorancia de detalles como una unidad, en el milenio medieval es imposible conservar este mismo criterio unitario que se rompe ante el más elemental análisis de los hechos. En la historia médica, el problema anterior subsiste y tal vez se agudiza. La medicina durante este largo período pasa por facetas absolutamente diferentes entre sí. La auténtica tradición médica cuyo rastro venimos siguiendo, es traída y llevada por los oleajes de las supremacías políticas o religiosas. Traspasada de unas civilizaciones a otras, semiolvidada o mejorada, según el momento. Y el historiador que ha de exponerla encuentra grandes dificultades. La mayoría de los tratados de historia médica resuelven el problema dedicando capítulos diferentes a la medicina bizantina, a la oriental, a la musulmana, a las escuelas europeas, etc. Pero nosotros creemos que esto es falso: la medicina es una, esté en manos de quien esté y, como su esencia es una y su fundamento único, trataremos en este capítulo de hacer un solo relato de las vicisitudes porque pasa el arte de curar durante el dilatado período de la Edad Media.

Es falso que la invasión de los bárbaros acabara con toda la civilización grecorromana; ésta declinaba ostensiblemente, como ya vimos, en los primeros años de nuestra era, falta de espíritus adecuados para cultivarla y falta también de una filosofía floreciente que la dirigiese. Epidemias, disturbios intestinos y guerras habían hecho perder el ambiente adecuado y el interés necesario para el progreso de la ciencia. La llegada de los pueblos del Norte acelera esta descomposición pero no destruye su germen científico. Los invasores no tratan de aniquilar el Imperio Romano, sino de gozarlo y para ello asimilan sus costumbres y usos; mas, como ocurre con frecuencia, la civilización latina, a la larga, terminó imponiendo a los vencedores su religión, su lengua y sus instituciones. En medicina, concretamente, los gobernantes invasores adquieren desde el primer momento la certeza de la superioridad de conocimientos de los vencidos sobre su arte médico elemental y primitivo. Por eso, inmediatamente después de la conquista de Roma, se dan disposiciones para mantener las organizaciones y escuelas médicas, aceptando las tradiciones y normas romanas en su totalidad. El factor más importante para la aniquilación de la ciencia antigua no lo trajeron los pueblos nórdicos, sino que estaba ya en Roma, y es el Cristianismo, la religión de los humildes. Apenas el pueblo romano acababa de padecer cinco terribles epidemias que habían destruido y aniquilado casi por completo el país, cuando una invasión de individuos extraños, toscos y rudos esclavizaban gran parte de Italia. La fe vence a la especulación filosófica y el culto a Esculapio se abandona por la adoración de Cristo, el nuevo Salvador de todos los males físicos y morales. Cristo es médico del alma y del cuerpo; cura milagrosamente a los vivos y promete una vida eterna a las almas. Los primeros cristianos, despreciando sus vidas, se acercan a cuidar a los enfermos más pestilentes. El cuidado del enfermo, la medicina práctica, en sus manos deja de ser un oficio, para convertirse en una virtud. Es la Caridad y, de este modo, la medicina abandona sus conceptos científicos adquiridos para volverse nuevamente teúrgica.

La rápida difusión del cristianismo hizo evolucionar y modificarse el concepto, modificando también la psicología y el pensamiento humano. A la idea de una vida terrenal se opone el de la vida celestial eterna. El mundo pasa a ser únicamente el lugar de tránsito y de prueba antes de iniciar el viaje al destino definitivo. La vida risueña, alegre, satisfecha de sí misma que gozaron los hombres del período clásico, pasa a ser restringida, esclava del más allá e introvertida. El médico griego atendía el cuerpo como residencia del espíritu considerándolos y cultivándolos en conjunto. El nuevo estado psicológico atiende más a la asistencia del alma que a la del cuerpo y sitúa en Cristo el divino poder de curar como uno de sus atributos esenciales.

Los estudiosos, los sabios cristianos, recogen cuidadosamente la ciencia y las tradiciones de sus mayores, pero modifican la dirección de sus estudios. Se reúnen en busca de un lugar recogido y aislado donde poder estudiar y lo encuentran en las iglesias. En su torno se alzan los conventos, donde al tiempo que se establecen incipientes hospitales, se refugia y conserva la tradicional literatura médica que es adaptada para que cuadre dentro de las nuevas normas de la filosofía cristiana. La medicina romana, con su importante herencia griega, se difumina en la Europa culta. Se enquista en los monasterios como único medio de supervivencia, aislándose del mundo exterior. Crea en su torno una barrera impermeable e infranqueable que, si en lo material es compacta y pétrea, en lo espiritual es más cerrada todavía, al impedir por completo el contacto con el medio externo donde imperaba la ignorancia y la corrupción. En este estado de letargo, que durará varios siglos, con muy contados resplandores, dejaremos la ciencia médica para ocuparnos del camino por donde sigue su precario curso en estos primeros siglos de la llamada Edad Media.

Debemos al Imperio Bizantino, en su transferencia de la sede cultural hacia el Oriente, la conservación y continuación activa de la tradición médica heredada de los griegos. La ciencia realmente no recibe ningún avance fundamental con este trasplante, pero, sin embargo, en

Bizancio existía todavía alguna actividad de conservación y copia de manuscritos clásicos que eran buscados y comentados con interés por los intelectuales de entonces. La importancia del Imperio Bizantino, en medicina, es exclusivamente de transmisión y no debe tenerse en cuenta más que durante los primeros siglos de su fundación. Allí se acapararon los manuscritos fundamentales de la ciencia médica, surgiendo estudiosos que los recopilan y glosan. Son varios los nombres de sabios bizantinos a quienes se debe la prosecución de las ideas médicas clásicas: Aetius, Alejandro de Tralles, Pablo de Egina; pero, sobre todos, Oribasio. Este autor, oriundo de Pérgamo, lo mismo que Galeno, llega a médico del emperador Juliano y trata en sus muchas obras de recoger todo el saber de la antigüedad, con carácter médico enciclopédico. Desgraciadamente, la mayor parte de su obra está perdida; pero, sin embargo, gracias a lo conservado, no se han ignorado muchos nombres y obras inexistentes en otras recopilaciones.

Se debe a una disidencia religiosa el que las ideas hipocráticas y el conjunto de la medicina grecolatina emigrase de Bizancio hacia un oriente más lejano. Una secta heresiarca, los nestorianos, fueron expulsados de Bizancio a principios del siglo V. Pasaron a Mesopotamia donde dedicáronse a la medicina, según el sentir clásico. Una nueva expulsión los aleja más todavía, haciéndolos pasar a Persia y allí fundan la famosa escuela de Gondisapur, en la cual desarrollan una gran actividad en la traducción de manuscritos hipocráticos, galénicos y, en general, de todos los sabios del período grecolatino.

Cuando en el siglo VII los árabes, movidos por su fanatismo religioso, avanzan conquistando países en la guerra santa preconizada por Mahoma, invaden Persia y Siria, encontrando allí las escuelas médicas de origen griego, cuyos conocimientos asimilan. Las obras griegas son entonces traducidas al árabe, bajo el estímulo de califas como Almanzor y Harún-al-Raschid, vivamente interesados por el enriquecimiento cultural de su pueblo. Gondisapur se convierte en el centro y origen de la nueva ciencia musulmana. En menos de un siglo, todas las obras científicas legadas por la antigüedad, pasan al idioma árabe. Los estudiosos encuentran en estas obras dos autores que les complacen en extremo: Galeno y Aristóteles. Sus teorías tienen acogida entusiasta entre los musulmanes y el saber griego, al ser adoptado por las escuelas árabes, vuelve a adquirir su concepto primitivo de ciencia fundada en la observación y el razonamiento.

La asimilación árabe de las ideas griegas es providencial y esencial para la conservación de los fundamentos de la medicina. Sin él se hubiera perdido casi completamente la ciencia clásica. Pronto surgen figuras médicas que perpetuarán e interpretarán el legado antiguo en su nuevo aspecto. Razhes, persa de origen y autor de más de doscientas obras escritas al modo galénico, se declara enemigo de la charlatanería; ponderando en el decir y en el obrar, actúa sencillamente al modo hipocrático puro y, sobre todos, Avicena, autor también persa, teólogo y médico, considerado como el intérprete más fiel de la filosofía de Aristóteles en el campo árabe. Su obra más extensa queda condensada en el trabajo llamado *El Canon*, escrito con un plan tan vasto como el de las obras aristotélicas, donde en grandiosa tentativa, trata de sistematizar y ordenar las doctrinas médicas de Hipócrates, de Galeno y las concepciones biológicas de Aristóteles. Avicena sigue la teoría humoral hipocrática, admitiéndola como artículo de fe y considerándola como una ley inmutable de donde proviene el propio título de *Canon*, que da a su obra.

Los árabes, en su extensión territorial, llegaron a invadir todo el norte de África y la Península Ibérica, hasta el sur de Francia. En el territorio español encontraron que, tal vez por su alejamiento geográfico o por otros factores, la dominación visigoda había sido más benigna que en otros países, hasta tal punto que la herencia cultural mediterránea se conservaba en estado suficiente de floración para que el obispo Isidoro de Sevilla, a principios del siglo VI, pudiese escribir sus veinte libros de *Etimologías*, obra no muy extensa, cuyos libros IV, XI y algunos más, están dedicados a la Medicina y que, si bien trata con poca profundidad de todos los conocimientos, constituye, sin embargo, junto con la reducida y contemporánea exposición médica de Casio Felice, casi los únicos documentos médicos producidos durante los primeros siglos de reclusión conventual de la ciencia.

En España, los árabes crean academias tan importantes como las del califato de Oriente y una profunda corriente cultural recorre de continuo el norte de Africa, llevando desde Persia y Siria hasta Córdoba –la gran sede cultural de los árabes en España– los libros e ideas producidas en Damasco, Bagdad, Siria, El Cairo y Alejandría. Para el porvenir de la medicina, lo más importante de la dominación árabe es precisamente su colonización española. El califato occidental, o califato de Córdoba, procura atraerse los hombres más ilustres del Oriente. En el propio palacio del califa se crea un taller de copia, encuadernación e iluminación de manuscritos y la escuela o academia árabe de Córdoba llega a poseer una biblioteca de 300.000 volúmenes. En ella se formarán grandes médicos como Avenzoar, Averroes y Maimónides. Se organizan cursos y sus sabios viajan por todo el Islam buscando conocimientos. Pero no todo se concentra en Córdoba; junto a ella se crean otras escuelas por la España musulmana: Granada, Sevilla, Málaga, Almería, Valencia, Murcia y, sobre todas, Toledo, constituyen nuevos centros de difusión cultural que rivalizan con la capital del califato en estudios filosóficos y científicos.

Esta acumulación del saber en España es trascendental para la progresión científica y médica de los últimos siglos de la Edad Media. España era el único punto de contacto directo entre los dos grandes núcleos culturales de la época: El Islam y la Europa aletargada y dominada por el pueblo godo, siempre semibárbaro y para entonces decadente. Quitando un pequeño intercambio cultural entre los árabes y cristianos de la isla de Sicilia, no había más punto de unión que la Península Ibérica donde, felizmente, se encontraba lo más florido del importante movimiento cultural árabe. Guerras intestinas y disensiones políticas entre los árabes acarrean el hundimiento de la escuela cordobesa y la destrucción de su biblioteca. Los libros desperdigados por todas partes, se venden a precios ínfimos en otras poblaciones donde todavía florecía la filosofía y la ciencia, principalmente Toledo.

Pero Toledo es conquistado para la cristiandad en los primeros años del siglo XI, y a partir de este momento, se abre una puerta por donde la cultura árabe penetra en los estudios cristianos. La fecha de 1085 marca la fusión de las dos culturas: los árabes a partir de esa fecha, comienzan a declinar después de haber mantenido un magnífico y floreciente siglo X, mientras que la cristiandad, que acaba de pasar por uno de los siglos más estériles y sangrientos, comienza en este momento su rehabilitación cultural.

Es a partir de la conquista de Toledo cuando en España se elaboran los materiales necesarios para que se produzca lo que ha venido llamándose el renacimiento intelectual de la Europa del siglo XII. Toledo, paulatinamente, se va convirtiendo en el foco de donde irradia la cultura hacia toda Europa. Se crean escuelas de traductores que vierten al latín aquellos mismos libros que, siglos antes, fueron traducidos del griego y del latín al árabe. Sabios judíos y clérigos cristianos ilustrados invierten la labor de los traductores persas y nestorianos y Europa comienza a recibir, en corto período de tiempo, las obras de la antigüedad que fueron perdidas o que yacen sepultadas desde siglos en los viejos y aislados monasterios. Todo el siglo XII es un siglo de intensa labor de traducción, y las ciencias, entre ellas con gran preponderancia la medicina, pasan nuevamente a ocupar, ahora en manos cristianas, un lugar preeminente y sólido en la historia de la Humanidad.

Ha sido motivo de controversias históricas la consideración de si los árabes fueron simples transmisores de la antigüedad o si, por el contrario, añadieron a los conocimientos legados ideas y observaciones propias. Es indudable que los árabes devolvieron más de lo que recibieron. Su finura intelectual, su gran erudición en matemáticas y química y el favorable ambiente donde desarrollaron sus estudios, les permitió aportar a la medicina innumerables observaciones y datos que no existían en las obras originales, las cuales fundidas con la masa general de conocimientos, se extendieron por toda la cristiandad. Todavía hoy, la ciencia universal utiliza numerosas palabras de origen trabe conservadas como testimonio del legado oriental, cuya profunda influencia perdurará por siglos.

La influencia de esta penetración cultural en Europa se tradujo bien pronto en consecuencias fructíferas. La dormida cultura conventual despertó, entrando en contacto con los conocimientos llegados del islam. En realidad, ambas culturas se reconocieron; eran del mismo origen, si bien las dos se encontraban modificadas. La que permaneció encerrada, enclaustrada, veía como elementos extraños las aportaciones que, en su largo recorrido, recibiera la ciencia árabe. Y de este choque surgió la controversia, la dialéctica, como medio de unificar lo discordante; y en un terreno tan limitado como era la filosofía medieval, el resultado fue el escolasticismo. Era necesario coordinar la ciencia con la religión, obtener una concepción del universo y de la vida acorde con los dogmas religiosos, y esto se obtenía lejos de la observación directa o de la experimentación, por caminos ajenos a la verdadera ciencia biológica y mientras los sabios se eternizaban en discusiones especulativas y olvidaban mirar al libro abierto de la naturaleza, único que los hubiera hecho progresar.

Por una necesidad ineludible, la actividad médica se divide durante estos siglos medievales en dos corrientes bien definidas. Una medicina popular, llevada a la práctica por curanderos trashumantes con fondo mágico y supersticioso y una medicina científica, cultivada y conservada por clérigos y hombres cultos, pero sin trascendencia extraconventual. Es un fenómeno análogo al que en literatura se conoce como Mester de Clerecía y Mester de Juglaría, con la única diferencia de que en medicina, el mester popular se diluyó, sin dejar huellas importantes, absorbido por la verdadera ciencia, cuando ésta avanzó expansionándose. Tal vez uno de los momentos más decisivos de la historia médica medieval, sea aquel en el cual la ciencia médica y en general todas las ciencias, al progresar cada vez con paso más acelerado, rebasan los límites del claustro para salir a la calle. La consecuencia inmediata de esta exclaustración científica son las escuelas públicas y laicas, donde una enseñanza ajena a la religión permitirá volver a tomar el hilo de profesión independiente que tuvo la medicina en la antigüedad.

Fue probablemente Abelardo quien llevó a la calle la dialéctica escolástica en sus memorables polémicas del Monte de Santa Genoveva en París. Abelardo no trató nunca de la medicina, mas, sin embargo, bajo su influencia y su palabra se creó una clase social antes ignorada por la Edad Media, los estudiantes, que agrupándose dieron lugar a la universidad o casa de estudios. A fines del siglo XII existían en Europa cuatro famosos centros de estudio: Salerno, Bolonia, París y Oxford. Pocos años después surgirá Salamanca. Para el historiador médico, sin disputa el centro médico más importante e interesante de aquel momento, por su localización, su labor y el legado cedido a la posteridad, es Salerno. Situado en Italia, cerca de Nápoles, perteneció algún tiempo al Imperio Bizantino, recogiendo directamente las tradiciones de la medicina griega. Posteriormente, bajo la dominación longobarda, se funda allí un convento de benedictinos dedicados al estudio de las ciencias, con lo cual no se pierde la continuidad científica y médica, de tal modo que resulta fácil constituir, más adelante, una escuela de medicina al tipo helénico, cuyos maestros son los primeros médicos medievales que cultivan la medicina hipocrática como rama científica independiente y ajena a la religión. En Salerno, la medicina nunca llega a ser totalmente conventual. La ejercían hombres y mujeres, laicos y seglares, en un ambiente de franca tolerancia religiosa, que permitía convivir dentro de la escuela a griegos, árabes, judíos y cristianos. Llegó a ser tan importante la enseñanza de la medicina en esta ciudad que, durante mucho tiempo, fue conocida con el nombre de *Civitas hipocratica*. El ejercicio laico, la tolerancia religiosa y el carácter de frescura y jugosidad que imprimieron los maestros salernitanos a la medicina, como consecuencia de su herencia directa griega, se traduce en el hecho de que la labor de esta escuela sobresale y dirige toda la ciencia médica durante un largo período medieval.

Hay tradiciones salernitanas muy antiguas; pero es a partir de mediados del siglo XI cuando encontramos la escuela ya perfectamente constituida, alcanzando su máximo esplendor durante el siglo XII. Desde luego, su anatomía, fisiología y patología eran galénicas. Pero sin embargo, en la práctica, las enfermedades eran estudiadas directamente junto al enfermo; la terapéutica se racionaliza y, sobre todo, se crea una cirugía con aspectos tan nuevos y originales que incluso prepara enfermeras especializadas en la atención correcta del enfermo y en la obstetricia. La obra escrita en Salerno es copiosísima y, en su mayor parte, poco original. Los documentos más antiguos son recopilaciones de los últimos autores romanos. Los tratados de anatomía, fisiología y patología son repeticiones de obras más antiguas. Es necesario que reciba estímulos externos para que se modifiquen los conceptos; y en esta labor debe recordarse a Constantino el Africano, personalidad extraña, con extensa cultura oriental, que influyó en la medicina salernitana durante el siglo XI, inyectándole ideas árabes. Constantino fue un traductor infatigable del árabe al latín. Tras una vida azarosa y llena de persecuciones, arraigó en Salerno para ingresar posteriormente, como religioso benedictino, en la abadía de Montecassino. Era entonces esta abadía un centro de estudios importante, que si bien no había formado escuela, conservó durante toda la alta Edad Media la tradición del saber. Su biblioteca, probablemente la más rica de todas las bibliotecas conventuales, constituía el paraíso de hombres como Constantino, dedicados intensamente al estudio y a la traducción. Desgraciadamente, la abadía de Montecassino, que fue hasta hace pocos años una de las reliquias medievales más interesantes y más rica en documentos primitivos, fue totalmente destruida en mayo de 1944, como consecuencia de la Segunda Guerra Mundial.

De las obras salernitanas, dejaron huella en la historia médica el *Antidotarium*, colección de recetas clásicas de la escuela que constituye el canon de la terapéutica salernitana. Figura habitualmente bajo el título de *Antidotario de Nicolás el Salernitano*, nombre añadido en época posterior a la obra. Pero sobre todas las producciones salernitanas sobresale el llamado *Regimen Sanitatis Salernitanum o flos medicinae*, poema en hexámetros rimados, donde se enuncian preceptos higiénicos y se describe una dietética severa y juiciosa. Este régimen salernitano obtuvo durante la Edad Media un éxito extraordinario, fue traducido a todos los idiomas, habiendo alcanzado, en siglos posteriores, más de trescientas ediciones. Marca los principios fundamentales de la escuela, y si bien desde un punto de vista científico, tiene menos valor que otras muchas obras contemporáneas, en cambio, sea por su rima, o por lo simple y fácil de comprender sus conceptos, constituyó una base fundamental, literaria y científica, durante toda la última Edad Media. Se ha discutido mucho su origen y su verdadero contenido, pues el poema original que era de 362 versos, fue adicionado y complementado con el tiempo por autores ajenos, hasta convertirlo en una inacabable obra de más de tres mil versos. En la mayoría de las ediciones aparece dedicado a un rey inglés y numerosos manuscritos lo dedican al rey de Francia. Sin embargo, parece que su verdadero origen debe buscarse en una epístola latinizada por Juan de Toledo y dedicada a una princesa española.

En época como esta, cuando las cruzadas mantenían una necesidad constante de auxilio quirúrgico para sus numerosos heridos, la cirugía tiene que desenvolverse y tomar cuerpo definido e independiente. Bajo este aspecto, la escuela de Salerno resulta tan importante como lo fue en medicina, pues a partir del gran cirujano salernitano Roger de Frugadi (Ruggero), autor de importante texto de cirugía, esta profesión se convierte en una técnica especializada. El texto de Ruggero constituye una magnífica fuente para conocer el estado floreciente de los conocimientos quirúrgicos salernitanos, donde llegaron a obtener una anestesia eficaz impregnando con jugos de plantas aromáticas y narcóticos la llamada "esponja soporífera"; a suturar órganos internos, como el intestino, y a utilizar como técnicas antihemorrágicas la ligadura vascular y medicamentos hemostáticos, todavía hoy en uso.

La escuela de Salerno, después de difundir sus conocimientos y estimular la fundación de centros análogos, cae en una rápida y total decadencia, a tal punto, que en los principios del siglo XIII ha desaparecido prácticamente. Sin embargo, no obstante su rápida caída, la influencia de su florecimiento es tanta, que sirve de impulso para que por toda Europa se constituyan centros análogos. En el momento de la caída salernitana, ya funcionan París, Oxford, Montpellier, Valencia, Padua, Parma, Nápoles, Cambridge; pronto surgirán Salamanca, Siena, Palencia, Lisboa, Valladolid; más adelante, en Portugal, Francia, Inglaterra y España se fundarán nuevas universidades, hasta formar el núcleo de las cien existentes en Europa al finalizar la Edad Media. Debe tenerse en cuenta, sin embargo, que no todas estas universidades instruían regularmente en medicina. La ciencia médica constituía, en muchos lugares, únicamente un añadido al plan general de estudios que abarcaba las siete artes liberales comprendidas dentro de los dos ciclos tradicionales del Trivio (gramática, retórica y dialéctica) y el Cuadrivio (aritmética, geometría, astronomía y música). La medicina, por ser enseñanza técnica, desde los primeros tiempos quedó comprendida dentro del Cuadrivio. Como materia más elevada a estos dos ciclos, era frecuente estudiar, por los enciclopedistas medievales, un grado superior donde se trataban problemas filosóficos puros, muchos de los cuales estaban en relación con la Medicina y la Historia Natural. Otras escuelas, por el contrario, tenían facultades exclusivamente médicas, como fuera Salerno, sobresaliendo en esta especialización Montpellier, París, Padua, Oxford y Bolonia.

Una vez encauzada nuevamente la ciencia médica, su progreso es continuo e ininterrumpido. Se hace enteramente laica sin que, por ello, deje de estar dirigida e influenciada por las dominantes ideas cristianas de su época. El resultado de esta nueva filosofía cristiana médica basada en el predominio de la caridad, constituye en la práctica, al crearse hospitales y asilos para enfermos, una de las adquisiciones más meritorias y características de la medicina medieval.

La idea del hospital no es nueva, ya los babilonios y los griegos tuvieron centros hospitalarios, pero éstos nunca llegaron a alcanzar en su tiempo la preponderancia social, ni la importancia que adquirieron en los últimos siglos de la Edad Media. Además, el espíritu de su fundación difiere desde su origen. Los hospitales de la antigüedad no fundamentaban su existencia en la necesidad de socorrer a los desgraciados ni en la compasión por el dolor ajeno. Esta es una idea puramente cristiana que, al ser puesta en práctica, origina asilos y hospitales cuidados y dirigidos por seres abnegados, desinteresados e impregnados de fe. Se conocen hospitales desde los primeros años de la Edad Media, continuación de los aparecidos en los últimos tiempos del Imperio Romano; pero conforme avanza el tiempo, estos se multiplican para llegar a constituir un verdadero movimiento de importancia social. A partir del siglo XIII, los hospitales, hasta entonces eclesiásticos, son amistosamente traspasados a las manos de las autoridades municipales, quienes reconocen que la labor hospitalaria es una función social del Estado. Este traspaso es prácticamente total al llegar el siglo XV, quedándonos como muestras vivas del esplendor hospitalario medieval, centros tan evocadores como los Hôtel-Dieu franceses, el St. Bartholomew y el St. Thomas londinenses; el hospital de Santa María la Nueva en Florencia; el de la Santa Cruz de Toledo y un elevado número de otros más, repartidos por toda la Europa culta, que sería imposible anotar aquí.

El siglo XII se ha considerado como el momento del renacimiento cultural de la Edad Media. A partir de este momento, la medicina progresa febrilmente, las numerosas escuelas, el intercambio de ideas, de estudiantes y de maestros entre ellas, la abundancia de textos nuevos y la relativa tranquilidad en que se desarrollan los estudios, permiten obtener algunas ideas originales. Las universidades son protegidas por reyes y príncipes que dictan leyes regulándolas y consolidándolas. Nombres ilustres surgen en todos los países y si su labor queda, en parte, anulada por la escolástica y la dialéctica, sin embargo sirven para fijar las ideas sobre las cuales deberá resurgir a su debido tiempo el verdadero renacimiento médico que se operará durante el siglo XVI. La anatomía debe recordar en esta época a Mondino de Luzzi, tal vez el primer anatómico práctico de la Edad Media. Su reducido libro, redactado en un estilo enrevesado, lleno de explicaciones escolásticas que tratan de resolver las dudas con silogismos y largas discusiones, está por primera vez escrito sobre el cadáver, aunque lo mire con ojos galénicos, y será considerado durante tres siglos como el texto clásico y único donde aprender anatomía.

Tres figuras llenan el pensamiento médico de la época con ideas originales. El profesor de Padua, Pedro de Abano, espíritu crítico que utiliza su gran agudeza y cultura extraordinaria en tratar de conciliar todos los problemas médicos surgidos como consecuencia del choque de las diferentes tendencias y evoluciones sufridas por la medicina durante los siglos anteriores. Aunque sus obras son disquisiciones filosóficas, según la dialéctica clásica, se encuentran en ellas observaciones originales de tipo genial. Seguidor de los árabes, en ocasiones se enfrenta con la filosofía católica, por lo cual fue considerado herético y tuvo dificultades con la Inquisición. La segunda figura fundamental es el franciscano Rogerio Bacon. Sus actividades alcanzan todas las ciencias incluyendo la alquimia y la astrología. Es un precursor en muchos campos y aspectos, pero sobre todo, y este es su mérito principal, es un defensor del experimento en contra de la escolástica. Afirma la necesidad de experimentar, de reconocer la autoridad de las obras clásicas, pero sin seguirlas ciegamente. Insiste en que los hechos deben ser primero examinados y experimentados para poderlos juzgar después, serena y libremente. Comprendió el peligro que representaba la especulación escolástica para el desarrollo de las ciencias y luchó contra ella. Fue condenado a prisión y sus obras prohibidas, pero, sin embargo, esto no influyó en la difusión de sus ideas, que deben considerarse como las iniciadoras del método inductivo experimental.

Finalmente, debemos citar al español Arnaldo de Vilanova. De origen catalán, viajó por toda Europa estudiando en París, Montpellier, Salerno y Nápoles. Es difícil emitir juicios sobre este hombre que fue médico de reyes y papas; que intervino en luchas políticas y religiosas, siendo perseguido por la Inquisición y solicitado por todos los hombres influyentes como oráculo y guía. En sus ideas parece muchas veces semejante a Bacon por su amor a la verdad y a la experiencia. Discute con autoridades como Galeno y Avicena a quienes niega en muchas ocasiones. Defensor del hipocratismo en sus rasgos esenciales de simplicidad terapéutica y honradez profesional, está a la vez impregnado de las ideas arábigas y de sus tendencias alquimistas, materia en la que influyó profundamente. En sus obras se nos aparece como un médico que domina toda la ciencia médica y natural de su tiempo en sus diferentes aspectos griegos, árabes, salernitanos y escolásticos, pero que, además, posee una copiosa experiencia propia y que, no obstante la rectitud de conducta que con hermosas palabras exige en sus escritos a la profesión médica, cuando trató de llevarla a cabo en su propia actuación no se atuvo siempre a tan rígido proceder. Vilanova fue profesor de medicina en Montpellier y desde su cátedra y con sus escritos, influyó poderosamente en la medicina de su época.

Si el espacio lo permitiera podrían citarse todavía muchos médicos y sabios más, cuya labor contribuye al desarrollo de la medicina medieval, ya que la filosofía escolástica, no obstante su aparente ineficacia, ocultaba un fecundo y progresivo trabajo útil para el conocimiento de detalles, y en su profundo afán de llegar a conocer los problemas humanos trascendentales, sirvió al mismo tiempo para obtener algunos conocimientos positivos. Desgraciadamente para la ciencia, la labor medieval, con escasas excepciones, consiste en una crítica defectuosa sobre las autoridades antiguas y árabes cuyas ideas fundamentales son aceptadas sin discusión, limitando dentro de las orientaciones antiguas todos los hechos, incluso aquellos evidentemente equivocados, entre los que debe destacarse la aceptación y continuidad de la errónea anatomía de Galeno que no fue modificada ni aun después de las frecuentes investigaciones prácticas sobre el cadáver humano llevadas a cabo durante la Edad Media.

Si la medicina progresó poco o nada en los últimos siglos de la Edad Media, en cambio la cirugía sí alcanzó un relativo florecimiento. Encerrada dentro de los estrechos límites impuestos por la insuficiente preparación anatómica, la infección y la falta de narcosis y hemostasis adecuadas, aun así obtuvo una gran experiencia en el tratamiento de heridas, fracturas, luxaciones y tumores superficiales. En un período posterior al de los maestros salernitanos estuvo dirigida por innovadores italianos en su casi totalidad. Hugo y Teodorico de Lucca, Saliceto y Lanfranc. Este último, emigrado a París, importó a esta ciudad los conocimientos quirúrgicos creando una escuela que, con el tiempo, se hará importante. Sobresalen en la nueva escuela de cirugía francesa dos nombres: Henri de Moneville y Guy de Chauliac. El primero es un cirujano progresista con clara visión de la cirugía donde recomienda limpieza, inmovilidad de las fracturas y la menor intervención posible en las heridas. Chauliac, a la inversa, es un intervencionista decidido que no cree en la Naturaleza como elemento reparador y curativo y que somete las heridas a emplastos, unturas y toda clase de manipulaciones. Desgraciadamente, el enorme crédito de Chauliac y su influencia en la cirugía fueron la causa de que ésta no progresase de acuerdo con sus primeros impulsos, estancándose en las ideas chaulianas durante varios siglos.

Los dos últimos siglos de la Edad Media son importantes en la evolución médica. En el siglo XIV ocurren una serie de hechos que conmoverán al mundo y cuyas consecuencias económicas y sociales influyen extraordinariamente en la medicina. Nos referimos a la aparición de las epidemias. Siempre hubo epidemias en la humanidad, y ya vimos cómo éstas tuvieron gran importancia en la desintegración y caída del Imperio Romano; pero durante la Edad Media estas calamidades se acentúan aumentando conforme se avanza el tiempo. De las más importantes fue la lepra. Esta enfermedad conocida de muy antiguo –se le cita en la Biblia– nunca había llegado a ser un problema público, pero a partir del siglo XI progresó de modo tan alarmante que fue necesario tomar medidas protectoras. De antiguo, los leprosos eran aislados; se les daba una muerte civil impidiéndoles el acceso a las ciudades y obligándolos a anunciar su paso mediante una campana. Cuando la epidemia progresó, esta medida fue insuficiente y entonces se crearon leproserías o lazaretos para concentrarlos y alejarlos. Estos establecimientos llegaron a ser más de 3.000 en toda Europa y el leproso, en su espantosa situación, constituyó tema para numerosas obras literarias de la Edad Media. El escorbuto tomó caracteres epidémicos graves al desarrollarse durante las cruzadas y en las navegaciones donde sembraba la muerte sin piedad. Una epidemia terrible fue la conocida como fuego de San Antonio, todavía no bien identificada, aunque parece haber sido ergotismo producido por la ingestión de un hongo proliferado sobre el centeno utilizado en la alimentación. Las víctimas perdían por gangrena extremidades enteras y morían en medio de cuadros horribles de dolor. Otras epidemias notables fueron la corea o baile de San Vito, llamada así por la procesión de atacados que buscaban la salud en la capilla de este santo. Frecuentes fueron las de difteria, erisipela, carbunco, etc., consecuencia natural de la suciedad, desorden, malas condiciones sanitarias e inmoralidades que imperaron durante la Edad Media.

Sin embargo, ninguna de las epidemias anteriores llegó a alcanzar la trascendencia de la espantosa peste que, conocida con el nombre de Peste Negra, se esparció por toda Europa desvastándola a mediados del siglo XIV. La enfermedad, después de ocupar todos los países europeos, emigró a Asia, Egipto y Mesopotamia, llegando hasta la

India. Se calcula que en los cinco años que duró su primer brote, murieron cerca de 25.000.000 de personas, más de la cuarta parte de la población europea de entonces. Boccaccio nos ha dejado una trágica y vívida relación de esta hecatombe humana en su *Decamerón*. Pueblos enteros desaparecieron; la organización de muchos países se quebrantó y un caos social y económico invadió gran parte de Europa. La epidemia no desapareció, sino que en brotes repetidos, surgió nuevamente a intervalos cada vez más distanciados hasta el siglo XVII. La consecuencia que para la medicina tuvieron estas plagas y, sobre todo, la última de carácter casi universal, fue la de buscar elementos de defensa. Se instituyó la cuarentena para los barcos y viajeros sospechosos. Se dictaron leyes sanitarias de aislamiento y denuncia de los apestados y, sobre todo, se produjo una literatura extensísima sobre los medios de prevenir y tratar la enfermedad. Los remedios aconsejados y los estudios sobre el contagio y la propagación de la enfermedad son numerosísimos y permiten en la actualidad comprender la profunda preocupación que produjo en el cuerpo médico aquella calamidad, ante la cual estaba realmente desarmado. A las calamidades verdaderamente patológicas se sumaron en esta época de terribles sacudidas sociales y económicas las terribles epidemias psíquicas, que bajo la forma de psicosis colectivas, atacaban a núcleos grandes de población produciendo manifestaciones como las turbas de flagelantes en Italia, muchas sectas religiosas en diferentes países, e incluso la terrible "cruzada de los jóvenes", donde más de treinta mil adolescentes, en su mayoría casi niños, desertaron de sus hogares para morir abandonados por los campos en una utópica ilusión de conquistar el Santo Sepulcro.

El siglo XV encuentra la medicina más organizada, más corporativamente constituida, en posesión de una extensísima literatura, aunque sin novedad ni evolución notable desde siglos. Florecen algunos aspectos médicos antes casi imperceptibles. La higiene pública y privada experimenta un avance importante como defensa contra las epidemias. Hay un mayor acercamiento del médico a las ciencias naturales. Plinio y Dioscórides ganan terreno equiparándose a Galeno y Avicena. La botánica atrae el interés de los sabios y en la práctica el resultado son los *Hortulis*, libros que tratan de las virtudes curativas de las plantas y que aparecen profusamente. Las disecciones se hacen más frecuentes. Los sabios cada vez se apasionan más por el estudio directo de los clásicos. Las universidades, completamente laicas para esa fecha, están organizadas y sus estudios regularizados. Los hospitales funcionan perfectamente y, en suma, se está creando un ambiente propicio para los acontecimientos médicos que sucederán en el siglo siguiente y cuyo germen elaborado en los últimos tiempos medievales no podía desarrollarse, pues le faltaba para ello el conjunto de elementos que, felizmente, confluyen con la segunda mitad del siglo XV para producir el movimiento universal conocido como Renacimiento, donde la medicina encuentra una nueva vía de desarrollo fecunda e ininterrumpida hasta nuestros días.

***

Bibliografía

Sigerist, Henry E., "Sources of mesopotamian médicine", pp. 409.425, del volumen del libro *A History of Medicine* (Oxford University Press), New York, 1951.

Diversas contribuciones sobre medicina mesopotámica presentadas al *Symposium* sobre dicho tema, celebrado en Chicago en 1961, las cuales aparecen en los volúmenes XXXV y XXXVI del *Bulletin of History of Medicine*, pertenecientes a los años 1961 y 1962.

Steuer, Robert y Saunders, J. B., *Ancient Egyptian and Cnidian Médicine* (University of California Press), Los Angeles, 1959.

Riad, Naguir, *La Médicine au temps des pharaon* (Ed. Maloine), París, 1955.

Kharadly, M., "Algo sobre la antigua medicina egipcia", *Symposium Ciba*, vol. 4, núm. 3, pp. 66-72, 1956.

GHALIOUNGUI, Paul, "La medicina en tiempo de los faraones", *Symposium Ciba,* Vol. 9, núm. 5, pp. 206-220, 1961.

SINGER, Charles, *Greek Biology and Medicine,* Oxford, 1922.

JAEGER, Werner, "La medicina griega, considerada como paideia", pp. 11-63, del vol. III del libro *Paideia: los ideales de la cultura griega* (Fondo de Cultura Económica), México, 1945.

REYES, Alfonso, "Hipócrates y Asclepio", en *Estudios helénicos* (El Colegio Nacional), México, 1957, pp. 191-198.

LOEFFLER, Wilhelm, "La fundación de la medicina científica por Hipócrates", *Symposium Ciba,* vol. 7, núm. 5, pp. 194-204, 1959.

RIESMAN, David, *The Story of Medicine in the Middle Ages* (P. B. Hoeber), New York, 1935.

GORDON, Benjamin Lee, *Medieval and Renaissance Medicine* (Ed. Peter Owen), Londres, 1960.

BROWNE, E. G., *Arabian Medicine,* Cambridge, 1921.

ZUBAYR SIDDIQI, Mohamed, *Studies in Arabic and Persian Medical Literature* (Ed. de la Universidad de Calcuta), Calcuta, 1959.

Sobre medicina árabe deben consultarse las comunicaciones presentadas al XV Congreso Internacional de Historia de la Medicina, cuyo tema oficial versó sobre "La Península ibérica y la Medicina árabe", las cuales aparecen publicadas en *Archivo Iberoamericano de Historia de la Medicina y Antropología Médica,* vol. VIII, pp. 141-224, Madrid, 1956.

EL ABATE GREGORIO MENDEL Y SU TIEMPO[1]

No esperen ustedes en este ensayo nada original. Todo cuanto yo pueda decir es bien conocido, no ya de los eruditos, sino de cualquier mediano aficionado a la historia científica. Todo está ya en los libros, por eso he tratado que mi intervención sea recopiladora y comentarista. Desde México no podemos internarnos en la investigación directa de la obra y la vida mendeliana; pero en cambio sí podemos, al tiempo que le rendimos homenaje, comentar algunos de los hechos de su vida en los cuales la significación histórica y psicológica es mayor de lo que habitualmente se supone.

Lo primero es el lugar. Cierto que la ciencia brota donde menos se piensa, y que el siglo XIX fue pródigo en descubrimientos notables salidos de lugares inesperados, pero ningún antecedente hubiera podido hacer pensar que en el abandonado y descuidado jardín monacal de una atrasada ciudad provinciana se estaba gestando uno de los hechos que más profundamente influyeron en la ciencia moderna.

Mendel perteneció al imperio austro-húngaro. El "paraíso de la seguridad", como nos cuenta Stephan Zweig, también austro-húngaro. La monarquía era casi milenaria. El orden presidía toda la nación.

---

[1] Trabajo leído por su autor en la sesión solemne del día 28 de julio de 1965, destinada a conmemorar el Centenario de la Lectura de los Trabajos de Gregorio Mendel.

Todo estaba previsto, la gente era optimista, confiada, profesaban un idealismo liberal, muy siglo XIX, y, como vuelve a decir Zweig, "se creía en el progreso más que en la Biblia"[2].

No es muy exagerado afirmar que la situación en aquel país, bajo el gobierno de Francisco José, el emperador eterno y bondadoso, tan prodigado en películas y operetas, era una especie de "porfirismo austriaco". Había orden y progreso. El propio gobierno se ocupaba de las mejoras que debía obtener el proletariado. Se vivía entre valses, óperas, uniformes. Paz octaviana, prebendas y beneficios para los amigos. Mano dura, inflexible, para todo aquel que quisiera alterar, con detestables reivindicaciones sociales, la tranquilidad de los elegidos.

En este paraíso, en la romántica región de Moravia, fértil terreno de valles y llanuras, en un lugarejo llamado Heinzendorf, –enclave alemán dentro de la población eslava– nació en 1822 Juan Mendel, –el Gregorio lo adquirirá después–. Familia modesta, campesina, y niño inteligente. La solución en aquella época siempre era la misma: dedicarlo a la Iglesia. Por eso, muy joven, apenas terminadas de aprender las primeras letras, cuando las dificultades económicas impiden siga los estudios superiores, entra de novicio en la Orden Agustina de Brünn[3], capital de Moravia, que contaba en esa época con cuatro puertas, una catedral, varios conventos y además con un gabinete de física, una Sociedad Real de agricultura y filantropía y un jardín botánico[4].

---

[2] Una descripción, aunque literaria, muy exacta de la vida en el imperio austro-húngaro, durante la segunda mitad del siglo pasado es la que nos presenta Stephan ZWEIG en los capítulos de su libro *El mundo de ayer*, profusamente reeditado en todos los países de habla española.

[3] La educación elemental de Mendel tuvo lugar primero en el Liceo de Troppau, más tarde pasó para estudios superiores a la ciudad de Olmutz y los terminó en el Königinkloster de Brünn, donde hizo su noviciado.

[4] En el *Diccionario Geográfico Universal*, que "redactado... por una sociedad de literatos" se publica en Barcelona (imprenta de José Tomer) en 1830 y por tanto es absolutamente contemporáneo con la estancia de Mendel en la ciudad, ésta es descrita de la siguiente forma en la p. 267 del II tomo: *Brünn*: C. cap. de Moravia. Es residencia del gobernador de la provincia, de una jurisdicción de círculo, de un obispado sufragáneo del arzobispo de

En 1847 recibió las órdenes monacales. Allí se opacó el Juan para ganar el Gregorio con que quedara inmortalizado. Y los frailes de San Agustín, orden eminentemente estudiosa, pronto vieron en el nuevo hermano una promesa intelectual. Por cuenta del convento es enviado a la Universidad de Viena, donde tendrá que cursar ciencias naturales y matemáticas.

Según sus biógrafos parece ser que sus exámenes de ciencias naturales fueron un fracaso académico, no tanto los de matemáticas. Probablemente Mendel tenía poca aptitud para los exámenes pues tampoco consiguió aprobar los semestres necesarios para hacerse profesor de secundaria. Y sin tener ningún título, sin poder predicar, pues también tenía dificultades para expresarse en checo, tuvo que conformarse con volver al convento para ser profesor suplente de física e historia natural durante catorce años[5]. De estos fracasos académicos el historiador actual ganó una autobiografía manuscrita del propio

---

Olmutz, y de un comandante general. Esta ciudad está rodeada de baluartes y de un ancho foso. Tiene cuatro puertas y 10 arrabales. El fuerte de Spielberg la defiende por la parte del O. Tiene una catedral, tres iglesias parroquiales dentro de la ciudad y tres en los arrabales; un seminario, un convento de monjas, tres hospitales, un colegio, un gabinete de física una sociedad real de agricultura y de filantropía, y un jardín botánico. Sus edificios más notables son: la iglesia de Santiago, el palacio del gobernador, el del príncipe Dietrichstein, la casa consistorial y el teatro. Tiene fábricas de paños, de casimires y de otros tejidos de lana. Sus tintorerías son muy acreditadas en Alemania por el brillo y solidez de sus colores. Tiene fábricas de telas de algodón teñidas de encarnado al estilo turco, de sedería, de jabón y de tabaco, y muchas tenerías. Es en cierto modo el centro del comercio de la Moravia. Celebra cuatro ferias anuales que duran un mes cada una y varios mercados para la venta de paños. Población 17.043 habitantes. Su fundación es muy antigua. El fuerte de Spielberg fue bloqueado por los húngaros en 947, y sitiada la ciudad por los suecos en 1645, y por los prusianos en 1742.

[5] Existen algunas diferentes interpretaciones en los biógrafos de Mendel sobre las fechas y resultados de sus exámenes universitarios. Desde luego está completamente admitido que después de cursar tres años en la vieja Universidad de Viena –la nueva no había sido inaugurada todavía–, falló en 1851 en las pruebas tanto de historia natural como de matemáticas. Algunos admiten que desde ese año hasta 1854 siguió en la universidad preparándose para profesor de instituto, título que no alcanzó al examinarse nuevamente en 1854 y todavía se afirma que repitió sus exámenes con el mismo resultado en 1856, lo que le obligó a desistir y conformarse con el puesto de auxiliar. Fue después de este último fracaso cuando emprendió sus trabajos sobre la herencia.

Mendel que relata su vida juvenil y que a modo de currículum era exigida por la Universidad antes de autorizar los exámenes. Su contenido es de lo más interesante.

Se ha especulado bastante sobre lo que el joven Mendel pudo recibir durante su viaje a Viena. La imaginación es fértil en suposiciones. Viena era ya entonces una gran ciudad aunque todavía estaba en pie la muralla que daría lugar a la Ringstrasse. Su ambiente intelectual era rico y con tradiciones famosas. La música vienesa dominaba el mundo entero. El notable barroco austriaco había poblado de bellos monumentos la ciudad. Se reunían cenáculos literarios donde brillaba el romanticismo. Los nombres de científicos austriacos sonaban en otros países y su escuela de medicina acababa de heredar la primacía clínica que tuvo Francia a principios del siglo.

Para nosotros, médicos, los años centrales del siglo pasado en Viena son de enorme interés. Allí estaban Rokitanski, el anatomopatólogo; Semmelweis, el gran clínico; Skoda y Hebra, dermatólogo extraordinario. Todos ellos mantenían aquella tradición médica que estableció Van Switen, a iniciativa de la emperatriz María Teresa y que ya había dado figuras como Auenbrugger y Peter Frank. Sin embargo mi opinión es que nada de esto influyó en Mendel. Su situación religiosa era incompatible con fiestas, reuniones y saraos. Tampoco creo pudiera asistir a óperas y conciertos. Con seguridad su vida transcurrió del convento a la universidad y sólo pudo percibir el aspecto externo de aquella ciudad amable y monumental.

Respecto a la medicina, Mendel hoy es propiedad de los biólogos y de los médicos que nos lo hemos adjudicado, pero en su época y en su mente nunca tuvo nada que ver con la medicina. Fue un naturalista agudo, brillante en sus investigaciones, perspicaz en la manera de interpretar sus resultados, pero sólo naturalista o, si queremos mejor, naturalista y matemático. Nunca se acercó a la medicina. Por eso tampoco creo que la brillante escuela médica de Viena pudiera influir nada sobre sus trabajos.

Cuando volvió al convento de Brünn, le esperaban los jóvenes colegiales, a los cuales debía enseñar física y ciencias naturales; le esperaba también la tediosa vida monótona del convento, en una ciudad fría, lluviosa y de pocos atractivos. La inquietud le bullía por dentro. No importaban mucho los fracasos universitarios, el interés seguía en pie. Había muchos problemas científicos en el campo de la naturaleza que esperaban solución; sólo faltaba tiempo e inteligencia. Ambas cosas las tenía Mendel.

Nadie ha llegado a saber cuáles fueron los motivos que hicieron emprendiese sus investigaciones. Algunos aseguran que fue una agria discusión sostenida con los miembros del tribunal examinador de Viena. Otros piensan que la sugestión vino de las fecundaciones artificiales que se hacían en esa época para conseguir plantas ornamentales nuevas. Tal vez los dos motivos sean ciertos. El primero estimuló la idea, el segundo dio el método.

La realidad es que a partir de 1856, en el destartalado jardín del convento agustino donde residía, empezó sus estudios. Los hizo solo, aislado en aquella ciudad donde debemos suponer existían intereses intelectuales, pues tenía jardín botánico, gabinete de física y asociación de agricultura, pero que sin embargo no debió de tener muchos contactos científicos con el resto del mundo.

Es muy interesante profundizar en las causas íntimas que pudieron servir de estímulo a sus trabajos. En primer lugar sus orígenes campesinos. Su abuelo jardinero, su padre horticultor y su niñez al aire libre le habían transmitido, con seguridad, aquella atracción hacia la naturaleza que permite adquirir del campo y de las plantas ese conocimiento intuitivo, tan frecuente en el verdadero campesino, y que tiene a su vez mucho de amor. Después sus estudios, desordenados, incompletos, pero suficientes para que, atraído por las ciencias naturales e interesado por las matemáticas, supiera ligar ambas ciencias. Finalmente su estado. Ya hace algunos años que me interesó la figura de Mendel y entonces sospeché algo que hoy me parece casi seguro. En una vida de frustraciones y fracasos, estos estudios tenían con seguridad otro fondo real y tal vez hubo mucho de escape psicológico en la dedicación y ternura de aquel fraile grandullón y tosco hacia los guisantes de sus experimentos. Y descargó en ellos el afecto y la atención que su vida conventual impedía utilizar en lo que, fuera del convento, hubiera sido normal para un hombre joven.

Su tema no era original. Ya en el siglo XVIII Kölreuter se había interesado por la transmisión de los elementos paterno y materno en la descendencia. Mendel tenía noticia de estos trabajos y de los de Gärtner que llegó a resultados similares a los mendelianos sin alcanzar a interpretarlos. No conoció la obra de Darwin ni los trabajos de Naudin en Francia, que estuvo a punto de descubrir lo mismo que Mendel pero quedó enredado en la complejidad de sus propias investigaciones. El mérito de Mendel consistió en saber simplificar sus estudios. Considerar solo la herencia de determinados caracteres, con independencia de los demás y sobre todo en utilizar sus conocimientos matemáticos para resolver problemas de historia natural.

En la historia rara vez encontramos matemáticos que fueran naturalistas, y menos veces naturalistas que fueran matemáticos. Sin embargo de la conjunción de estas dos ciencias, –que ya unió Harvey en el siglo XVII, para demostrar la circulación sanguínea–, salieron los descubrimientos de Mendel, que se anticipó a unir dos métodos de trabajo que, aunque hoy se complementan, hace un siglo se cultivaban en campos científicos bastante alejados[6].

---

[6] Con frecuencia se presenta a Mendel como uno de los muchos investigadores que alcanzan la inmortalidad con un solo trabajo. Esto casi es verdad pues Mendel sólo publicó en su vida dos trabajos. El primero fue un estudio intrascendente escrito a los 32 años sobre los daños producidos por el gorgojo en las plantaciones de guisantes de Brünn. Después en 1866 apareció el otro su "Versuche über Planzen-Hybriden", trabajo inmortal, que había sido leído a la Sociedad de Historia Natural de Brünn los días 8 de febrero y 8 de marzo del año 1865 y apareció en los *Verhandlungen des naturforschenden Vereinesin in Brünn* de 1866 (tomo IV, pp. 3-47). La poca difusión y el olvido de este trabajo en los medios especializados es uno de los muchos misterios que nunca llegarán a resolverse. La revista tenía intercambio con otras 120 publicaciones de la especialidad. Por su parte según aparece escrito de letra del propio Mendel en la primera página de su manuscrito, pedía al editor 40 sobretiros. que es razonable pensar se distribuyeron. Algunas de las revistas corresponsales lo reseñaron en sus páginas y sin embargo nadie lo cita desde su publicación hasta el año de 1900 en que

No esperen ustedes que les enuncie las leyes de Mendel, ni que me refiera a su trascendencia ulterior. Lo primero sería convertir una sesión académica en clase de secundaria. Lo segundo será tratado por los otros disertantes. Pero en cambio sí es preciso que me ocupe de varios hechos relacionados con los descubrimientos de Mendel y su época. El primero será las relaciones entre Mendel y Nägeli. Trabajando solo, alejado de centros científicos, era natural que Mendel buscase apoyo en los que tenían intereses similares a los suyos. Desconocido Darwin, desgraciadamente, se dirigió a Nägeli. Nägeli era en su época el más notable botánico. Discípulo de De Candolle, enseñó en Freiburg, Zurich y Munich. Filósofo fracasado había colaborado en varios problemas del momento con éxito indudable. Confirmó la teoría celular estudiando la reproducción de las algas, e incluso comprobó la existencia de algunos compuestos químicos citoplásmicos. Interesado por la herencia, estableció una teoría cercana a las ideas de Darwin, que no progresó, pero fue el motivo de sus relaciones con Mendel. Sin embargo Nägeli era el menos adecuado para comprender a Mendel. Irritable, pedante, insociable, no alcanzó a interesarse ni a comprender lo que Mendel, con una inteligencia muy superior, le estaba mostrando. Existe una extensa correspondencia entre estos dos hombres. Mendel escribe con modestia y timidez. Nägeli contesta con orgullo y arrogancia. Es el gran "profesor" al que importuna un desconocido.

La primera carta de Mendel anunciando sus leyes, tarda dos meses en ser contestada y Nägeli responde que no acepta los hechos ni comprende su significado. Es más, con tono irritante aconseja a Mendel, que había experimentado sobre 12.980 plantas, que ampliara sus observaciones. Como Mendel le pide colaboración, se ofrece a sembrar algunas semillas en el jardín botánico de Munich. Mendel le envía 140 paquetes de semillas seleccionadas, que nunca llegaron a ser sembradas.

---

reaparece y se le acredita debidamente al efectuar una revisión bibliográfica sistemática. Todavía quedaron otros trabajos de Mendel: los que efectuó sobre la herencia de las plantas del género *Hieracia,* sus observaciones meteorológicas y algunos estudios sobre las abejas. Nada de todo esto llegó a publicarse.

Las circunstancias que ahora veremos alejan a Mendel de sus estudios; Nägeli olvida al importuno y cuando años después por una rara coincidencia Mendel fallece en el mismo año en que Nägeli publica su gran libro sobre la herencia, el nombre de Mendel no aparece citado en las páginas de la obra de Nägeli. Es un caso típico de investigador mediano, con aureola y prestigio de sabio, que por incomprensión y falta de preparación retrasa en treinta y cinco años el progreso de una rama científica[7].

En 1868, apenas publicados sus primeras observaciones, Mendel tiene la desgracia de ser designado prior del monasterio[8]. Un año después queda casi ciego durante muchos meses por una afección ocular. Sigue sus trabajos, aunque ya no tiene el mismo tiempo disponible. Con seguridad el desdén de Nägeli y la poca resonancia de su escrito en los medios científicos también influyeron en el ritmo de sus observaciones. Estas se hacen cada vez más desordenadas y espaciadas. En 1874 las abandona totalmente. Las dificultades económicas del imperio obligaron al gobierno a establecer impuestos

---

[7] La figura de Carl Wilhelm Nägeli (1817-1891) es de aquellas que merecen un estudio profundo y desapasionado. Es indudable que en su época tuvo extraordinaria notoriedad y llegó a ser el árbitro de la botánica de su tiempo. Sin embargo no fue un hombre excepcional y es muy probable que analizando su obra encontráramos que no había motivo real para tanta notoriedad. En el capítulo de la teoría celular, se limitó a seguir las ideas de su maestro Scheleiden y a confirmar algunas de sus observaciones. En el campo de la herencia sus teorías, muy cercanas a Darwin, no progresaron pues estaban establecidas más sobre lucubraciones filosóficas que sobre hechos observados. Finalmente intervino en los principios de la bacteriología oponiéndose a Koch, negando la especialidad patológica de los gérmenes y defendió la teoría miasmática según la cual refutaba la importancia del agua como transmisor de géneros patógenos y en cambio afirmaba el enorme peligro del aire como "medio miasmático". Posiblemente fue un trabajador tenaz, preocupado de su propia exaltación, pero es indudable que le faltó aquella inteligencia superior tan necesaria para comprender hechos prematuros para su época, como los que Mendel enunciaba.
El libro de Nägeli dedicado a la herencia lleva por título *Mechanisc-physiologische Theorie der Abstammungslehre*, fue publicado en Munich en 1884 y aunque fue recibido por un coro de alabanzas pronto fue olvidado.

[8] Mendel no esperó nunca ese nombramiento. El convento por su parte hubiera sido de fácil manejo. Era una institución rica, la comunidad sólo tenía doce frailes en aquella época y la dignidad de abad era casi similar a la de obispo, pero las luchas que sobrevinieron lo convirtió en una carga insoportable.

especiales a los monasterios. La medida era arbitraria pero fue aceptada por todos los conventos, menos por Mendel. Durante doce años desafió al gobierno por defender sus derechos. Con una tozudez y obstinación digna de mejor causa gastó enorme energía en luchar contra la ilegalidad del gobierno. Multas, embargos y castigos no consiguieron reducirlo y cuando al fin fue vencido, sobrevivió poco a su derrota, pues un ataque de uremia acabó con sus días, no sin que antes tuviera buen cuidado de redactar él mismo la noticia de su muerte.

Ha sido motivo de comentarios irónicos la paradoja de Mendel. Hombre honrado, leal y recto que empleó el mismo ardor y constancia en establecer las bases de la herencia, evidentemente heterodoxas, que en defender los derechos de la iglesia frente a sus ilegales atacantes.

Su aviso mortuorio dice así:

> El monasterio agustino de Santo Tomás de Altbrünn en Moravia, respetuosamente y con profundo sentimiento, informa al público de la muerte del Reverendísimo Abad Gregorio Juan Mendel, Prelado mitrado, Caballero de la Orden Real e Imperial de Francisco José, Presidente emérito del Banco Hipotecario de Moravia, miembro y fundador de la Sociedad Meteorológica Austriaca, miembro de la Real e Imperial Sociedad Moraviana y Silesiana de Agricultura y de otras varias sociedades científicas y útiles, etc. Nació en Heinzendorf en la Silesia del Este el 22 de julio de 1822. Después de una larga, grave y dolorosa enfermedad, habiendo recibido los santos sacramentos y sometido a la voluntad del Altísimo, partió de esta vida a la una y media de la mañana del día 6 de enero[9].

Mendel presenta para un estudio psicológico, facetas muy interesantes. Una el divorcio entre el aprovechamiento académico

---

[9] Según asegura Iltis, su más competente biógrafo, la noticia de su muerte, de Mendel, fue redactada por él mismo días antes de morir. Sus compañeros de comunidad únicamente tuvieron que añadir a la redacción dejada por su prior la fecha y hora del deceso y un párrafo que decía: "El funeral tendrá lugar en la iglesia del Monasterio el día 9 de enero a las nueve de la mañana; después el cadáver será conducido al Cementerio central de Brünn, para su último descanso. R. I. P. Brünn, Monasterio de Santo Tomás, 6 de enero de 1884".

y la capacidad para investigar. Recordemos que Cajal también tuvo este mismo problema. Otro, la modestia y la tozudez, que también las tuvo Cajal y que en el caso de Mendel le llevan a obtener frutos científicos extraordinarios y situaciones violentas e insostenibles en la vida social. Una capacidad de pensamiento, muy superior y avanzada a su época, le sirve para establecer métodos de trabajo y síntesis de sus resultados muy por encima del nivel superior de su tiempo al cual se adelanta en muchas décadas.

Pero tal vez su mayor mérito personal haya sido saber sobreponerse a los dos componentes básicos que presiden toda su vida: el fracaso y la frustración. Demasiado inteligente para ser campesino, es demasiado pobre para ser intelectual. Cuando llega a fraile no puede cumplir con sus obligaciones de predicador, pues no alcanza a dominar el idioma checo. Fracasa en los estudios universitarios; vuelve a frustrarse su deseo de ser profesor de instituto al no conseguir aprobar los exámenes necesarios. Desaparece sin que sus trabajos científicos alcancen la difusión merecida y sin que sean comprendidos en su época. Su actuación como abad es una tormentosa e innecesaria lucha. Y cuando muere, prematuramente, la noticia legada a la posteridad nos lo pinta ajeno a su verdadera vida. Omite las referencias científicas, cuya importancia probablemente él mismo ignora, y nos reseña, en cambio, distinciones sociales y honores de menor importancia.

Aceptando que fue el propio Mendel quien redactó la noticia de su fallecimiento, entristece pensar cómo esas líneas, resumen de una vida, en el fondo triste y sin éxitos, ocultaron la realidad y permitieron que sus contemporáneos emitieran sobre él un juicio erróneo, al considerarlo un amado y amable sacerdote, mientras olvidaban, o ignoraban, que su verdadera personalidad fue la de un enorme pensador capaz de transformar la ciencia.

ANÓNIMO, "The Centenary of Mendel's Discovery", *British Med. J.*, vol. I, núm. 5431, pp. 327-28, 6 de feb. 1965.

ANÓNIMO, "Mendel's 125th birthday anniversary", *The Journal of Heredity*, vol. XXXVIII, pp. 160-186, 1947.

ANÓNIMO, "Salute to Gregor Mendel", *The Journal of Heredity*, vol. XLII, pp. 1-47, 1951 (número íntegro de la revista dedicado a reproducir en facsímil el trabajo original de Mendel).

COMAS, Juan, "El Centenario de las leyes de Mendel", *Universidad de México*, vol. XIX, núm. 9, pp. 20-21, mayo de 1965.

DARLINGTON, C. D. y MATHER, K., *The Elements of Genetics*, Londres, George Allen & Unwin Ltd., 1949.

DUNN, L. C. y DOBZHANSKY, Th., *Herencia, Raza y Sociedad*, México, Fondo de Cultura Económica, 1949.

ILTIS, Hugh, *Life of Mendel*, Londres, Allen & Unwin. Ltd., 1932.

— "A visit to Gregor Mendel's home", *The Journal of Heredity*, vol. XXXVIII, pp. 163-166, 1947.

MENDEL, Gregorio; DE VRIES; CORRENS; TSCHERMAK, *Cuatro estudios sobre genética*, Buenos Aires, Emece editores, 1946.

MENDEL, Gregorio, "Experimentos sobre híbridos en las plantas", *Revista Argentina de Agronomía*, vol. I, pp. 3-29, 1934. Traducción de Arturo Burkartt.

NONIDEZ, José F., *La herencia mendeliana*, Madrid, Junta para Ampliación de Estudios, 1935.

NORDENSKIOLD, Erik, *Evolución histórica de las ciencias biológicas*, Buenos Aires, Espasa Calpe, 1949.

PAPP, Desiderio y BABINI, José, *Biología y medicina del siglo XIX*, vol. XI del *Panorama General de Historia de la Ciencia*, de Aldo Mieli, Buenos Aires, Espasa Calpe, 1961.

PAULSEN, P., "Los descubrimientos de los agentes patógenos", *Actas Ciba*, vol. IV, núm. 1, pp. 3-36, enero 1936.

RATTRAY TAYLOR, Gordon, *The Science of Life*, Londres, Thames and Hudson, 1963.

SINGER, Charles, *Historia de la biología*, Buenos Aires-México, Espasa Calpe, 1947.

SORSBY, Arnald, "Gregor Mendel", *Brithis Med. J.*, vol. L, núm. 5431 pp. 333-338, 6 de feb. 1965.

ÍNDICE ONOMÁSTICO

ÍNDICE GENERAL

EL HISTORIADOR GERMÁN SOMOLINOS:
LA MEMORIA DE UN MÉDICO REPUBLICANO EXILIADO

La mirada de un historiador médico
De Cajal a Francisco Hernández

El historiador de la medicina y de la ciencia

Colección Historiadores
Títulos publicados

31. Manuel Núñez de Arenas, *Ramón de la Sagra, reformador social*
estudio preliminar de María José Solanas Bagüés
ISBN: 978-84-946296-8-6 · páginas: CLI + 191

32. Manuel Sales y Ferré, *Historia de Europa. El advenimiento de la democracia*
estudio preliminar de Gonzalo Capellán de Miguel
ISBN: 978-84-946296-9-3 · páginas: C + 130

33. Martín Fernández de Navarrete, *Disertación sobre la historia de la Náutica*
estudio preliminar de José Manuel Sánchez Ron
ISBN: 978-84-121036-2-5 · páginas: LXXXII + 290

34. Fernando Vela, *Los Estados Unidos entran en la Historia*
estudio preliminar de Eduardo Creus Visiers
ISBN: 978-84-121036-4-9 · páginas: LXXXII + 508

35. Amando Melón, *Alejandro de Humboldt, vida y obra*
estudio preliminar de Josefina Gómez Mendoza
ISBN: 978-84-121036-5-6 · páginas: XCIII + 287

36. Manuel Giménez Fernández, *Bartolomé de las Casas, precursor de la justicia social*
estudio preliminar de Leandro Álvarez Rey
ISBN: 978-84-121036-7-0 · páginas: LXXXVIII + 132

37. Rafael Altamira, *Historia de la civilización española*
estudio preliminar de José María Portillo Valdés
ISBN: 978-84-121036-8-7 · páginas: XCVI + 308

38. Miguel Artola, *De la Ilustración al Liberalismo. Jovellanos y Argüelles*
estudio preliminar de Ignacio Fernández Sarasola
ISBN: 978-84-121036-9-4 · páginas: LXXII + 206

39. Andrés Borrego, *Historia de la revolución, la interinidad y el advenimiento de la Restauración*
estudio preliminar de Ricardo Martín de la Guardia
ISBN: 978-84-126935-0-8 · páginas: CXXXIX + 228

40. Luis Díez del Corral, *Mosaico de pensamiento histórico*
estudio preliminar de Juan Antonio González Márquez
ISBN: 978-84-126935-6-0 · páginas: CLXV + 318

www.urgoitieditores.com